Thomas M. H. Bergner

Burnout bei Ärzten

Arztsein zwischen Lebensaufgabe
und Lebens-Aufgabe

Thomas M. H. Bergner

Burnout bei Ärzten

Arztsein zwischen Lebensaufgabe und Lebens-Aufgabe

Mit 30 Abbildungen
und 58 Tabellen

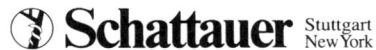 Schattauer Stuttgart New York

Dr. med. Thomas M. H. Bergner
Hackerstraße 8 b
82067 Ebenhausen
E-Mail: info@bergner.cc

Bibliografische Information der Deutschen Nationalbibliothek
Die Deutsche Nationalbibliothek verzeichnet diese Publikation in der Deutschen National-
bibliografie; detaillierte bibliografische Daten sind im Internet über http://dnb.d-nb.de
abrufbar.

Besonderer Hinweis:
Die Medizin unterliegt einem fortwährenden Entwicklungsprozess, sodass alle Angaben,
insbesondere zu diagnostischen und therapeutischen Verfahren, immer nur dem Wissensstand zum Zeitpunkt der Drucklegung des Buches entsprechen können. Hinsichtlich der
angegebenen Empfehlungen wurde die größtmögliche Sorgfalt beachtet. Gleichwohl werden die Benutzer aufgefordert, im Zweifelsfall einen Spezialisten zu konsultieren. Fragliche
Unstimmigkeiten sollten bitte im allgemeinen Interesse dem Verlag mitgeteilt werden. Der
Benutzer selbst bleibt verantwortlich für jede diagnostische oder therapeutische Applika-
tion.

© 2006 by Schattauer GmbH, Hölderlinstraße 3, 70174 Stuttgart, Germany
E-Mail: info@schattauer.de
Internet: http://www.schattauer.de
Printed in Germany

Lektorat: Marion Lemnitz, Berlin
Umschlagabbildung: gettyimages®; Fotograf: MedioImages
Satz: Satzpunkt Ursula Ewert GmbH, Bayreuth
Druck und Einband: Druckhaus Köthen GmbH, Köthen

ISBN-10: 3-7945-2529-9
ISBN-13: 978-3-7945-2529-4

Vorwort

Es ist ein sonniger und kalter spätherbstlicher Tag in einem verschlafenen bayerischen Kurort. Ein typisches Seminarhotel, gediegen und gepflegt, so wie es viele gibt, in denen Ärzteveranstaltungen stattfinden. Ich sehe die Berge und einen kleinen See vor mir. Vor wenigen Minuten habe ich meinen mehrstündigen Vortrag über Burnout bei Ärzten beendet. Nun sind die Seminarteilnehmer in die Mittagspause entlassen. Ich bin froh, meinen Auftritt gut gemeistert zu haben, und stehe am Mittagsbüffet. Eine Kollegin füllt sich ihren Salat auf und fragt mich beiläufig: „Haben Sie bereut, Ihre Praxis verkauft zu haben?" Ich antworte: „Nein, nicht einen Moment." „Mir geht es genauso", sagt sie. Im weiteren Verlauf stellt sich heraus, dass sie als Fachärztin nicht mehr klinisch tätig ist, sondern für die Bundesärztekammer arbeitet.

Szenenwechsel: Sechs Wochen später. Ich sitze in einem kleinen Eckzimmer, wenige Meter vom Ufer des Starnberger Sees entfernt, in einem schönen, alten Holzhaus. Mir gegenüber sitzt der Leiter der Volkshochschule. Während unseres Gesprächs zeigt er sich gar nicht erstaunt darüber, dass ich seit Jahren nicht mehr als Facharzt tätig bin: „Mein bester Freund ist Internist", erzählt er, „der hat nach zehn Jahren seine Praxis verkauft und ist nun Dokumentarfilmer. Wie lange waren Sie in Ihrer Praxis tätig?" „Neun Jahre", sage ich und fahre fort: „Ich las neulich in einem amerikanischen Artikel, was ein Medizinprofessor zu seinen Studenten sagte: ‚Sie werden in Ihrem Leben 20 000 Patienten behandeln. Es ist Ihre Entscheidung, ob Sie das in 15 oder in 30 Jahren tun.'" Ich mache eine kurze Pause und erläutere: „Ich habe 22 000 Patienten in neun Jahren behandelt und etwa 10 000 in den Jahren an der Uniklinik zuvor. Das ist genug." „Das kann ich verstehen, bei den Patientenansprüchen und all den Regelungen heute", sagt mein Gegenüber.

Wer weiß nicht um die Belastungen, die der ärztliche Beruf mit sich bringt? Wer weiß nicht davon, wie gering der hochwertige Beruf inzwischen bezahlt wird, wie sehr die Vorschriften von verschiedenen Seiten zehren und belasten? Und wer kennt nicht wenigstens eine Ärztin, einen Arzt, die oder der das Handtuch warf und längst in einem anderen Beruf jenseits der direkten Patientenbetreuung tätig ist?

> ▶ Burnout ist kein sporadisches Phänomen mehr, Burnout ist ein Flächen-
> brand.

Es ist das Hauptsymptom dafür, dass etwas grundsätzlich falsch läuft und immer mehr entgleist. Den Zug, auf dem die Ärzte sitzen, auch in Zukunft sicher zu lenken und auf die richtigen Gleise zu führen, ist unser aller Aufgabe – als Ärzte und als Patienten. Dabei geht es nicht mehr um die Frage nach Beruf oder Berufung, es geht darum, den Arztberuf nicht zur Menschen verschleißenden Lebens-Aufgabe verkommen zu lassen, sondern als Lebensaufgabe würdevoll und wirkungsvoll auszuüben. Dafür ist ein grundlegendes Umdenken in der Arbeit mit Menschen notwendig.

Jemandem, der noch nie eine Banane gegessen hat, zu beschreiben, wie sie schmeckt, ist eine Herausforderung. Ähnlich ist es bei Burnout: Wer es einmal hatte, weiß, wie es ist. Mein Ziel ist, dass Sie Burnout mit diesem Buch „schmecken" können. Das Buch ermöglicht Ihnen so *praxisnah* wie möglich, Burnout zu erkennen.

Es soll Menschen mit Burnout und denen, die mit ihnen zu tun haben, dienen. Vorrangig soll es dem einzelnen Arzt und der Gemeinschaft der Ärzte neue Perspektiven aufzeigen.

Selbst wenn sich ein Arzt entschlossen hat, eine persönliche Beratung zu seiner misslichen Situation einzuholen, ist er noch längst nicht willens, sich der Diagnose *auszusetzen*. Denn Burnout *muss* bei dieser Berufsgruppe nahezu tabu sein. Ein Ziel dieses Buches ist die Enttabuisierung von Burnout, was dringend notwendig ist angesichts der Tatsache, dass etwa 25% der niedergelassenen Ärzte unter Burnout leiden. In Kliniken sind es nicht viel weniger. Burnout ist ein Tabu-Thema, erst recht für Menschen, die im Gesundheitswesen arbeiten. Die standes- und gesundheitspolitische Bedeutung von Burnout ist immens. Auch sie findet hier ihren Raum.

Das Buch soll nicht zuletzt auch helfen, die inflationäre Eigendiagnose Burnout in die ihr zustehenden Grenzen zu verweisen. Wer beim Smalltalk über sein Burnout klagt, hat es meistens nicht.

Es wurde Literatur von Australien bis zu den USA berücksichtigt. Der besseren Lesbarkeit und des besseren Verständnisses wegen habe ich versucht, die unterschiedlichen Berufsbezeichnungen und Ausbildungsabschnitte auf deutsche Verhältnisse zu übertragen.

Annäherung an das Thema

In diesem Buch beschränke ich mich auf Burnout bei Ärzten, Zahnärzten, Krankenschwestern und -pflegern sowie Arzthelferinnen. So sind auch die Beispiele über Burnout auf Situationen im Gesundheitswesen konzentriert. Naturgemäß werden Sie dennoch viel erfahren, was über Burnout im Gesundheitswesen hinausgeht.

Es gibt unzählige Publikationen über Burnout und sehr viele über Burnout bei Ärzten. Die vielen Querschnittsuntersuchungen dazu sagen nicht viel aus über das, was in einem Einzelnen vorgeht. Burnout ist ein dynamischer, voranschreitender Prozess, der sich nur mit Abstrichen in statischen Querschnittsstudien abbilden lässt. Die wenigen Längsschnittstudien bieten ein anderes und sehr uneinheitliches Bild. In diesem Buch können Sie einen echten Längsschnitt verfolgen: Die Geschichte des Facharztes Michael über mehr als vier Jahrzehnte. Sie lesen daneben Erfahrungen einiger anderer Ärzte mit Burnout. Ich verwende durchgängig reale Biografien, in denen wesentliche Eckpunkte so verändert sind, dass kein Rückschluss auf den beschriebenen Menschen möglich ist, um die Anonymität meiner Klienten zu wahren.

Ein offenes Wort ...

Der Begriff *Bibliotherapie* beschreibt den Nutzen, den das Lesen eines Buches mit sich bringen kann. Jedoch wird kein Buch eine individuelle *Therapie* ersetzen, sofern sie nötig ist. Sie werden dennoch vieles erfahren, das Ihnen die Möglichkeit gibt, Ihr eigenes Burnout-Risiko zu erkennen und einzuschätzen, und Sie erhalten Tipps zur Prävention und zu Maßnahmen, die Sie *selbst* durchführen können.

Wenn Sie mit mir Kontakt aufnehmen möchten, können Sie das gerne über die Internetseite www.burnout-bei-aerzten.de tun.

Ebenhausen, im Juli 2006 **Thomas M.H. Bergner**

Gutta cavat lapidem, non vi, sed saepe cadendo

Gariopontus (1056 v. Chr.)

Der Tropfen höhlt den Stein, nicht durch Gewalt, sondern durch häufiges Niederfallen.

So entsteht Burnout.

Inhalt

1 Einleitung

1.1 Burnout als Makel

Burnout bei Ärzten ist erschreckend häufig. Etwa jeder vierte, in manchen Fachrichtungen jeder zweite Arzt[1] ist davon betroffen. Burnout trifft das Mark des einzelnen Arztes. Trotzdem gibt sich die Ärzteschaft bisher weniger betroffen. Es ist, als würden die Ärzte Burnout bei ihren Kollegen „übersehen", als ginge das Thema im hektischen Alltag unter oder als stünde die Ärzteschaft vor dem Abgrund, den Blick nach hinten gewendet in die Zeit, in der ein Arzt und sein Wirken noch mehr zählten.

> ▶ Burnout ist eine eingreifende Diagnose für den Einzelnen und ein Alarmzeichen für den Berufsstand.

Burnout bedeutet für den einzelnen Arzt eine tiefgreifende Erfahrung, doch für die Ärzteschaft ist Burnout ein Symptom. Beide, Arzt und Ärzteschaft, weist es darauf hin, dass die Medizin ihre moderne Balance zwischen Menschlichkeit und Wirtschaftlichkeit noch sucht.

Der Begriff Burnout führt bei vielen Ärzten zu sofortigen Abwehrreaktionen. Sie wollen sich vor dieser Diagnose offensichtlich schützen. Burnout – das haben immer die anderen. Die anderen, das sind Kollegen, die sich in letzter Zeit ungewöhnlich verhalten oder mehrfach krank waren oder irgendwie mit dem Stress nicht mehr zurechtkommen.

Diese Abwehr an allen Fronten ist verständlich für Menschen, die darauf eingestellt sind, immer selbst die Helfenden zu sein. Themen wie Burnout bei Ärzten oder ihre Süchte, Krankheiten und Suizide (die auch ein Teil dieses Buches sind) sind noch immer mit einem Nimbus des Unauszusprechenden verbunden. Das Bewusstsein für die eigenen Schwächen und Verwundungen wird nur langsam größer. Viele Ärzte wollen sich noch immer nicht mit dem *eigenen* Leid konfrontieren. Sie wehren die eigene Verletzbarkeit und Verletztheit ab.

---

1 Der besseren Lesbarkeit wegen wird in diesem Buch die männliche Form verwendet, wenngleich immer beide Geschlechter gemeint sind.

Burnout zu erkennen und zuzugeben und damit *geheilt* werden zu können, bedeutet immer auch Konfrontation mit bislang Unterdrücktem.

1.2   Selbsttest – Habe ich Burnout?

In der Literatur wird gern das MBI (Maslach Burnout Inventory [118]; für Sozialberufe das HSS = Human Services Survey) zitiert. Der Test, entwickelt von Christina Maslach, liegt in mehreren deutschsprachigen Übersetzungen vor. Das MBI besteht aus Fragen, die in die drei Untergruppen Depersonalisation, emotionale Erschöpfung und Leistungsunzufriedenheit/Leistungsminderung gegliedert sind – die drei Hauptkriterien für Burnout. Dieser Test hat jedoch viele Schwachstellen [35], z. B. bleiben viele relevante bis zentrale Burnout-Symptome unberücksichtigt.
Die drei Hauptdiagnosekriterien und weitere Merkmale werden in dem von mir entwickelten und seit vielen Jahren verwendeten Test beachtet:

Test: Das eigene Burnout-Profil
Beurteilen Sie jede Aussage mit Ja (das meint: trifft auf mich zu) oder Nein (trifft nicht auf mich zu). Wenn Sie nur Teile der Aussage als für Sie zutreffend einstufen, wählen Sie bitte Ja als Antwort.

1. Mir macht die Arbeit keinen Spaß mehr.
2. Ich bin ausgesprochen fähig, andere im Beruf zu motivieren (das meint auch Patienten).
3. Oftmals werde ich mir über meine eigenen Gefühle erst klar, nachdem eine emotional belastende Situation vorbei ist.
4. Während der Arbeit fühle ich mich oft gestresst oder auch überfordert.
5. Ich erscheine deutlich unkonzentrierter als früher.
6. Für eine Entscheidung brauche ich möglichst viele Informationen – je mehr ich vorher weiß, umso sicherer fühle ich mich.
7. Ich kenne meine Werte, Stärken und meine Ressourcen genau.
8. Ich bin oft müde und abgespannt, mehr als früher.
9. Mein Schlaf ist nicht wirklich in Ordnung (Schlafdauer, Ein- und Durchschlafstörungen).
10. In der Regel fällt es mir schon schwer, wirkliche Empathie für meine Patienten oder meine Mitarbeiter aufzubringen.
11. Meinen Mitmenschen (auch Patienten) gegenüber neige ich zu Sarkasmus oder Zynismus.
12. Ich kann mich immer wieder über die Standespolitik oder die Politik aufregen.
13. Nur noch weniges (vielleicht auch nichts) macht mir mehr richtig Freude.
14. Mir ist es wichtig, die Wünsche und Bedürfnisse meiner Patienten genau zu kennen und auch zu befriedigen.
15. Ich bin recht geschickt, mit unterschiedlichen Methoden und Taktiken meine Ziele zu erreichen.
16. Ich bin pessimistischer als früher.

17. Die Entwicklung meiner Mitarbeiter/Mitarbeiterinnen ist mir ein großes Anliegen – ich freue mich, wenn sie mit meiner Unterstützung besser werden.
18. Es fällt mir leicht, mich nach außen so zu zeigen, wie ich bin und fühle.
19. Mein Essverhalten hat sich verändert: Mir schmeckt vieles nicht besonders, ich esse zu viel oder zu wenig oder unkontrolliert.
20. Stufen Sie Ihr Selbstvertrauen auf einer Skala von 0 bis 10 ein:
    „0" bedeutet: Ich habe keines.
    „10" bedeutet: Ich habe das höchstmögliche Selbstvertrauen.
    Wo liegt Ihr Wert?
    0–5: Bitte „Nein" notieren.
    6–10: Bitte „Ja" notieren.
21. Mein Sexualleben war schon einmal befriedigender. So richtig Lust habe ich selten oder nie.
22. Ich spüre immer wieder depressive Stimmungslagen.
23. Ich bin in der Regel bereit, den ersten Schritt zu gehen, auch im Berufsleben. Ich gehe meinen Weg, und zwar voran!
24. Mein Wille, etwas zu leisten, ist groß.
25. Meine Fähigkeit, Konflikte zu erkennen und zu lösen, ist eher überdurchschnittlich.
26. Menschen in meiner Umgebung beklagen sich häufiger über meine Gereiztheit.
27. Ich habe sehr wenig Lust, mich mit Freunden oder Verwandten zu treffen
28. Der Sinn meiner Arbeit – oder auch meines Lebens – wird mir eher unklarer.
29. Immer wieder ärgere ich mich, meine Gefühle zu spontan auszudrücken. Es gibt genug Situationen, in denen mir diese Spontaneität schadet.
30. Wenn ich ehrlich bin, sollte ich weniger Alkohol trinken.
31. Ich habe inzwischen eine negative Einstellung zu meiner Arbeit.
32. Ich setze meine visionären Ideen um.
33. Ich bin aggressiver als früher, auch wenn das andere nicht unbedingt merken.
34. Mein Tabakkonsum nimmt eher zu, zumindest ist er zu hoch.
35. Ich komme ohne Medikamente kaum mehr aus (Schlafmittel [auch pflanzliche], Schmerzmittel usw.).

Auswertung

Für jedes „Ja" bei folgenden Aussagen geben Sie sich einen Punkt:

1, 4, 5, 8, 9, 11, 12, 13, 16, 19, 21, 22, 26, 27, 28, 30, 31, 33, 34, 35

Bitte zählen Sie Ihre Gesamtpunktzahl. Die hier nicht aufgeführten 15 Aussagen behandelten nicht Ihr Burnout-Profil. Sie werden erst in Kapitel 16 ausgewertet werden

---

Obgleich dieser Test ein recht genaues Bild Ihres aktuellen Zustandes wiedergibt, wurde er nie auf Validität oder Reliabilität geprüft. Sie können ihn also vollkommen frei mitmachen, und wenn Ihnen Ihr individuelles Ergebnis nicht passt, haben Sie jedes Recht, mit Hinweis auf die eben angesprochenen Kritikpunkte wieder zur Tagesordnung zurückzukehren. Grundsätzlich gilt für solche Tests, dass deren Ergebnis mit Ihrer Selbstkenntnis und Ehrlichkeit steht und fällt. Wo Sie nach der Erstellung Ihres eigenen Burnout-Profils stehen, zeigt Ihnen Abbildung 1-1.

● Wenn Sie maximal zwei der bisher ausgewerteten 20 Aussagen mit Ja beantwortet haben, könnten Sie das Buch nur deshalb in die Hand genom-

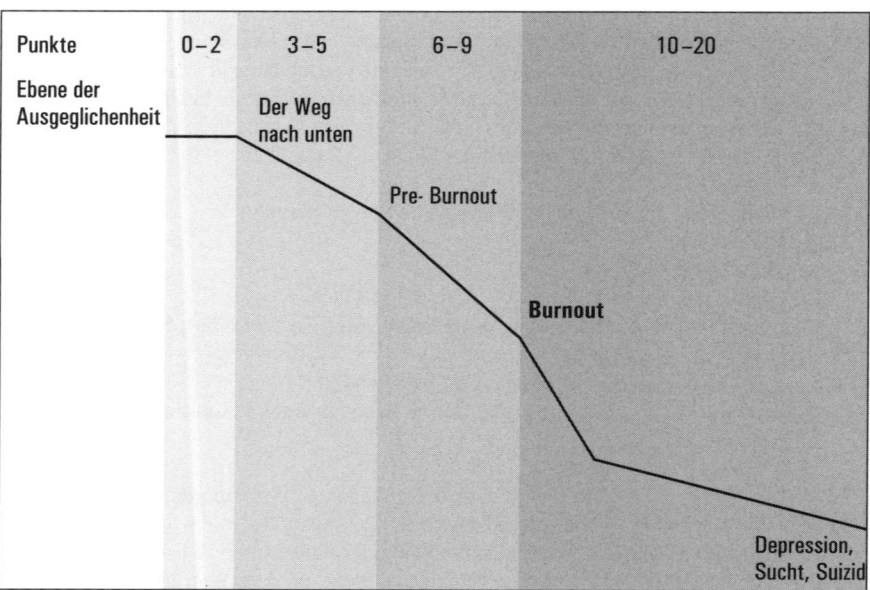

Abb. 1-1   Der Weg ins Burnout – der Weg nach unten

men haben, weil Sie endlich wissen wollen, was sich Exotisches und Ihnen völlig Fremdes hinter Burnout verbirgt: Sie leben in einer *Ebene der Ausgeglichenheit* und können gern weiterlesen und sich sehr entspannt dabei zurücklehnen.

● Wenn Sie drei bis fünf Aussagen mit Ja beurteilt haben, befinden Sie sich auf dem *Weg nach unten*, Richtung Burnout. In aller Regel genügen für Sie Selbsthilfemaßnahmen, mit denen Sie sich auf die rettende Ebene der Ausgeglichenheit zurückbringen können. Würde ich Kriterien, die sonst üblich sind, ansetzen, würden Sie sich spätestens mit vier „Ja"-Antworten im Burnout befinden. Nach meiner Erfahrung hätte dann aber nahezu jeder Arzt bereits Burnout.

● Haben Sie sechs bis neun Aussagen bejaht, befinden Sie sich eindeutig in einer Vorstufe zu Burnout, dem Pre-Burnout. Ob Sie ganz ohne Hilfe wieder herauskommen, ist fraglich, aber möglich.

● Fragen bezüglich der Diagnose erübrigen sich, wenn Sie zehn oder mehr „Ja"-Antworten gegeben haben: Sie haben Burnout.

● Das liegt bei drei bis neun „Punkten" auch dann vor, wenn Sie die drei Hauptkriterien (Kap. 2) erfüllen und zugleich an Depressionen leiden oder Substanzmissbrauch/Abhängigkeiten/Süchte bestehen.

▶ Sobald neben den drei Hauptkriterien Sucht, Depression oder Suizidgefahr besteht, ist Burnout als sehr schwer einzustufen.

2 Burnout – Das Krankheitsbild

Stellen Sie sich vor, Sie gehen durch einen lichten Wald, riechen ihn und genießen die Ruhe darin. Auf einmal hören Sie ein durchdringendes Geräusch. Es hört nicht auf und Sie entschließen sich, dem Geräusch nachzugehen. Es wird immer lauter und bald sehen Sie auf einer kleinen Lichtung einen Mann mit einer Kettensäge, die offensichtlich so stumpf ist, dass die Arbeit sehr mühsam ist. Er sieht Sie und stellt die Säge ab. Nach der Begrüßung kommt das Gespräch schnell auf seine Tätigkeit und Sie fragen ihn: „Warum lassen Sie die Säge nicht schärfen? Dann könnten Sie wieder viel besser arbeiten!" Der Mann wischt sich den Schweiß von der Stirn und sagt: „Dafür habe ich keine Zeit, ich bin eh schon so im Rückstand."

2.1   Geschichte

22 Jahre nach der heute als Initialstoß zur systematischen Bearbeitung von Burnout betrachteten Publikation von Freudenberger [62] erschien im Jahre 1996 im Deutschen Ärzteblatt ein kurzer Artikel mit dem Titel „Burn-out-Syndrom. Auch Ärzte sind davon betroffen" [183] – etwas spät für eine Erkrankung, die auch vor Freudenberger bereits bekannt war (Tab. 2-1).
Der Begriff Burnout wurde in der Neuzeit erstmals im Bereich der Kernenergie verwendet und meint das Durchbrennen von Reaktorbrennstäben infolge zu geringer Kühlung oder bei zu hoher Wärmeerzeugung.
Der Ausdruck selbst wurde bereits viel früher verwendet. Shakespeare nutzte folgende Metapher: „She burnt with loue, as soon as straw with fire flameth, she burnt out loue, as soon as straw out burneth." Das bedeutet: „Wie ein Strohfeuer brannte sie lichterloh – und brannte lichterloh aus, einem Strohfeuer gleich."
Nicht zuletzt wird Burnout für das gewollt verhinderte Losfahren und gezielte Heißlaufen der Antriebsreifen von Extrem-Motorrädern verwendet. Diese Analogie trifft am ehesten auf Burnout beim Menschen zu: Lange Zeit arbeiten diese auf hohem Level bei zugleich angezogener, seelischer Handbremse. Wie beim Motorrad ist dann der Tank recht bald leer und die Reifen sind kaputt.

Tab. 2-1 Burnout vor Freudenberger [35]

Jahr	Autor
Vor Christus	Altes Testament (2. Moses 18, 17–18, und 4. Moses 11, 11–15)
1260–1327	Meister Eckhart
1564–1616	Shakespeare (to burn out)
1901	Thomas Mann (Buddenbrooks)
1953	Schwartz u. Will
1959	Wiesenhütter
1961	Graham Green (A burnt-out case)
1969	Bäulerle
Um 1969	„Flame-Out" (Begriff hat sich nicht durchgesetzt)
1974	Freudenberger: Burnout

2.2   Die großen Drei des Burnout

Burnout ohne Erschöpfungsreaktion existiert nicht.

Burnout tritt weltweit im gleichen Gewand auf, unabhängig von Alter, Geschlecht oder Glauben. Klassischerweise wird Burnout definiert als folgende Trias [16]:
- emotionale Erschöpfung
- Depersonalisation
- negative Einschätzung der persönlichen Leistungskompetenz bzw. abnehmende Leistungsfähigkeit oder Leistungsunzufriedenheit

Emotionale Erschöpfung

> ▶ Emotionale Erschöpfung ist das Kernsymptom für Burnout. Zufriedenheit vermindert die Wahrscheinlichkeit von emotionaler Erschöpfung [74] und schützt deshalb vor Burnout.

Folgende Aussagen weisen auf emotionale Erschöpfung hin:
- „Ich habe keine Kraft mehr dafür."
- „Ich fühle mich leer."

- „Ich habe keine Reserven mehr."
- „Es gibt zu viele Fragen und ich habe keine Antworten."
- „Warum mache ich das überhaupt?"
- „Wenn ich 50 (48, 55 …) bin, höre ich mit der Praxis auf."
- „Ich brauche dringend Urlaub."
- „Ich kann die Dienste fast nicht mehr durchstehen."

Depersonalisation

Depersonalisation bedeutet das reduzierte Engagement für Patienten und für andere allgemein. Es äußert sich meistens durch eine gefühllose, gleichgültige, zynische oder sarkastische Einstellung. Typische Zeichen für Depersonalisation sind:

- Absolutheitsansprüche
- Maske der Unantastbarkeit
- negative Einstellungen gegenüber Kollegen
- negative Gefühle gegenüber Patienten
- Reduzierung der ärztlichen Tätigkeit auf das unbedingt notwendige Maß (zeitlich und inhaltlich)
- Rückzug ins eigene Haus, in die eigene Wohnung
- Schuldgefühle
- Vermeidung von sozialen Kontakten
- Verminderung anderer sozialer Kontakte
- Versuch, perfekt zu sein
- zynische Kommentare über Patienten, Kollegen und das System

Abnehmende Leistungsfähigkeit

Der Inhalt des Begriffes erklärt sich zwar selbst, bedarf aber doch folgender Anmerkung: Anfangs nimmt die Leistungsfähigkeit für kurze Zeit sogar zu. Dann fällt sie nur allmählich ab, was der Betroffene entsprechend lange nicht wahrnehmen kann (Abb. 2-1).
Der Unterschied zwischen dem zunächst schnelleren Fortschreiten von Burnout und der langsameren Leistungsabnahme liegt im Einsatz der menschlichen Ressource „Wille". Ist auch der Wille erschöpft, bricht das individuelle System letztlich zusammen und die Leistungsfähigkeit nimmt nun rasch ab.

> ▷ Abnehmende Leistungsfähigkeit als drittes Hauptkriterium für Burnout kann in der Anfangsphase deshalb nicht zur Diagnosesicherung herangezogen werden.

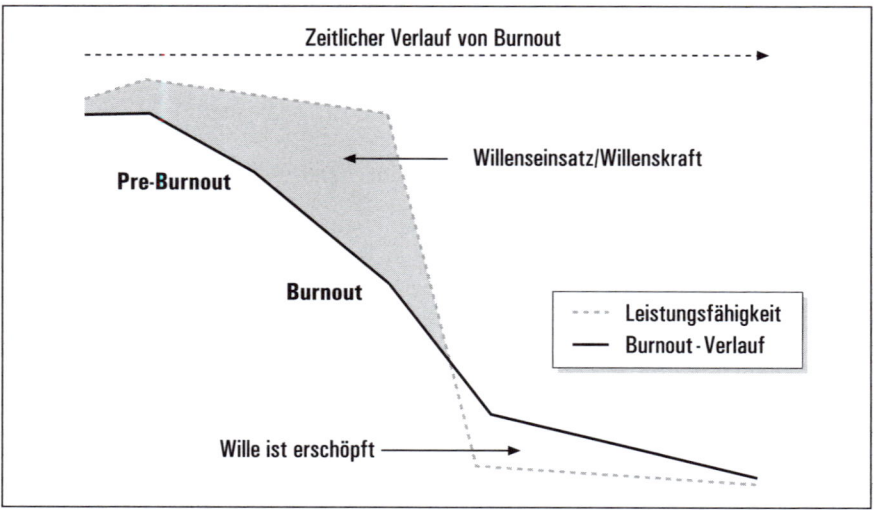

Abb. 2-1 Verlauf der Leistungsabnahme bei Burnout

2.3 Die drei Phasen von Burnout

Der Ablauf von Burnout erfolgt physiologisch und damit kontinuierlich; er wird dennoch gern in Phasen untergliedert (Tab. 2-2). Die von mir bevorzugte Einteilung erfolgt in die drei Phasen Aktivität (Phase 1), Rückzug (Phase 2) und Passivität (Phase 3). Jede dieser Phasen ist durch bestimmte Leitsymptome und Leitreaktionen gekennzeichnet. Burnout bietet hinsichtlich des Verhaltens und der Gefühle [22, 23, 25, 58, 64, 105] ein immenses klinisches Spektrum, sodass es unmöglich ist, allein aus einem Symptom auf die jeweilige Phase zu schließen. Ausnahmen bilden Suizidalität, manifeste Sucht und Hilflosigkeit, die in Phase 3 auftreten. Die Symptome eines vorausgegangenen Stadiums können sowohl im nachfolgenden Stadium bestehen bleiben als auch wieder verschwinden.

Phase 1 – Aggression und Aktivität

Denn sie wissen nicht, was sie tun – so kann das Anfangsstadium von Burnout umschrieben werden. Nur in der Anfangsphase ist Burnout eindeutig diagnostizierbar. Je weiter die Erkrankung fortschreitet, umso mehr neue Symptome oder zusätzliche Erkrankungen treten auf. Dadurch verwischen die Grenzen

Autor	Phase 1	Phase 2	Phase 3	Phase 4/5
Maslach	• emotionale Erschöpfung • physische Erschöpfung	Dehumanisierung	terminales Stadium	–
Freudenberger	empfindendes Stadium	empfindungsloses Stadium	–	–
Cherniss	Berufsstress	Stillstand	defensive Bewältigungsversuche	–
Edelwich	idealistische Begeisterung	Stillstand	Frustration	Apathie/Intervention
Lauderdale	Verwirrung	Frustration	Verzweiflung	–

von Burnout beispielsweise zu Angststörungen oder zur Depression. Darin liegt ein Problem:

> ▷ In der Anfangsphase wird den wenigsten Betroffenen ihre Situation bewusst. Selbst wer die Anfänge wahrnimmt, kann sich oft nicht vorstellen, was daraus werden wird oder kann.

Ein Grund, weshalb gerade Ärzte so spät auf die Symptome von Burnout reagieren, ist, dass sie darauf programmiert sind, Stress als Belohnung dafür zu akzeptieren, Arzt sein zu dürfen [203]. Mit ihrer Hyperaktivität am Beginn dieser Phase verschaffen sie sich das Gefühl der Unentbehrlichkeit bei gleichzeitiger Verleugnung eigener Bedürfnisse.

Immer das Gleiche, diese Langeweile, es muss sich etwas ändern: Für Michael steht fest, dass er außerhalb der Praxis arbeiten möchte. Er beginnt, seine Kontakte aus Klinikzeiten zu reaktivieren und Kurse für Pharmafirmen und für die Ärztekammer abzuhalten, fährt und fliegt in der Weltgeschichte herum. Nach außen: Der perfekte, aktive, allseits interessierte Arzt. Seine Unzufriedenheit steigt dennoch stetig an.

Oftmals beginnt in dieser Phase auch der vermehrte Gebrauch von Alkohol, Nikotin, Beruhigungs- oder Aufputschmitteln. Das sind erste und vergebliche „Hilfsmaßnahmen", genauso wie die Kompensation über vermehrte Einnahmen oder darüber, sich etwas zu „gönnen" (Frustkäufe, Autos, Reisen, Geliebte). Diese Kompensationsmaßnahmen finden in der Regel im Materiellen statt. Hier blitzt erstmals das auf, worum es bei Burnout wirklich geht (s. Kap. 19, Ärzte und ihre Honorierung).

> Steffen hat eine Praxis übernommen und arbeitet sich dort seit über einem Jahr ein. Vor kurzem hat er das Einjährige so gefeiert, dass er in der nahe gelegenen Großstadt über die Edelstraßen flanierte, um in Edelgeschäften edle Waren zu erwerben. Geld spielt zurzeit keine Rolle, er hat es ja. Sicher, richtig gut fühlt er sich nicht, aber seine Einkäufe lenken ihn davon ab. Bis zum Abend hält seine Freude über die Einkäufe an, immerhin. Die Praxis selbst macht ihm immer weniger Freude.

Burnout basiert auf inneren Fallen, in die der Betroffene gerne hineintappt: Meistens hat er ein hohes Anspruchsniveau, was die eigenen Leistungen, die Einnahmen, seine Ziele und auch seinen Status betrifft. Dieses Anspruchsniveau kann auf Dauer nicht aufrechterhalten werden. Es ist eine Selbstüberforderungsfalle, die oft über Geld verschärft wird: Es werden zu teure Apparate für die Praxis gekauft, zu teure Immobilien gebaut, zu teure und zu viele Autos gefahren. Die finanzielle Klammer schließt sich mehr und mehr und zwickt dabei. Auch beruflich und inhaltlich wird sich die Schlinge enger um den Hals legen. Das geschieht durch

- erschöpfende Erlebnisse, die zu dicht aufeinander folgen und eine wirkliche Erholung nicht mehr ermöglichen (das ist letztlich jeder Patientenkontakt, der im 3-Minuten-Rhythmus abläuft)
- einen zu schmalen Entscheidungs- und Handlungskorridor (typisch für die Behandlung von vielen Erkrankungen und die Situation des Arztes im Gesundheitswesen)
- Erlebnisse phobischen Ausmaßes mit der realen Gefahr der Wiederholung: Einbruch des Selbstvertrauens

> Michael operiert am Rücken einer Patientin. Wie immer ist er aufgeregt dabei. Er mag es einfach nicht. Die Haut der Frau ist sehr derb und er muss viel Kraft aufwenden. Da bricht ihm die Klinge des Skalpells ab und verschwindet unter der Haut in einem kleinen Blutsee. Sein Puls schnellt nach oben, noch denkt er, die Klinge sei schnell zu finden. Es dauert schließlich fast eine Stunde, verursacht einige Schweißausbrüche sowie vielfache innerliche Anflehungen an höhere Instanzen, bis er die Klinge wiederfindet und die Operation abschließen kann.

Wer Glück im Unglück hat, den zwingt sein Körper schon in dieser ersten Phase durch unübersehbare, aber nicht dauerhaft gefährliche Symptome zu mehr Ruhe, um einen Zusammenbruch zu vermeiden und die eigenen Ansprüche herunterzufahren.

Verhalten, Gefühle und Aggression in Phase 1   **Tab. 2-3**

Verhalten	Gefühle	Aggression (Störungen der Impulskontrolle)
● Annahme von neuen Tätigkeiten ● auch zu Hause nicht abschalten können ● Beschränkung von sozialen Kontakten auf Patienten ● erster „Einsatz" – noch kontrolliert – von chemischen Schaltern wie Alkohol oder Tabletten ● freiwillige unbezahlte Mehrarbeit ● Hyperaktivität ● Materialismus („Ich kann's mir leisten") ● Rollenverhalten[1] ● Zweckpessimismus (beginnender Schutzmechanismus, um nur noch angenehm enttäuscht werden zu können)	● Anhedonie (Unfähigkeit, Freude zu empfinden) ● auffallende Müdigkeit nach der Arbeit (nicht normale Erschöpfung) ● Gefühl der Unentbehrlichkeit ● Gefühl, zu wenig Zeit zu haben ● Schuldgefühle („Ich bin kein guter Mensch, kein guter Arzt" etc.) ● Stimmungsschwankungen ● Verlust von positiven Gefühlen den Patienten gegenüber ● vermindertes Selbstwertgefühl	● Ärger ● Argwohn ● Beleidigungen ● Beschuldigungen ● Bewertungen ● cholerische Anfälle ● Divenhaftigkeit ● Gereiztheit ● Intoleranz ● Katastrophisieren ● Konflikte ● Misstrauen ● Negativismus ● Reizbarkeit ● Rücksichtslosigkeit ● Sarkasmus ● Unduldsamkeit ● Ungeduld ● Unruhe ● Unzufriedenheit (sehr häufig!)[2] ● vermehrte Rechtsverfahren ● Vorbehalte ● Vorwürfe anderen gegenüber ● Wut ● Zynismus

[1] Ärzte unterliegen einem starken Rollendruck: „Als Arzt macht man das so" bedeutet: „Als Arzt muss ich das folgendermaßen tun". Dieser Rollendruck umfasst mehr als die fachliche Ebene. Jeder Arzt hat eine große Auswahl für mögliche Rollenkonflikte: Was die Kassenärztliche Vereinigung, die Krankenkassen und die Patienten erwarten, stimmt in den wenigsten Punkten überein. Heikel wird es, wenn der Arzt noch eigene Rollenideen einfügen möchte. Diese Rollenkonflikte treten in anderem Gewand bereits in Klinikzeiten auf: Hier schwingen sie zwischen den Chef- und Oberarztanweisungen, dem Pflegepersonal, den eigenen Ambitionen (Ziele und Visionen) und der Verwaltung hin und her.

[2] Die Frage, ob nur unzufriedene Ärzte Burnout bekommen oder ob Burnout die Ärzte unzufrieden macht, ist nicht wirklich geklärt [173], wahrscheinlich spielt beides eine Rolle.

Bereits jetzt ist der Arzt nicht mehr im roborierenden, ihn aufbauenden Kreislauf. Längst schon nimmt er seine eigenen Gefühle nicht mehr korrekt wahr. Bei ihm dominieren ärgerliche Gefühle: Nichts passt mehr, fast alles wird negativ kommentiert. Der Arzt geht in den Kampf – offenkundig mit der Umgebung, in der Tat jedoch mit sich selbst. Die typische Anfangs-Hyperaktivität kann als kämpferisches Verhalten verstanden werden. Sarkasmus und Zynismus sind entsprechende kommunikative Reaktionsformen, die sich in Phase 2 meistens noch verstärken und offensichtlich werden.

> ▶ Das **Leitsymptom** der ersten Phase ist der Ärger. Die **Leitreaktion** ist die Aggression oder der Kampf (Tab. 2-3).

Phase 2 – Flucht und Rückzug

Die Rückzugsphase ist ein Schutzmechanismus vor über längere Zeit erlittenen Minimalenttäuschungen. Es ist Vermeidung mit dem Ziel einer Enttäuschungsprophylaxe. Diese Phase verändert und verringert den eigenen Einsatz, wodurch nicht nur die Unzufriedenheit der Patienten und der Mitarbeiter steigt, sondern auch die eigene.

Typische Phänomene in dieser Zeit sind rechte Planlosigkeit, das Gefühl, immer weniger Zeit zu haben, Geistesabwesenheit und Mängel in der Ausführung. Die Art zu leben ändert sich. Das Essverhalten wird unstet, Bewegung wird im Übermaß betrieben (Sportaholic) oder minimiert. Bereits jetzt fühlt sich der Betroffene nicht mehr als einmaliges Individuum, das so viel Einmaliges geben kann, sondern er fühlt sich austauschbar. Das Fluchtverhalten beginnt.

Distanz schafft scheinbare Ruhe und Schutz. Sie wird auch zur eigenen Person aufgebaut: Der Arzt versteht sich nicht mehr, nimmt Warnhinweise nicht mehr wahr oder will sie nicht wahrnehmen. Das Phänomen der Depersonalisation betrifft ihn selbst also auch. Zeitgleich wird der Kontakt zum Patienten minimiert; dieser innere Prozess kann lange verborgen bleiben. Der Patient wird zum Fall, zur Diagnose, zum Therapieschema: „Der Nächste bitte". Distanz macht auch hart – der Arzt verliert Schritt für Schritt seine Mitmenschlichkeit und Empathie. Damit verliert er weiter und stetig Vertrauen in sich selbst.

In dieser Phase flieht der Arzt auch vor sozialen Kontakten außerhalb des Berufes. Beziehungen werden entpersönlicht, der Empathie entzogen. Freunde und Verwandte beklagen sich, nichts mehr von ihm zu sehen. Wenn es zu Kontakten kommt, erscheint er zunehmend passiv und uninteressiert. „Was ist bloß mit dir los?", wird er öfter gefragt.

> ▶ Flucht ist immer ein Zeichen für Angst. Burnout ohne tiefe, innere Ängste gibt es nicht. Die Flucht besteht beim Arzt in vielen verschiedenen Facetten (s. u.).

Die Rückzugsphase erfolgt auf allen Ebenen, der kognitiven, emotionalen und der verhaltensmäßigen Ebene. Das reduzierte Engagement für Patienten kann sowohl im direkten Kontakt sichtbar werden (muffiger Arzt) oder der Arzt ist lange Zeit zu seinen Patienten noch offen und nett, reduziert aber seine eigene Zeit in der Praxis zusehends (ab jetzt Freitagnachmittag immer geschlossen). Dafür werden dann halbseidene Erklärungen gefunden, wie die überbordenden Verwaltungsarbeiten oder Fortbildungen, die nicht stattfinden. Eine immer wieder anzutreffende Variante ist, sich zumindest noch eine Zeit lang Befriedigung über ein Hobby zu holen.

Das Telefon klingelt, ein allgemeinmedizinischer Kollege will Michael sprechen. Dieser sitzt allein im Raum, als er vom Kollegen erfährt, dass sich inzwischen einige Patienten darüber beklagt haben, dass er nur noch in seinen Computer schauen würde. Michael ist erschreckt, das hat er nicht bemerkt, und muss zugeben, es entspricht der Wahrheit. Er entscheidet sich sofort, wieder Karteikarten einzuführen und die Tastatur vor dem Patienten nur noch zur Eingabe eines Rezeptes zu nutzen. Ihm geht es nicht gut, auch nicht privat: Die Trennung von seiner langjährigen Partnerin steht an.

▶ Das **Leitsymptom** der zweiten Phase ist die Furcht. Die **Leitreaktion** ist die Flucht (Tab. 2-4).

Verhalten und Gefühle in Phase 2 (Beginn)   **Tab. 2-4**

Verhalten	Gefühle
● Abbau der Leistungsfähigkeit	● Abstumpfen
● Aufblühen im Urlaub (zwei, drei oder mehr Urlaube im Jahr)	● allgemeine Müdigkeit
● Aufweichung der restriktiven Haltung gegenüber Drogen	● Apathie statt Empathie
● Distanz zu Patienten (Depersonalisation)	● Arbeitsunlust
● Familienprobleme	● Bitterkeit
● Fehlen am Arbeitsplatz	● Desillusionierung
● Krankwerden	● Erschöpfung
● mangelhafte Wahrnehmung von Patienten(aussagen)	● Fatalismus
● Meidung von ärztlichen Kollegen und Patienten	● Gefühl, ausgebeutet zu werden
● Partnerschaftsprobleme	● Gefühl, nicht anerkannt zu werden
● Rückzug aus dem sozialen Leben, initial (wenig Zeit für Familie oder Freunde)	● Gleichgültigkeit (auch im privaten Bereich)
	● beginnende innere Leere
	● negative Einstellung zur Arbeit
	● Nervosität
	● Überforderungsgefühle

Tab. 2-4   Fortsetzung

Verhalten	Gefühle
• Schuldzuweisung an Patienten und das System • spätestens jetzt „lockerer" Umgang mit Suchtmitteln • Sprachänderung: kein Bemühen, deutsch mit dem Patienten zu sprechen, stattdessen Fachsprache • Verkürzung der Praxisöffnungszeiten oder Hineinnahme eines Assistenzarztes • Widerwillen („Ich will da nicht hin") • zu spät kommen oder zu früh gehen	• Verlust an menschlicher Wärme und Einfühlungsvermögen • Verlust von Idealismus • verminderte Belastbarkeit

Bei fortschreitendem Verlauf der Phase 2 zeigen sich die Verhaltens- und Gefühlsmuster in ausgeprägterer Form (Tab. 2-5).

So geht es nicht weiter! Michael ist sauer auf alles, schafft es aber nicht, dies auszudrücken. Er strukturiert die Praxis vehement um. Erstens ist er strikt nicht mehr am Mittwoch da, zweitens macht er keine Hausbesuche mehr, allenfalls, der Patient müsste sonst per Krankenwagen in die Praxis gebracht werden, drittens entwirft er dutzende Formblätter, um den Praxisablauf zu standardisieren und möglichst wenige Rückfragen durch seine Arzthelferinnen zu haben.

Tab. 2-5   Verhalten und Gefühle in Phase 2 (fortschreitender Verlauf)

Verhalten	Gefühle
• Abnahme der Flexibilität • abrufbare „Gefühle" als Show: immer freundlich am Krankenbett; immer das gleiche Lächeln der Fernsehärztin • Dienst nach Vorschrift (das geht auch in der eigenen Praxis) • Einfalt statt Vielfalt (Verarmung von privaten Interessen) • eingeschränkte Körpersprache (immer gleiche Posen)	• Angst • depressive Episoden • Gefühl, wie gefesselt zu sein • Leeregefühl wird immer stärker • Schuldgefühle • Versagensgefühle

Fortsetzung

Tab. 2-5

Verhalten	Gefühle
• fehlende Ziele	
• Isolierung	
• kognitive Beeinträchtigungen wie Konzentrationsschwäche	
• Organisationsfehler zulassen oder initiieren (Einbestellen von zu vielen oder zu wenigen Patienten), Entscheidungsschwäche bis -unfähigkeit (vermehrte Facharzt- oder Klinküberweisungen als Absicherungsmaßnahme)	
• Pseudo-Lässigkeit	
• Rigidität, also Widerstand vor Veränderungen	
• Schwarzweißdenken	
• Starre in den Entscheidungen: Ausgabe von Ablaufplänen für einzelne Erkrankungen	
• verringerte Initiative	
• verengte Sprache, wiederholter Gebrauch von Redewendungen („Wie geht's uns denn?")	

Phase 3 – Isolation und Passivität

Je länger Burnout dauert, desto höher wird meistens der Leidensdruck (Abb. 2-2). In Phase 1 besteht eher kein bewusster Leidensdruck – im Gegenteil, der Betroffene aalt sich in seiner Aktivität.

> ▶ Beim Arzt steigt das Leidensbewusstsein im Regelfall erst mit dem Beginn der dritten Phase so an, dass er bereit ist, endlich fachlichen Rat beim Kollegen einzuholen und auch zu befolgen.

Das Element des eigenen, innerlich motivierten Handelns schwächt sich so sehr ab, dass eine kleinkindartige Hilflosigkeit resultieren kann. Insofern ist Burnout auch eine Regredierung zu längst vergangenen Kleinkindtagen, quasi ein Rückschritt in die Zeit, in der alles begann, als wolle der Betroffene es noch einmal wissen oder neu versuchen.

Sucht ist ein wesentliches Thema dieser Phase. Bei zu großem Alkohol- oder Drogenkonsum geht der Mensch zu Boden. Jede Sucht verhindert Bewegung

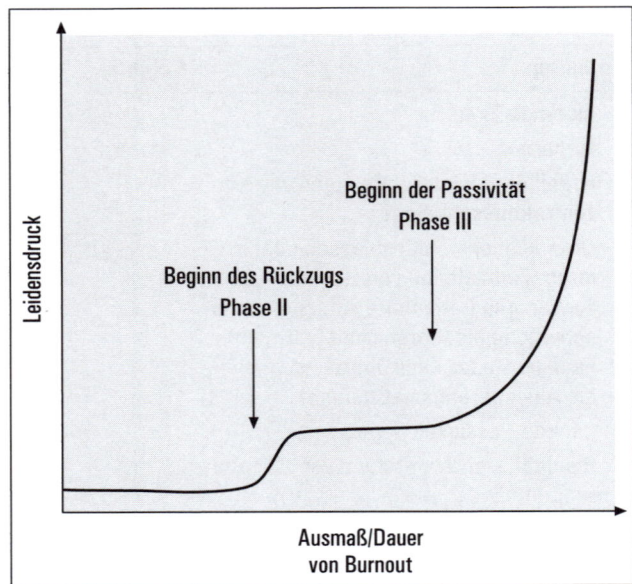

Abb. 2-2 Zusammenhang von Leidensdruck und Dauer oder Ausmaß des Burnout

und Entwicklung. Sie verhindert, dass wirklich etwas geschehen kann, sie blockiert. So wird in dieser Phase, vielleicht um das Schlimmste, den Suizid, zu verhindern, konsumiert, was geht: Alkohol, Medikamente, Drogen, Tabak. Der seelische Zustand, der vor der manifesten Sucht schon herrschte, wird festgeschrieben, zum Beispiel werden Depressive depressiver. Der Arzt ist ohne innerliche Befriedigung – weder im Beruf noch in der Partnerschaft spürt er positive Aspekte. Bei vielen ist Sex seit langem kein Thema, zumindest kein befriedigendes. Eigene Ziele und deren Erreichung sind längst vergessen.
Die passive Phase wird anfangs vom Betroffenen nicht selten noch immer als Zweckpessimismus oder realistische Einschätzung bewertet.

> Michael hatte nie sehr viele Freunde. Was aber in den letzten Monaten geschehen ist, ist ihm schleierhaft: Mit seinem besten Freund, den er seit seinem 11. Lebensjahr kennt, hat er sich zerstritten. Außer mit einem Kollegen, der ihm treu die Stange hält, hat er mit niemandem mehr Kontakt, den ärztlichen Stammtisch besucht er schon lange nicht mehr. Das Philharmonie-Abonnement hat er auch aufgegeben, Klavier spielt er seit Jahren nicht mehr. Dafür wird der Fernseher täglich stundenlang genutzt.

> ▶ Das **Leitsymptom** der dritten Phase ist die Isolation. Die **Leitreaktion** ist die Lähmung (Tab. 2-6).

In der Endphase leidet der Betroffene an existenzieller Verzweiflung, am Gefühl allgemeiner Hilf- und Hoffnungslosigkeit, das im Unterschied zur De-

Verhalten und Gefühle in Phase 3 **Tab. 2-6**

Verhalten	Gefühle
• allgemeines Desinteresse	• Einsamkeit
• Aufgabe der in der Anfangsphase angenommenen neuen Verpflichtungen	• existenzielle Verzweiflung
• Hobbys werden aufgegeben	• Gefühl, alles sei sinnlos („Wofür noch?")
• manifeste Sucht	• Gleichgültigkeit
• sich selbst als Beschäftigungsthema entdecken (das ist ein Hoffnungsschimmer am Horizont!)	• Hilflosigkeit
• Sistieren der persönlichen Kontakte	• Hoffnungslosigkeit
• starres Denken	• Langeweile
• strikte Meidung von Kontakten	• Leeregefühl dominiert das Leben
• Suizidgedanken oder -vorbereitungen oder Ausführen eines Suizids	• starke Verflachung der eigenen Emotionen

pression eher aggressiv getönt ist. Bei der nun typischen, depressiven Stimmungslage sind ein Kortisolanstieg und die Verminderung des Testosterons nachgewiesen (Arzt hat keine Lust mehr!), während die Katecholamine unverändert bleiben. Das Verhalten erscheint hilflos und unterordnend – die typische Opfer-Position des Arztes. Diese letzte Phase ist der leibliche und seelische Zusammenbruch, der leider immer wieder zum Suizid führt (s. Kap. 11).

2.4 Auslösende Faktoren

I've done too much for too many for too long with too little regard for myself. [179]

Burnout im ursprünglichen Sinn [119] entsteht, wenn, wie bei Ärzten, die berufliche Tätigkeit zentral mit persönlicher Zuwendung zum Menschen verbunden ist.
Es gibt Berufe, bei denen Burnout häufig bis sehr häufig auftritt. **Mit Ärzten,** Krankenpflegepersonal, Altenpflegern, Hebammen und Psychotherapeuten gehören fünf Berufsgruppen aus dem Gesundheitswesen dazu (Tab. 2-7).
Viele Autoren beschreiben inzwischen Burnout-Phänomene außerhalb von Berufstätigkeit genauso wie bei Berufen ohne forcierte Sozialkontakte. Auch lang anhaltende familiäre Belastungen wie die Pflege von Angehörigen führen zu ähnlichen Symptomen.

Tab. 2-7 Für Burnout anfällige Berufsgruppen [35, 94]

● Altenpfleger	● Krankenschwestern und -pfleger[1]
● Arbeitslose[1]	● Lehrer[1]
● Architekten	● Manager[1]
● Ärzte[1]	● Personal von Beratungsstellen[1]
● Bankangestellte mit Kundenkontakt	● Pfarrer
● EDV-Spezialisten in Start-up-Unternehmen	● Polizisten
● Erzieher	● Psychologen
● Fluglotsen	● Psychotherapeuten
● Gefängnispersonal[1]	● Rechtsanwälte
● Hebammen	● Richter
● Journalisten	● Sozialarbeiter
● Jugendfürsorger	● Stewardessen

[1] Spitzenreiter

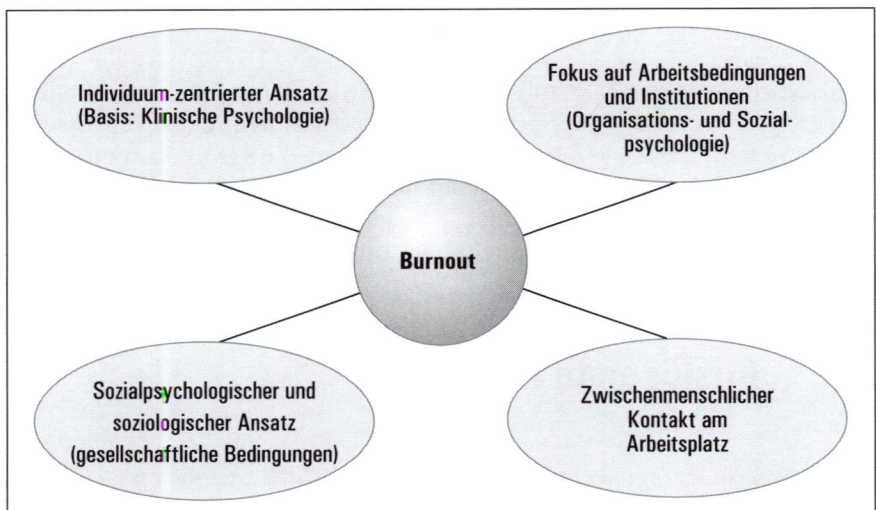

Abb. 2-3 Wissenschaftliche Ansätze zur Untersuchung von Burnout

Was als Auslöser von Burnout definiert wird, hängt stark von der wissenschaftlichen Sichtweise des Beschreibenden ab. Diese Sichtweise korreliert mit der persönlichen Ausbildung und Weltsicht (Abb. 2-3): Die einen haben eine individuumspezifische und somit personenbezogene Sicht. Sie machen *das Innen* des Menschen für Burnout verantwortlich, sehen es vorrangig als Krankheit des Überengagements. Das ist ein merkwürdiger Begriff – Fehlengagement wäre passender. Andere haben die zentralen Ursachen für Burnout in den institutionellen Bedingungen ausgemacht. Sie betrachten gleichsam *das nahe*

Außen. Wieder andere sehen Burnout als eine Folge von emotional belastenden zwischenmenschlichen Faktoren (am Arbeitsplatz) an, für sie ist *das Zwischen* hauptverantwortlich. Und schließlich gibt es eine Gruppe, welche Burnout auf sich verändernde gesellschaftliche, politische, kulturelle, soziale und
soziologische Determinanten bezieht. Für sie ist *das weite Außen* wesentlich.
Wer hat Recht? Alle! Es gibt viele wirksame Auslöser und Ursachen für Burnout.

■ **Langsamer Verlauf:** Es wird immer wieder behauptet, Burnout ließe sich
mit hinreichender Sicherheit auf *einen* individuellen Auslöser zurückführen. Meine Erfahrung ist das nicht. Wenn ein solcher angegeben wird, mag
der auch den Wunsch des Betroffenen auf einen klaren, eindeutigen Beginn
erfüllen. Es gibt oftmals für zeitlich davorliegende Phasen Hinweise auf sich
entwickelndes Burnout. Der Beginn ist schleichend, leise und der Verlauf
entsprechend langwierig – hier existiert eine Parallele zu vielen organischen
Erkrankungen.

> ▶ Burnout ist ein Prozess, beginnend mit einem kleinen Fluss, der immer
> mehr Flüsse aufnimmt und sich schließlich als Strom in das Meer der Hoff-
> nungslosigkeit ergießt.

■ **Schneller Verlauf:** In einigen Untersuchungen wird der Praxisschock als
Burnout-Auslöser benannt. Der **Praxisschock** entspricht dem unerwarteten
Entsetzen nach einer starken beruflichen Umstellung, z. B. beim Übertritt
vom Studium auf die erste Arztstelle. Es wird behauptet, Burnout entwickle
sich in diesem Fall innerhalb weniger Wochen, was möglich ist. Meine Beobachtung ist, dass der **Praxisschock** in der Regel kein echtes Burnout aus-
löst und innerhalb von einigen Monaten überwunden werden kann.
Grundsätzlich kann Burnout individuell durch fast alles ausgelöst werden,
was dem Einzelnen zuwiderläuft. Es ist ein Reaktions-Syndrom, das aus
Aufgaben- und Personenmerkmalen und sich wandelnden Arbeitsbedingungen resultiert [51].

Frau Privatdozentin C. S. ist Anfang 40, seit 3 Jahren niedergelassene Inter-
nistin mit Schwerpunkt Diabetologie. Sie hat 2 Kinder, 10 und 4 Jahre alt.
Trotz der dadurch bedingten Arbeitspausen, die sie möglichst kurz hielt, hat
sie sich in der Uniklinik durchgesetzt und schnell habilitiert. Sie war als Ar-
beitspferd bekannt, kam als eine der Ersten, ging abends oftmals als Letzte. In
6 Jahren von null auf hundert – im wahrsten Sinne: Sie hat annähernd 100
Publikationen, davon die Hälfte in international anerkannten Zeitschriften,
veröffentlicht. Die Habilitation selbst war eigentlich ein Kinderspiel. Als sie
schließlich die Urkunde in der Hand hielt, hat sie sich kaum freuen können.
So viel Aufwand sei es ja nun doch nicht gewesen, meinte sie.

Nur der Chefarztwechsel unterbrach ihre Karriere heftig: Mit dem neuen Chefarzt kam sie nicht mehr zurecht. Er folgte der Regel, dass neue Besen gut kehren, und ihr wurde zu verstehen gegeben, dass sie keine weitere Karriere an diesem Haus machen würde.

Sie ließ sich deshalb widerwillig nieder. Sie hat das Beste daraus gemacht: Viele der Patienten, auch der Privatpatienten, folgten ihr aus der Spezialambulanz in ihre Praxis. Wie schon in der Klinik ist sie immer für die Patienten da. Die regelhafte Arbeitszeit pro Woche liegt nie unter 60 Stunden. Die Kinder sehen sie zwar selten, aber es geht eben nicht anders, meint C. S. Eine Zugehfrau hat sie erst vor einigen Monaten für zu Hause engagiert, als sie mehrfach beim Reinigen dachte, sie würde zusammenbrechen.

Längere Zeit schlief sie sehr schlecht, seit einiger Zeit trinkt sie täglich abends Rotwein, auch durchaus mehr als ein Glas. Das gibt ihr die nötige Bettschwere, wie sie sagt. Als ihr Mann sie vor längerem ermahnte, weniger zu tun, kam sie tatsächlich einige Wochen lang früher aus der Praxis nach Hause. Sie hatte aber immer einen Stapel Arztbriefe zum Diktieren und Unterschreiben mitgenommen, was sie ihrem Mann verheimlichte.

In ihrer wenigen freien Zeit liest sie Fachliteratur, die wichtigsten neuen Bücher sind das Erste, was sie in ihrem Urlaubsgepäck verstaut. Urlaub sei ohnehin so ein Thema, sie habe praktisch nie Lust darauf und dem nur zugestimmt, weil die Kinder immer aggressiver würden und es in ihrer Ehe heftig kriselte.

Zu ihren Gefühlen befragt, fällt C. S. nicht viel ein, vielleicht sei da manchmal ein wenig innere Leere, aber die Diabetologie würde ihr nach wie vor viel geben.

Disponierende, moderierende, realisierende und protrahierende Faktoren

„Weil es sich um etwas Chronisches und Dynamisches handelt, ist es praktisch unmöglich, spezifische ‚Ursachen' zu identifizieren, die man für die Existenz des generalisierten, chronischen und habituellen Symptommusters verantwortlich machen könnte, das als Burnout etikettiert worden ist." [162]

Selbst wenn das so sein mag, gibt es für den individuellen Burnout-Prozess
- disponierende, die Basis bildende Faktoren,
- moderierende, begleitende Faktoren,
- realisierende Faktoren,
- protrahierende, verlaufsverlängernde Faktoren,

welche im Verlauf das Fass zum Überlaufen bringen, sofern nicht rechtzeitig und nicht intensiv genug Gegenmaßnahmen ergriffen werden.

Im Einzelfall können Auslöser und Ursachen voneinander getrennt werden, in der Regel ist das schwer und letztlich müßig. Deshalb vermeide ich ab jetzt diese Trennung und nenne sie „Faktoren". Es gibt durchaus Faktoren, die intra- und interpersonal von einer Funktion wie „realisierend" in eine andere wie „protrahierend" wechseln. Egal, welcher Art der Faktor ist, es sollte immer vermieden werden, von Schuld oder Schuldigen zu sprechen. Nicht zuletzt sind im konkreten Fall Ursachen und Wirkungen schwer zu unterscheiden.

Disponierende Faktoren

Die Basis für Burnout wird in der frühen Kindheit gelegt. Je nach Berufswahl und den Erlebnissen bei dessen Ausübung spielen diese Faktoren eine wesentliche Rolle:

- frühkindliche Traumatisierungen zwischen 0 und 3 Jahren
- soziale Kontaktstörungen bis hin zu sozialen Phobien
- Neurotizismus (mit allen Facetten; s. Kap. 3)
- niedriges Selbstwertgefühl
- körperliche Auffälligkeiten mit Fehlverarbeitung

Moderierende Faktoren [35, 37, 58, 60, 94, 110]

Die moderierenden Faktoren erleichtern die Manifestation von Burnout, könnten es aber allein nicht auslösen. Sie hängen vorrangig mit der Persönlichkeit des Betroffenen zusammen.

Eigenschaften/Einstellungen
- Perfektionismus
- Selbsteinschätzung: zu geringe kommunikative Fähigkeiten
- Überidentifikation
- Überstarke Erwartungen an sich selbst
- Zwanghaftigkeit
- Idealismus

Gefühle
- Dilemma zwischen dem Gefühl von Verantwortlichkeit und Hilflosigkeit
- Gefühl, die Anerkennung von außen (Status, Geld) würde verwehrt werden
- Gefühl, die Erwartungen werden enttäuscht oder nicht erfüllt
  Im Großen und Ganzen sind die äußeren Bedingungen für alle Ärzte gleich, einige sind einverstanden mit diesen Bedingungen, unter denen Sie arbeiten, andere empfinden sie als subjektive Bedrohung. Das subjektive, individuell-persönliche Moment ist wesentlich. Es geht um die schlechte bis feh-

lende Übereinstimmung zwischen dem, was außen geschieht, und den individuellen Wünschen
- Versagensangst

Inhalte
- Dauerbelastungen wie der ständige Kontakt mit Endlichkeit und Tod sowie Leiden und Erkrankung
- Probleme, sich Auszeiten zu erlauben
- Wohnort und Arbeitsstelle liegen entweder sehr dicht beieinander oder sehr weit entfernt

Verhalten/Tun
- Berufstätigkeit oder eine den Alltag dominierende Tätigkeit wie die einer „Hausfrau"
- Wahrnehmungsselektion auf berufsbezogene Aspekte: der Tunnelblick ins Burnout

Realisierende Faktoren

Wenn über disponierende und moderierende Faktoren das Flussbett geformt ist, werden über die realisierenden Faktoren die Schleusen geöffnet und Burnout fängt an zu fließen.

Eigenschaften/Einstellungen
- Es jedem Recht machen wollen oder müssen: Druck, ansteigende Ansprüche von Patienten, KV[1], Krankenkassen und anderen zu erfüllen
- Keine Fehler machen wollen, immer stark sein wollen
- Ungenügende oder nicht wirksame Abgrenzung des Selbst (d. h., die angewendeten Techniken, innerlich autark und stark zu bleiben, funktionieren nicht)
- Ziele immer erreichen wollen
- Zwang, besser sein zu müssen als andere

Gefühle
- Gefühle unterdrücken
- Partnerschaftsprobleme

---

1 Kassenärztliche Vereinigung: Institutionen, deren Zwangsmitglied ein niedergelassener Arzt ist und die für die Ärzte die Verhandlungen und Abrechnungen mit den Krankenkassen führen. Sie bezahlen de facto die niedergelassenen Ärzte. Nicht wenige Ärzte finden genügend Anlass für die Meinung, die von ihnen finanzierte KV würde gegen sie arbeiten.

- Seelischer Stress
  Ein Übermaß an körperlicher Beanspruchung (z. B. im Bergbau, als Schlosser) führt erheblich seltener zu Burnout als ein subjektiv empfundenes oder objektives Maß seelischer Anforderungen

Inhalte
- Arbeitszeit
  Das Risiko, an Burnout zu erkranken, steigt bei einer wöchentlichen Mehrarbeit von jeweils 5 Stunden über der 40-Stunden-Marke um jeweils 12–15 % [177]
- Auftreten einer kritischen Belastung
  Grundsätzlich gilt, dass das Auftreten einer kritischen Belastung an sich weniger einflussreich ist als dessen Wahrnehmung und Bewertung und damit auch Verarbeitung durch den Einzelnen; z. B. kann ein Todesfall als Verlust, Schock, Erlösung, Herausforderung, Bedrohung oder Entlastung empfunden werden
- Minimaltraumen
  Sie sind existenziell nicht bedrohlich, existieren oft unbewusst, werden in ihrer Dauer oder Menge schließlich doch hoch wirksam. Wir sind seit jüngster Kindheit ununterbrochen solchen Enttäuschungen ausgesetzt – das menschliche Leben besteht aus Enttäuschungen im Wechsel mit Erfüllungen. Diese Enttäuschungen allein können Burnout nicht erklären, zumindest nicht die Beobachtung, sich damit jahrzehntelang arrangieren zu können und dann auf einmal nicht mehr
- Patientenzahl
  Sie ist der Hauptfaktor für Burnout bei somatisch tätigen Ärzten! Aus einer steigenden Patientenzahl resultiert ein immer kleineres Zeitfenster je Patient
- Risikozeiten (Neubeginn im Krankenhaus und während der ersten 10–15 Jahre als niedergelassener Arzt)
- Wiederkehrende, intensive emotionale Momente im ärztlichen Beruf (Ängste der Patienten, Sexualität, Leiden, Tod)
- Ziel, (immer) mehr Geld zu verdienen oder wegen Schulden verdienen zu müssen

Verhalten/Tun
- Problem, nein sagen zu können
- Zu lange andauernde hohe Energieabgabe bei ungenügendem Energienachschub

Protrahierende Faktoren

Verlaufsverlängernd wirken alle Faktoren, welche die Willenskraft des Betroffenen aufrechterhalten. Ängste wie die vor einer Insolvenz oder einer Scheidung können das Leiden ebenfalls verlängern.

- Finanzprobleme
- Partnerschaftsprobleme
- Willenskraft (solange sie nicht nachlässt, versucht der Betroffene, mit ihr die Fassade aufrechtzuhalten)

Das Außen und das Innen

Burnout ist immer ein hoch individuelles Thema: Sehr ähnliche Außenbedingungen lösen beim einen Burnout aus, während andere freudig und voll Tatendrang weiter berufstätig sind. Das, was als Umwelt benannt ist, setzt sich zusammen aus

- beruflicher Umwelt: Menschen, Vorschriften, Abläufe, Strukturen, usw.
- privater Umwelt: Partner, Kinder, Verwandte, Freunde, Feinde
- gesellschaftlicher Umwelt: gesellschaftliches Klima, Gesetze, Sozialstrukturen

All das wirkt unterbrochen auf den Menschen und damit auch auf jeden Arzt ein. Dem setzt er seine Persönlichkeit (annähernd unveränderliche Strukturen) und seine Kompetenzen entgegen, d. h. seine fachlichen und menschlichen Fähigkeiten (Abb. 2-4; s. auch Abb. 2-8). Persönlichkeit sowie menschliche und fachliche Kompetenzen führen zum individuellen Verhalten, welches

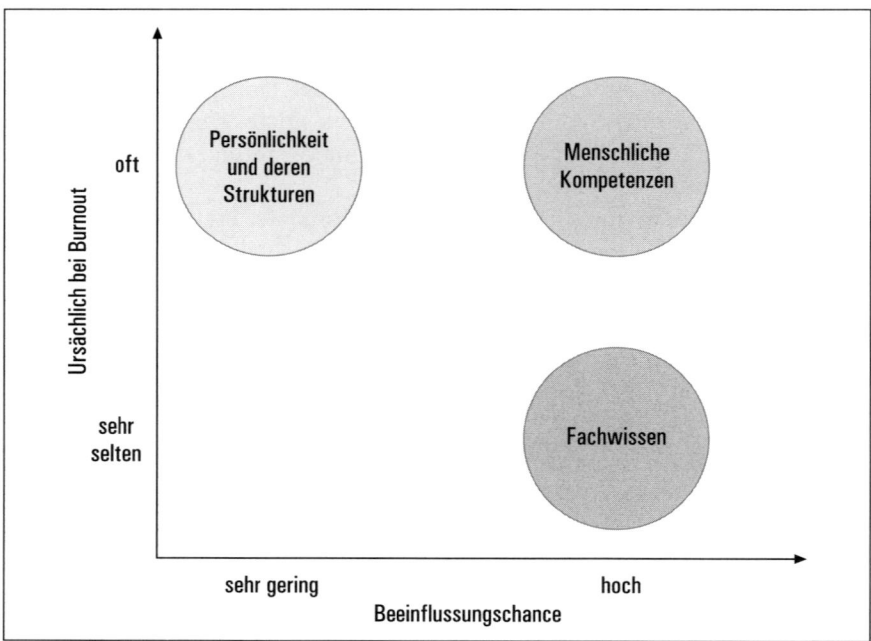

Abb. 2-4 Ursachen versus Einflussmöglichkeit

immer eine Re-Aktion ist: entweder als Antwort auf von außen herangetragene Anforderungen oder als von innen entstehende Bedürfnisse. Selten entstehen innen Bedürfnisse, ohne dass äußere Faktoren zumindest mittelbar eine Rolle spielen. Der Mensch ist somit eine Art „Reaktions-Wesen". Wenn jemand Burnout entwickelt, sind innere und äußere Faktoren beteiligt. Außen und Innen gehen Hand in Hand – um ins Burnout hinein, später aber auch wieder herauszukommen.

Antipathie und Sympathie

Wer das Verhalten eines Menschen und die damit verbundenen Emotionen untersucht, kommt zu dem Schluss, dass trotz aller Vielfalt Emotionen grundsätzlich aus nur zwei Anteilen bestehen: der Hinbewegung oder Sympathie und der Wegbewegung oder Antipathie [151a]. Vollkommene aktive Sympathie bei gleichzeitig gänzlichem Fehlen von Antipathie wäre „Verschmelzung", ein sehr rares Phänomen. Das Gegenteil ist der Hass (Abb. 2-5 u. 2-6). Schauen wir uns die damit vorhandenen Emotions- und Verhaltensquadranten (s. Abb. 2-5) an, so bewegen wir uns immer zwischen dem Quadranten der Zuneigung und dem der Ablehnung sowie zwischen dem der Gleichgültigkeit oder Apathie und dem der Ambivalenz.

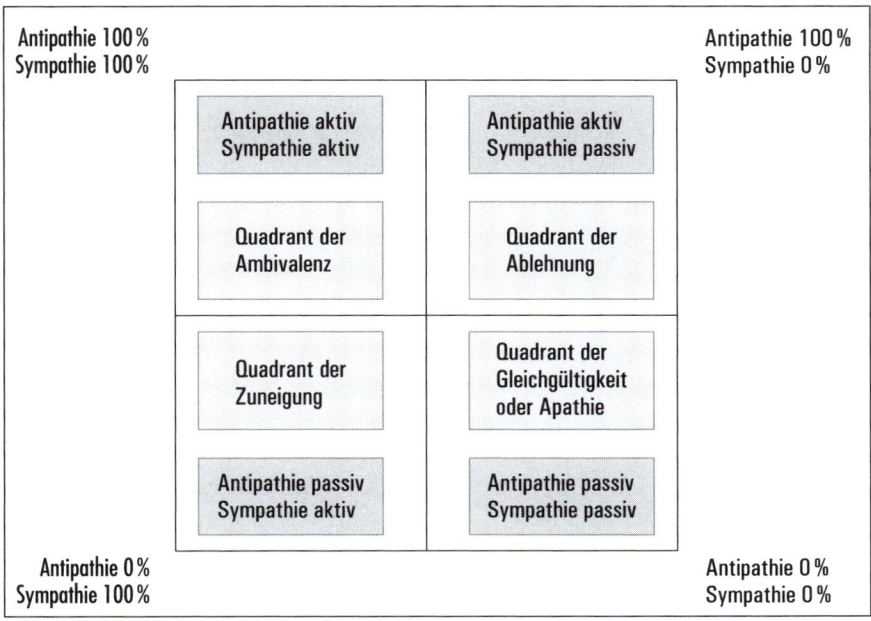

Antipathie und Sympathie   **Abb. 2-5**

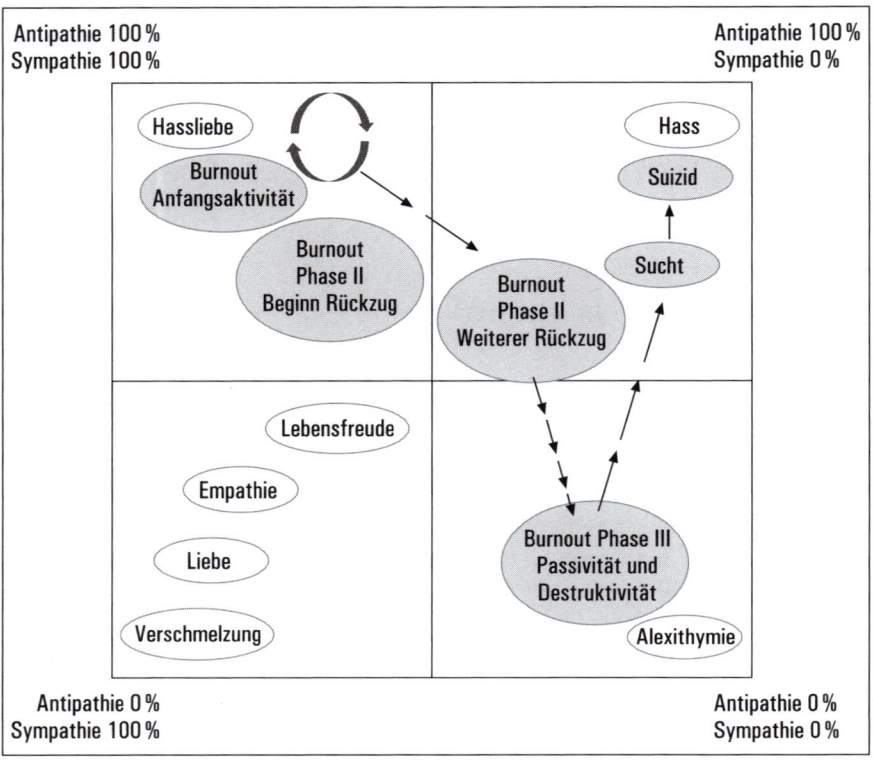

Abb. 2-6   Der Weg durch drei Quadranten im Ablauf von Burnout

Burnout startet im Quadranten der Ambivalenz (Phase der Aktivität). Der Betroffene dreht hier in aller Regel einige oder viele Schleifen (Abb. 2-6), die von noch vorhandener, hoher Motivation und Willensstärke zeugen. Das führte zur Aussage, wer ausgebrannt sei, müsse auch einmal entflammt gewesen sein. Die Flamme wird durch die intrinsische Motivation und den Willen geschürt. Die Anzahl der Schleifen entscheidet mit über die Gesamtdauer der Erkrankung. Mit dem Eintritt in die zweite Phase, die des Rückzugs, tritt der Betroffene in den Quadranten der Ablehnung über. Er bewegt sich darin immer weiter weg von der Sympathie. Mit dem Übergang vom fortgeschrittenen Rückzugsstadium in die dritte Phase kommt es zu einem Absturz in den Quadranten der Apathie.

Die Antipathie und die Sympathie des Menschen mit Burnout sind nun sehr gering. Er ist in sich selbst gefangen, ehemals extrovertierte Symptome nehmen ab. Durch die meistens stärker werdende Suchtproblematik pusht sich der Betroffene immer wieder „hoch" in den Bereich stärkerer, nun selbstbezogener Antipathie. Quasi in einem letzten Aufbäumen stärkster Autoaggression kann es zum Suizid kommen.

Faktoren der Arbeitsumgebung

Maslach und Leiter [116, 117] haben sechs strukturelle Bedingungen der Arbeitswelt herausgearbeitet, die auf Dauer zu Burnout führen können. In folgender Aufstellung werden die konkreten Auswirkungen im Arztberuf mit angegeben.

- **Fehlen von Fairness:** Unkollegialität; Diktat der Gebühren und der Regelungen von außen.

- **Mangel an Kontrolle:** Krankheiten sind viel weniger steuerbar als den meisten lieb ist; mangelhafte Compliance der Patienten.

- **Widersprüchliche Erfordernisse:** Widerspruch zwischen der Nicht-Ökonomisierbarkeit von Krankheit einerseits und der Realität, Kranke nach betriebswirtschaftlichen Gesichtspunkten behandeln zu müssen.

- **Zusammenbruch der Gemeinschaft und des Vertrauens:** Sowohl zwischen den Ärzten als auch zwischen Arzt und Patient (Internet-Wissen): Patienten fordern viel, in der Regel ohne die Bereitschaft, voll in die Eigenverantwortung zu gehen.

- **Arbeitsüberlastung:** Wochenarbeitszeiten über 50 Stunden sind die Regel; Belastung auch im inhaltlichen Sinne: Tod und Leiden und viele andere, menschlich belastende Themen.

- **Unzureichende Belohnung:** Arzthonorare liegen unter den Kosten für Wartungsarbeiten an Autos; Arzthonorare betragen weniger als die Hälfte vergleichbarer Berufsgruppen.

H. M. ist Ende 30 und seit fast 10 Jahren in einer Klinik tätig. Für die Promotion fand er keine Zeit, viel zu wichtig waren ihm die Patienten. Sein Arztbild war von Serien wie dem „Krankenhaus am Rande der Stadt" und der „Schwarzwaldklinik" geprägt, wie er nur unter vier Augen und mit vorgehaltener Hand zugibt. So beliebt und kompetent wie diese Ärzte wollte er immer werden. Er liebte seinen Beruf, er war ihm eine Berufung. Gleich nach der Approbation bewarb er sich um eine Stelle in einem Kreiskrankenhaus in einer ländlichen Gegend und ging ganz darin auf: Die Krankenschwestern mochten ihn. Er kümmerte sich wirklich intensiv um die Patienten und hatte auch für die Schwestern ein offenes Ohr. Ohne dass es vorgeschrieben war, kam er oft auch an dienstfreien Wochenenden in die Klinik, um so etwas wie eine improvisierte Stationsvisite durchzuführen.

Es dauerte nicht lange, dann kamen die ersten Frustrationen: Patienten, die seine Ratschläge missachteten, Krankenschwestern, die sich weniger reinreden lassen wollten. H. M. steckte das eine lange Zeit weg, sein Enthusiasmus war noch ungebrochen. Aber steter Tropfen höhlte auch diesen Stein und von seiner Begeisterung ist heute nicht mehr viel übriggeblieben.

Er ist längst Oberarzt, muss sich morgens oft zwingen, überhaupt aufzustehen, und die ihn von früher kennen, wundern sich über den wortkargen, unfreundlich und muffig erscheinenden Mann. Immer wieder ist er krank, sein Chef machte sich anfangs Sorgen, kommt aber inzwischen damit klar, da H. M. seinen Job in der Regel noch akzeptabel verrichtet. Der Kontakt zwischen den beiden beschränkt sich auf den Minimallevel, der zur Patientenversorgung aufrechterhalten werden muss.

H. M. hat keine Freude mehr am Leben. Wenn da nicht sein kleiner Sohn wäre, hätte er sich schon intensiver überlegt, sein Leben zu beenden.

Auslösende und unterstützende Faktoren im beruflichen Alltag

Viele Symptome, Gefühle und Verhaltensweisen machen Burnout aus. Die praktische Erfahrung mit Burnout bei Ärzten zeigt sieben Hauptgruppen von auslösenden und unterstützenden Faktoren im beruflichen Alltag (Abb. 2-7):

1. **Alles selbst machen:** Arztbriefe werden selbst geschrieben, EDV-Fortbildungen, Praxisbanalitäten wie Müll selbst entsorgen, Steuererklärung wird selbst gemacht.
2. **Runter vom Sockel – Gesellschaftliches Ansehen sinkt:** Die Abfederung durch soziales Polster nimmt stark ab, der offiziell festgelegte Wert einer ärztlichen Arbeitsstunde ist zu gering, die Gesellschaft hat ein mangelhaftes Gespür für den Wert der ärztlichen Arbeit.
3. **Berufsstruktur:** Autonomieverlust durch Eingriffe von Versicherungen und Standesorganisationen, das Erkennen medizinischer Grenzen, verstärkte externe Kontrollen („Qualitätsmanagement"), Angst vor Regressen und die Zunahme berufsfremder Tätigkeiten.
4. **Berufsinhalte:** Fehlendes Lob (gesunde Patienten kommen nicht zurück, um zu loben, sondern bleiben einfach weg), herausfordernde Themen, hohe Verausgabung, Unsicherheit über die Diagnose oder Therapie, tiefgreifende Erfolge sind nicht die Regel.
5. **Eckdaten:** Alter zwischen 30 und 55 (das Lebensalter und die Dauer der Berufserfahrung ermöglichen dennoch keine signifikante Aussage zum individuellen Burnout-Risiko [71]), Burnout-Risiko der Fachgruppe, eigene (Einzel-)Praxis, fehlende Unterstützung durch Kollegen/Vorgesetzte/Familie, mehr als 40 Stunden Wochenarbeitszeit.

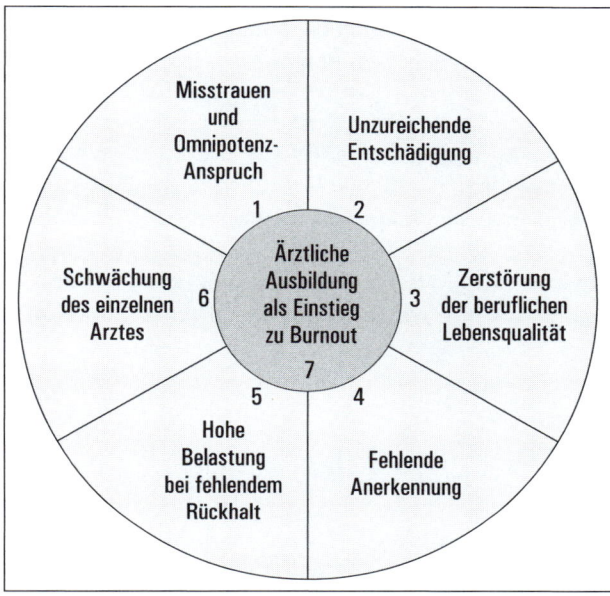

Sieben hauptsächliche **Abb. 2-7**
Burnout-Faktoren

6. **Persönlichkeit:** Befriedigung über *perverse* Leistungen wie 36 Stunden Dienst am Stück, sich nicht erlauben, krank sein zu dürfen („Ein Arzt wird nicht krank"), Lebensmuster („Ich kann alles", „Auf mich kann man sich verlassen", „Ich darf nicht aufgeben"), persönliche Leistungsgrenzen ignorieren, Verleugnung eigener Gefühle.
7. **Art der Ausbildung:** Ausbildung nach militärischen Grundsätzen; sie verhindert einfühlsames, patientenzentriertes Verhalten, Kreativität und soziales Engagement.

2.5 Symptome

Eine Erosion der Werte, der Würde, des Geistes und des Willens – eine Erosion der menschlichen Seele. Es ist ein Leiden, das sich schrittweise und ständig ausbreitet und Menschen in eine Abwärtsspirale zieht, aus der das Entkommen schwer ist. [117]
Burnout nimmt tendenziell weiter zu. [105]

Burnout ist ein pathologischer und kontinuierlicher Abbau von Idealismus, Kraft, Zielstrebigkeit und Empathie in Verbindung mit disponierenden Arbeitsbedingungen [35]. Die Kontinuität erschwert die Eigendiagnose.

> ▶ Nicht wenige Ärzte mit Burnout bekommen die Diagnose von außen ge-
> nannt. Sie sind so auf Erkrankungen bei ihren Patienten fixiert, dass sie sich
> selbst nicht mehr korrekt wahrnehmen.

Im Gegenteil, sie ignorieren oder negieren oft aktiv Symptome an sich selbst
[179]. Burnout-Symptome und die persönlichen Geschichten der Betroffenen
sind höchst heterogen, aber immer bedeuten sie eine verminderte Belastbarkeit und Flexibilität.

Wer Burnout hat, versucht auch, Realitäten seiner selbst und seines Arbeitsall-
tags zu verleugnen – die Entwicklung von Burnout belegt jedoch, dass dies
nicht auf Dauer gelingt.

Körperliche Symptome

Die offenkundigen körperlichen Symptome für Burnout sind identisch mit
dem, was der wichtigste Stressforscher Selye als „allgemeines Anpassungssyn-
drom" (general adaptation syndrome, GAS; auch Selye-Syndrom) benannt
hat: ein Anpassungsmechanismus des Organismus auf starke äußere Reize
(u. a. Anstrengung, Trauma, Infektion) mit möglichen pathologischen Folge-
erscheinungen.

Körperliche Symptome treten sehr individuell auf, und zwar in jeder Burnout-
Phase. Sie fehlen praktisch nie vollkommen (Tab. 2-8). Auch hinter der Mehrzahl der körperlichen Symptome steckt ein Metasymptom: die Angst.

Michael musste einfach mal raus – es ist Weihnachten, die Praxis ist für
2 Wochen geschlossen. Pflichtbeflissen hatte er sie in den ersten Niederlas-
sungsjahren noch während dieser Zeit geöffnet, aber außer wenigen Notfäl-
len kam niemand. Dieses Jahr hat er einen Urlaub auf den Malediven ge-
bucht.

Auf dem Rückweg fühlt er sich nicht gut: Zunächst ist es Schwäche im Doni,
dem maledivischen Fischerboot, das ihn zur Hauptinsel bringt. Im Flugzeug
bekommt er Schüttelfrost. In den nächsten 3 Tagen meint er, besonders
starken Jetlag zu spüren. Es ist der Tag vor der Praxiseröffnung und er
schläft mitten am Tag mehr als 8 Stunden und wacht mit über 40 Grad Fie-
ber auf. Durchfall setzt ein, er schleppt sich durch die Nacht. Die Durchfälle
werden blutig und er besorgt 90 Minuten vor Praxiseröffnung via Telefon
mit schwacher Stimme akut eine Vertretung für seine wieder beginnende
Sprechstunde. Ihm geht es zunehmend schlechter, er denkt nicht daran, sich
ins Krankenhaus zu begeben oder einen Kollegen zu rufen.

Montagnachmittag kontaktiert er telefonisch eine befreundete internistische Kollegin und fragt sie danach, ob er eher eine Tropenkrankheit oder et-

was „normales" habe. Deren Aussage bleibt schwammig und er entschließt sich, ein bestimmtes Antibiotikum einzunehmen, das ihm passend erscheint.

Nach einer weiteren schlimmen Nacht geht es ihm ab Dienstag rasch und zunehmend besser. Nach 2 Tagen fährt er erstmals wieder in seine Praxis, nach 3 Tagen arbeitet er wieder.

Deutlich später veranlasste Untersuchungen ergaben, dass er an echtem Typhus erkrankt war. Hätte er das falsche Antibiotikum eingenommen, hätte Lebensgefahr bestanden. Michael hatte Glück.

Körperliche Symptome bei Burnout [64, 94]   **Tab. 2-8**

Gehirn	• Schwindel • Schlafstörungen (Ein- und Durchschlafstörungen, Aufwachstörungen) • Müdigkeit
Herz-Kreislauf	• labiler Blutdruck (sowohl Hyper- wie Hypotonie) und Folgeerkrankungen • Tachykardie • kardiale Symptome wie Engegefühl in der Brust oder Brustschmerz
Immunsystem	• verminderte Immunkompetenz: häufige Erkältungen oder Banalinfektionen • verzerrte Immunreaktion: Allergien
Lunge	• Atemnot
Muskulatur	• Kopf- und Rückenschmerzen • „Weichteilrheumatismus" • Somatisierungsstörungen
Nerven	• erhöhtes Schmerzerleben • Spannungskopfschmerz • Schulter- und Nacken-Spannungs-Syndrome • Tics • Faustmachen • Kiefer aufeinanderpressen, Zähneknirschen • Zittern • Zucken im Gesicht
Ohr	• Tinnitus
Schmerz	• verminderte Schmerztoleranz

Tab. 2-8 Fortsetzung

Sexualität	• Impotenz
	• Libidoverlust
	• Zyklusstörungen
Statik	• Bandscheibenvorfall
Stoffwechsel	• Gewichtsabnahme
	• Adipositas
	• veränderte Essgewohnheiten
Verdauungsorgane	• Störungen wie Colon irritabile, Obstipation und Diarrhö
	• Magen- und Zwölffingerdarmgeschwüre
	• Übelkeit
	• Appetitlosigkeit, Blähungen
Anderes	• manifeste Sucht (vorrangig Alkohol und Medikamente)

Patienten als Reflexionsebene

Die Symptome beim Arzt selbst haben ein sehr großes Spektrum. Das unterscheidet sie von den Verhaltensweisen, welche Ärzte im Burnout-Verlauf gegenüber Patienten zeigen [22]. Diese sind auf folgendes Spektrum beschränkt:

• Bruch des Arztgeheimnisses
• Leistungen und Untersuchungen werden zunehmend delegiert
• Entmenschlichung der Patienten („Die Colitis auf Zimmer 18")
• erhobener Zeigefinger den Patienten gegenüber
• Gefälligkeitsverschreibungen
• negative Gegenübertragungen auf Patienten
• Patientenwünsche als Luxus oder zu hohe Erwartungshaltung abtun („Ich kann doch nicht zaubern")
• Schuldzuweisung an Patienten („Wegen denen habe ich so wenig Freizeit")
• sexuelle Kontakte zwischen Arzt und Patient
• Stereotypisierung der Patienten („Die kommen doch nur wegen der Krankschreibung")
• veränderte Verschreibungsgewohnheiten (in der Regel teurer)
• Distanzierung zum Patienten
• Fachsprache inadäquat ausweiten

Typische Einstellungen und Verhaltensweisen vor und bei Burnout [64]   **Tab. 2-9**

• Arzthelferinnen häufig wechseln, überdurchschnittliche Fluktuation[1]	• Missverhältnis zwischen musischen Begabungen und deren Vernachlässigung
• Beruf als „Job"	• negative Einstellung zur Arbeit[2]
• Dienst nach Plänen – nicht mehr nach Wissen und Gewissen	• neue Apparate anschaffen[3]
• Erleichterung über jeden ausgefallenen Termin	• problematisches Verhalten gegenüber Mitarbeitern
• Flucht in ein Hobby	• sich auf jeden Feiertag freuen
• Geliebte/Geliebter	• Unwille und Unfähigkeit, Patienten wirklich zuzuhören
• Klagen über die Arbeit	• Vergrößerung der Praxis
• Meckern bei der Dienstarztbesprechung	• Verlegung der Praxis
• Meckern beim Stammtisch	• Verschieben von Patientenkontakten
• immer wieder nach der Uhr sehen	• Widerstand gegen Hausbesuche
• missmutige Stimmung am Sonntagabend vor der nächsten Arbeitswoche	• Widerstand gegen Patientenanrufe

[1] Gründe: Konzeptionslosigkeit, stark schwankende Gefühlslagen, fehlende zwischenmenschliche Bindungen [44]
[2] zunächst Ausbau der Praxiszeiten als Abwehr der tatsächlich gewünschten Verkürzung
[3] Arzt dient der Apparatur und deren Hersteller

Auffallende, „alltägliche" Symptome

In der Praxis sind die in Tabelle 2-9 aufgelisteten Verhaltensweisen, die für Burnout sprechen, auffälliger als viele der tatsächlich dahinterliegenden Gefühle und Tätigkeiten, wie sie oben bereits genannt wurden.

Ärztewitze

Zum Schluss dieses Abschnitts einige Ärztewitze. Sie nehmen gerne Symptome von Burnout auf:

Sarkasmus

„Herr Doktor, können Sie mir helfen?"
„Hm, ich verschreibe Ihnen erst einmal Moorbäder."
„Und die helfen mir?"
„Nein, aber Sie gewöhnen sich schon mal an die feuchte Erde."

Zynismus

Der Arzt wird mitten in der Nacht gerufen. Nach der Untersuchung fragt er den Patienten:
„Haben Sie schon Ihr Testament gemacht?"
„Nein, Herr Doktor, ist es denn wirklich schon so schlimm?"
„Lassen Sie einen Notar kommen und rufen Sie sofort Ihre nächsten Verwandten an!"
„Meinen Sie, dass es mit mir zu Ende geht?"
„Das nicht, aber ich will nicht der Einzige sein, der mitten in der Nacht sinnlos aus dem Bett geholt wird."

Abwehr

„Sie haben eine sehr seltene und sehr ansteckende Erkrankung. Wir müssen Sie auf die Isolierstation verlegen. Sie werden nur Spiegelei und Kartoffelpuffer bekommen."
„Werd' ich denn davon wieder gesund?"
„Nein, aber das ist das Einzige, was sich unter der Tür durchschieben lässt!"

2.6 Betroffene

I think there are thousands and thousands of doctors out there who just don't give a rat's ass whether they live or die because they're so unhappy. And they don't have to be. [60]
Die eigene Bedürftigkeit wird bis zur Selbstverleugnung negiert. [154]
Ärzte brauchen die Genehmigung, krank sein zu dürfen. Dafür müssen sie eine Kröte schlucken: Sie sind keine Supermenschen. [172]

Die meisten Menschen machen immer wieder dasselbe und erwarten trotzdem sich verändernde Ergebnisse. Das ist das typische Verhalten auch bei Burnout. Letztlich werden jahrelang, teilweise jahrzehntelang, die gleichen Verhaltensmuster eingesetzt, die sich längst als schädlich oder unwirksam erwiesen haben. Das liegt daran, dass Burnout den meisten lange Zeit unbewusst bleibt. Es wird einfach nicht wahrgenommen.

> ▸ Denn wer sich selbst wahrnimmt, der spürt Veränderungen, die Burnout vorausgehen oder einleiten. Das reicht entsprechend fähigen Menschen in der Regel aus, um gegenzusteuern. Burnout hat somit auch mit eingeschränkter Urteilsfähigkeit zu tun.

Burnout zuzugeben, erschüttert zweifelsohne das Selbstbild und gefährdet den beruflichen Nimbus. Burnout wird immer als schlimm empfunden. Meine Beobachtung ist, dass die Diagnose für Männer oftmals schwerer zu verkraften ist als für Frauen. Vielleicht liegt es daran, dass Männer Probleme damit haben, sich dadurch als „Weichei" wiederzuentdecken. Daneben finden Frauen eher soziale Unterstützung, zumindest können sie diese besser zulassen.

Eine Studie ergab, dass US-amerikanische Ärztinnen häufiger als ihre männlichen Kollegen von Burnout betroffen sind, in den Niederlanden traf das wiederum nicht zu [111]. Meine Erfahrung ist, dass tendenziell eher Männer Burnout entwickeln. Dennoch, Ärztinnen beobachten je nach Studie bis zu 60 % häufiger als ihre männlichen Kollegen Burnout-Symptome an sich, was vermutlich an ihrer besser ausgeprägten Selbstbeobachtung liegt.

Burnout gehört zu der Gruppe von Erkrankungen, denen in der Bevölkerung, aber auch beim Arzt selbst, etwas Peinliches, Entwürdigendes oder Selbstverschuldetes anhaftet. Trifft dies mit dem hohen Anspruch des Arztes zusammen, der mit dem Lebensmuster „Ich muss es schaffen" verbalisiert wird, bildet das eine fatale Kombination. Damit wird über lange Zeit jede Hilfe abgewiesen.

Im Laufe der Jahre habe ich das Gefühl entwickelt, dass Scham im Allgemeinen belastender als Angst empfunden wird. Scham scheint mir stärker als Angst. Wäre dies wahr, wäre es eine stimmige Erklärung dafür, dass gerade Ärzte große Probleme haben, eigenes Burnout zuzugeben: Sie schämen sich dafür.

Bis einem Arzt der Satz „Ich kann nicht mehr" ehrlich und problemlos über die Lippen kommt, sind oft Jahre vergangen. Das ist schlimm für ihn und die Gesellschaft, denn es bedeutet meistens Burnout in der Endphase. Selbst dann ist es für viele Ärzte noch ein Problem, die notwendige Hilfe auch anzunehmen.

> ▶ Hilfe kommt beim erkrankten Arzt oft nicht rechtzeitig an. Erst existenzielle finanzielle Krisen, die Scheidung, das Androhen von Verlassenwerden oder auch schwere Kunstfehler, die der Arzt aufgrund von Burnout macht, lassen dann Hilfe möglich werden.

Burnout bedeutet, in einem inneren Teufelskreislauf zu leben: aus Gedanken über das, was nicht geklappt hat, wie schlecht es einem geht, wie ungern die Arbeit gemacht wird, was zukünftig alles daneben gehen wird, was alles nicht erreicht wurde oder nicht erreicht werden kann. Das drückt zusehends die Stimmung und wirkt sich auf die Umgebung aus. Belastungen, die Burnout begleiten oder vorausgehen, werden als individuell [94] empfunden, d. h. die eigene Vorgeschichte oder das aktuelle Leben tangierend, als intensiv, lang andauernd, mehrdeutig, schwer kontrollierbar, schwer vorhersehbar, unbekannt oder unklar und wenig transparent.

Wer Burnout hat, beklagt, sein Leben nicht mehr im Griff zu haben. Sicher, dieses Gefühl wünscht sich niemand. Aber alle anderen, die meinen, sie hätten ihr Leben im Griff, realisieren nur nicht die Selbstlüge. Ärzte hätten gern auch das Leben des Patienten im Griff – wohlgemerkt im positiven Sinn – und müssen immer wieder die Erfahrung machen, dass es so nicht ist. Dann an sich selbst die Erfahrung machen zu müssen, ist hart.

Wer Burnout bekommt, war sich selbst lange Zeit nicht mehr wichtig; es ist das Gegenteil von Selbstliebe. Menschen mit Burnout lehnen ihre eigene Empfindsamkeit ab oder negieren sie völlig. Wer sich selbst nicht mehr wichtig nimmt, überlässt anderen oder anderem die Macht über sich. Auch das trägt zum Gefühl der Hilflosigkeit bei. Im Laufe der Zeit kommt es zu dem Phänomen, dass der Einzelne sich nicht mehr nur zeitweise hilflos fühlt, sondern dauernd, nicht mehr vorhersagen kann, wann das Gefühl besonders stark wird. Spätestens hier setzt die Angst vor der Angst ein, die pathologische Angst, sich äußernd in Phobien oder generalisierter Angststörung.

Burnout spielt sich auch auf der Ebene des Fatalismus ab: keine Empathie mehr, stattdessen ein fatalistischer Gleichmut. Dieser schützt besser, als die innere Leere zuzugeben, was als fehlender Schutz empfunden wird. Menschen mit Burnout haben gehäuft bestimmte Persönlichkeits- und Verhaltenszüge:

- Sie fokussieren ihre Aufmerksamkeit auf ein recht eingeschränktes Spektrum.
- Sie generalisieren bestimmte Verhaltensweisen übermäßig.
- Sie entwickeln in ihrem Verhalten zunehmend Reduktionen und starre Routinen.

> ▶ Ärzte und andere von Burnout Betroffene quält eine bestimmte individuelle Reaktion besonders: die scheinbare, d. h. die so erlebte Unmöglichkeit, eine Situation zu verlassen oder zu verändern, die einem nicht passt.

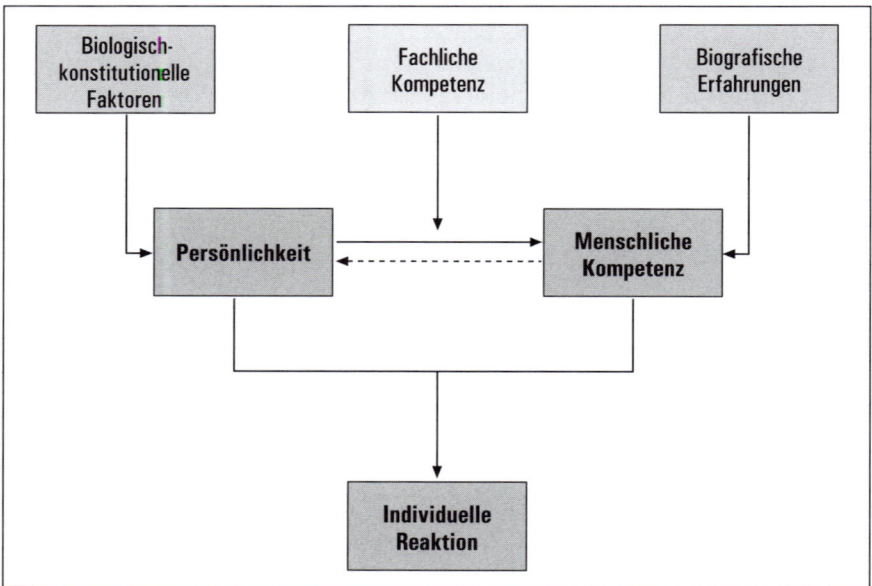

Abb. 2-8   Wie Reaktionen zustande kommen

Burisch [35] behauptet, dies sei der Kernpunkt von Burnout – ich stimme ihm zu. Diese Reaktion (Abb. 2-8) basiert auf den fachlichen und menschlichen Kompetenzen sowie auf anderen Faktoren. Wenn der Arzt es nicht schafft, unmissverständlich zu sagen: „So nicht! Nicht mit mir!", dann tut das seine Seele für ihn: über Burnout. Naturheilkundler sagen, das Symptom ist das Heilbestreben des Körpers. Burnout ist sicher das Symptom, um Heilung der Seele zu erreichen.

Letztlich bekommt am ehesten derjenige Burnout, dem Zufriedenheit fehlt und der innere sowie äußere Anerkennung vermisst (Abb. 2-9). Wer hingegen deutliche Anerkennung wahrnehmen kann und zufrieden ist, kann nahezu kein Burnout entwickeln; er wird praktisch jede Herausforderung als Eustress (gewünschter und als angenehm empfundener Stress, der keine Spätfolgen hat) bezeichnen.

Burnout-Betroffene gehen in aller Regel wegen der körperlichen Symptome zum Arzt, und das auch jahrelang. Fast jeder schiebt die problematischen Gesichtspunkte der eigenen psychischen Dynamik weg. Niemand gesteht gerne ein, dass er vielleicht einen grundsätzlichen Fehler bei seiner Berufswahl gemacht hat oder dabei, wie er den Beruf ausgefüllt hat. Fast jeder wird dagegen ankämpfen und im Kampf viel Lebensenergie verbrauchen; irgendwann ist er erschöpft. Dass Probleme im Bereich der eigenen Persönlichkeit, der menschlichen Kompetenzen, der Standespolitik und der Gesellschaft bestehen, ist unstrittig. Das alles führt aber erst dann zu Burnout, wenn die Bewältigungsversuche dieser misslichen Situation nicht wirken oder nicht so wirken, wie es sich der betroffene Arzt vorgestellt hat.

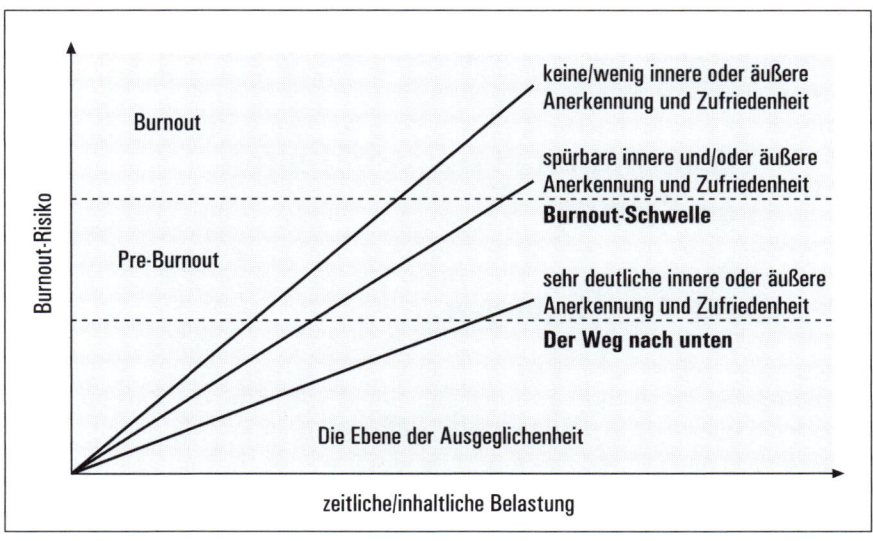

Wer Burnout bekommt und wer nicht   **Abb. 2-9**

> ▶ Burnout bedeutet auch, die eigene Begrenztheit zu akzeptieren.

Sich damit einzugestehen, jetzt selbst Hilfe zu brauchen, bedeutet, den persönlichen Stolz, die eigenen Ängste und das Ego hinter sich zu lassen und ins Tal des Erkranktseins hinunterzusteigen. Es ist sehr schwer für Ärzte, die eigene Verletzlichkeit wahrzunehmen – und noch schwerer, sie zuzugeben. Viele Ärzte halten entweder am Bild der funktionierenden Praxis oder am Ziel, kein Burnout zu haben (Verleugnung), fest. Sie würde ein weiterer Fehlschlag noch bitterer enttäuschen.

Wenn sich Ärzte Burnout selbst eingestanden haben, ist der innere Widerstand noch lange nicht aufgegeben: Egal, ob sie es therapeutisch oder über ein Coaching angehen, bestehen noch lange starke Ressentiments all dem gegenüber, was der Therapeut oder der Coach sagen und raten. Dann kommt der entscheidende Punkt: Sie stehen ohne große Widerstände für sich selbst dazu – und nun sind sie aufgrund ihrer hervorragenden Ausbildung und vielen Fähigkeiten oftmals rascher als andere dazu in der Lage, aus der Burnout-Senke herauszugehen. Die Information ihrer engeren Umgebung über ihre Erkrankung ist dann die nächste Herausforderung.

Damit sich Burnout ausprägen kann, nutzt der Betroffene das ganze Spektrum der seelisch möglichen Mechanismen: Abwehr, Verdrängung, Kompensation, Flucht, Projektion und Rationalisierung. Ärzte mit Burnout nutzen diese Mechanismen, die verhindern, die Realität wirklich zu bewältigen, und sie führen zugleich Regie beim großen Drama namens Burnout. Burnout erst zwingt sie, sich mit der eigenen Seele zu befassen. Nicht wenige verweigern dies im Burnout noch immer und suizidieren sich, was keine Beschäftigung mit dem eigenen Leid darstellt, sondern eine Flucht. Oder sie bleiben in der Sucht und damit in der Vernebelung hängen. So ist es nahezu logisch, dass Ärzte bevorzugt „vernebelnde" Suizide mittels Alkohol oder Psychopharmaka wählen.

2.7 Weitreichende Auswirkungen von Burnout

Individuelle Auswirkungen

Die berufliche Tätigkeit dient nicht unbedingt vorrangig der Existenzsicherung. Sie dient vielen zur seelischen Identitätsbildung und der Erfüllung des Sinns des eigenen Lebens. Das macht Burnout so eingreifend: Es geht um viel mehr als fehlendes Geld, was die Bedeutung dieses Faktors nicht klein reden soll. Es geht um das eigene Selbst, um die Selbstliebe, Selbstbehauptung, das Selbstverständnis und die Selbstverständlichkeit.

Auswirkungen für die Patienten

Über die konkreten Auswirkungen von Burnout im Gesundheitswesen gibt es eine sehr große Studie [3], in die 168 Kliniken mit 10 184 Krankenschwestern und 232 342 Patienten eingeschlossen werden konnten. Dabei wurde erkannt:

- Das Risiko für eine Krankenschwester, an emotionaler Erschöpfung und innerer Leere zu leiden, ist fast 2,3fach höher, wenn sie statt vier acht Patienten zu betreuen hat.
- Die Zuweisung von einem zusätzlichen Patienten je Schwester führt zur Steigerung der Burnout-Quote um 23%.
- Das Risiko für den Patienten, innerhalb von 30 Tagen zu sterben, steigt um 14 bzw. 31%, wenn die Krankenschwestern statt vier sechs bzw. acht Patienten zu helfen haben.

Das liegt sicher nicht nur an der Manifestation von Burnout, sondern an so scheinbar banalen Dingen wie der Unmöglichkeit für eine Krankenschwester, sich zu teilen. Wird im Notfall der Patient mit einer lebensbedrohlichen Komplikation einige Minuten trotz Notrufs zu spät von der Schwester erreicht, weil sie bei einem anderen Patienten beschäftigt war, kann es zu spät sein. Das Mortalitätsrisiko steigt besonders bei solchen Patienten an, die Komplikationen (z. B. nach einem operativen Eingriff) entwickeln. Aus den Zahlen der Studie konnte ermittelt werden: Würden alle Krankenhäuser statt eines Personalschlüssels von vier Patienten zu einer Schwester einen Schlüssel von 6 : 1 haben, würden über zwei Patienten je 1 000 Patienten mehr sterben (bzw. fast 9 je 1 000 der Patientengruppe mit Komplikationen).

Wie hoch ist nun das Risiko für Burnout bei Krankenschwestern unter dem Gesichtspunkt der von ihnen zu betreuenden Patientenzahl? Ihr Risiko steigt um etwa 100%, wenn sie in einem Krankenhaus mit der höchsten Patientenzahl (8) pro Schwester arbeiten statt mit der niedrigsten (4). Um den gleichen Faktor steigt das Risiko ihrer Berufsunzufriedenheit [3].

Wirtschaftliche Bedeutung

Burnout ist für den Arbeitgeber – bei Niedergelassenen ist das der Praxisinhaber selbst – teuer: Die Produktivität nimmt ab und Kosten für Ersatzleistungen wie die Einstellung von Assistenten werden höher. 1998 gingen Schätzungen für die USA davon aus, dass stressbedingte Folgen die Arbeitgeber etwa 200 Milliarden Dollar kosten. Bereits in den 1990er Jahren wurden in den USA die Kosten für eine ärztliche „Ersatzkraft" mit 236 000–264 000 Dollar angegeben [177].

Was die Zahlen nicht widerspiegeln, ist das Schicksal – übrigens auch das finanzielle Schicksal – des Betroffenen. Die Kosten für die ärztliche Ausbildung belaufen sich auf mehrere 100 000 Euro. Sie sind vergebens, wenn der Arzt seinen Beruf aufgeben muss. Dann kommen die oft jahre- oder jahrzehntelangen Rentenzahlungen dazu. Ein einziger berufsunfähiger Arzt kostet die Gesellschaft mindestens einen sechsstelligen Eurobetrag.

2.8 Differenzialdiagnosen

Burnout tangiert eine Reihe von anderen Erkrankungen oder Störungen. Depressionen oder depressive Episoden und Stress spielen dabei fast immer eine Rolle. Es gibt aber noch viel Klärungsbedarf, was Burnout angeht: Obgleich Chirurgen zu 63% über Stress klagten und damit den höchsten Wert in einer Untersuchung hatten, waren sie am wenigsten von emotionaler Erschöpfung betroffen. Sie stellten zudem die zufriedenste der untersuchten Arztgruppen. Genau gegenteilig Radiologen: Sie hatten am wenigsten Stress und am meisten emotionale Erschöpfung bei geringster beruflicher Zufriedenheit [144].

Depression

> ▶ Burnout ohne Depression ist selten (Tab. 2-10). Depression ohne Burnout ist häufig.

Die Inzidenz für Depression soll bei Ärzten nicht höher sein als in der Allgemeinbevölkerung [199], was bezweifelt werden darf. Denn von 342 Ärzten aller Fachrichtungen gab mehr als ein Drittel an, Depression zu haben, 44% kannten aus eigener Erfahrung das Gefühl von Erschöpfung und 41% sahen keine Chance dafür, dass sich etwas zum Besseren wendet [128]. Knapp 35% der Psychiater hatten oder haben Depression [103]. Und Allgemeinärzte sind öfter depressiv verstimmt und haben häufiger suizidale Gedanken als Manager [83].

> ▶ Depression tritt auf, wenn die Ausübung einer selbst definierten Rolle unterbunden wird, falls keine alternative Rolle zur Verfügung steht [80a]. Auf Burnout bezogen heißt es weiter: Burnout tritt auf, wenn die Ausübung einer aktiven, selbst definierten Rolle unterbunden oder bedroht wird, ohne dass eine Alternative zur Hand wäre.

Depressionssymptome [35]

Tab. 2-10

• Abstumpfung	• Pessimismus
• Alexithymie	• reduzierte Selbstachtung
• Anteilslosigkeit	• Schwächegefühl
• Fatalismus	• Selbstmitleid
• fehlende Lockerheit	• Sinnlosigkeitsgefühl
• fehlender Humor	• Suizidneigung
• gedankliche Abwesenheit	• undifferenzierte Angst
• Gefühl der Ohnmacht	• Verbitterung
• Hilflosigkeit	• verringerte Belastbarkeit, körperlich und emotional
• innere Leere	
• Insuffizienzgefühle	• wechselnde Stimmungen
• Opferkonkurrenz (mit Partner)	• Weinerlichkeit

Depression senkt den Anreiz, bestimmte Ziele zu erreichen. Deshalb schränken die Betroffenen ihre Tätigkeiten ein, werden weniger Ziele erreicht, was zu weniger Belohnungen führt. Dies führt wiederum zu Depression und das Ganze beginnt von vorn – es ist ein Circulus vitiosus.

Eher depressiv werden Menschen dann, wenn sie sich selbst die Schuld für ihre Hilflosigkeit geben und diese als dauerhaft bewerten [35]. Trotzdem bleiben für einen Arzt Erfolge nicht aus – der depressive Arzt wird diese Erfolge zunehmend äußeren Faktoren zusprechen („Der Patient war gar nicht so schwer erkrankt", „Das Medikament Wundersan hilft ohnehin immer"), um keinen positiven Einfluss auf sein Selbstbild mehr zu haben.

Stress

Laut einer Studie des Magazins *Nature* haben gestresste Krankenhausärzte dasselbe Reaktionsvermögen wie Versuchspersonen mit einem Promille Alkohol im Blut [10].

In einer wissenschaftlichen Untersuchung bei 2400 niederländischen Ärzten gaben 55% der Befragten an, unter starkem Stress zu leiden, 81% waren mit dem Beruf zufrieden [194]. Wie bei Zahnärzten nachgewiesen (s. Kap. 14), schließt Stress allein Zufriedenheit nicht aus. Diese Berufszufriedenheit wirkt protektiv vor den negativen Stressauswirkungen.

▷ Die fatale Kombination ist offenbar, wenn der Stress ausgeprägt und die Zufriedenheit mit dem Beruf niedrig ist. Das ist die Basis für emotionale Erschöpfung und damit der Wegbereiter des Burnout [194].

Es gibt inzwischen Ärzte, die jeden neuen Patienten als möglichen Kunstfehler betrachten. Das verursacht Stressgefühle und wird mit vermehrten Untersuchungen, Krankenhauseinweisungen oder Kaiserschnitten beantwortet [203]. Amerikanische Onkologen geben zu 51 % an, an Burnout zu leiden [8]. Onkologen, deren kommunikative Fähigkeiten gegenüber ihren Patienten unzureichend waren, fühlten mehr Stress, zeigten häufiger Anzeichen für Burnout und waren unzufriedener.

Ärzte arbeiten härter als viele andere Berufsgruppen. Über 20 % der Ärzte arbeiten mehr als 80 Stunden pro Woche.

Vertragsärzte arbeiten durchschnittlich 11 Stunden täglich und behandeln dabei jeden Tag durchschnittlich 51 Patienten. Sie dienen insgesamt 61 Arbeitsstunden je Woche ihren Patienten und behandeln dabei 255 Menschen [65]. Auf diesem Weg fühlen sich 59 % nach dem Arbeitstag ausgelaugt und 58 % völlig erledigt – was sie zu Hause (s. Kap. 10) so nicht unbedingt darstellen.

57 % nehmen ihre Mahlzeiten unregelmäßig ein und 59 % beklagen ständige Schlafdefizite. Bei 69 % leidet das Privatleben. Außerdem haben über 90 % das Gefühl der Überregulierung durch den Gesetzgeber.

Jeder kennt Zeiten, in denen er unter Stress leidet. Aber Stress als solchen gibt es nicht. Er wird von jedem Einzelnen und unter bestimmten Umständen empfunden, weil er in bestimmter Weise auf etwas reagiert.

Stellten Sie sich einmal die Situation vor, allein in einem Raum mit sechs Telefonen zu sitzen und alle klingeln gleichzeitig. Was geht nun in Ihnen vor? Wie reagieren Sie? Manche laufen zur Höchstform auf, andere bleiben kühl. Andere bekommen Kopfschmerzen und wollen fliehen. Wer ist dafür verantwortlich, wie der einzelne Mensch reagiert? Die Telefone?

> ▶ Stress und letztlich Burnout wird vor dem Hintergrund der Persönlichkeit und der persönlichen Erfahrung gebildet. Er entsteht dadurch, den Dingen individuelle Bedeutung zu geben. Stress ist also eine Frage der Deutung. Was den einen anstrengt oder aufregt, feuert den nächsten an oder lässt ihn kalt. Stress ist ein Thema der Selbstverantwortung. Diese wiederum bedeutet die Bereitschaft, Handlungsspielräume unter dem Aspekt von Chancen und Risiken eigenverantwortlich und eigenaktiv auszufüllen.

Wichtiger als die Herausforderungen als solche sind die individuellen Reaktionen auf den Stress. Typische Stressreaktionen (Tab. 2-11) des Menschen sind sinnvoll und nutzen bei kurz andauernden Gefahren. Die meisten der körperlichen Stressreaktionen (s. Tab. 2-8, S. 31) laufen unmerklich ab. Der Körper wird auf Dauer belastet und der Mensch merkt es lange Zeit nicht. Die meisten Stressreaktionen, die Burnout fördern, bestehen jedoch auf Dauer oder treten immer wieder auf. Damit nimmt sich der in der „falschen" Programmierung verharrende Körper seine Chance auf Erholung und Entspannung. Die natürliche Fähigkeit zur Regeneration wird immer weniger [94].

Nichtkörperliche Stresszeichen [78, 139, 202]   **Tab. 2-11**

Geist	Seele	Verhalten
● Entscheidungs-schwäche ● Gedankenrasen ● Humorlosigkeit ● innere Konfusion ● Konzentrations-schwäche ● Vergessen	● Aggression ● Apathie ● Angst ● Anspannung ● depressive Verstimmung ● Furcht ● Grübeln ● Motivationsverlust ● Nervosität ● Pessimismus ● Traurigkeit ● Unfreundlichkeit	● Agitiertheit ● cholerisches Verhalten ● Gewichtszunahme ● Jammern ● sich blamiert fühlen ● Sucht: Rauchen, Trinken, Tabletten ● unruhige Füße ● Weinen ● zitternde Knie

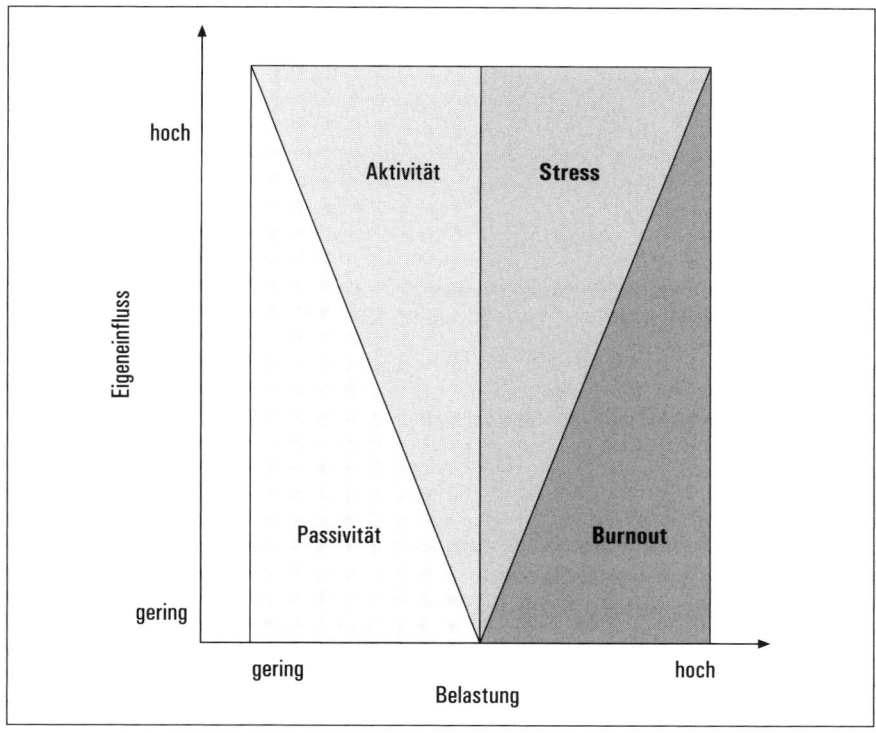

Zusammenhang zwischen Burnout und Stress   **Abb. 2-10**

Unterscheidung von Stress und Burnout

> ▶ Die Diagnose Burnout kann nur beim Bestehen aller drei Hauptkriterien
> – emotionale Erschöpfung, Depersonalisation und Leistungsabnahme – ge-
> stellt werden.

Trotzdem ist Burnout dem Stress sehr nahe. Das, was der eine noch als Stress
empfindet, mag den anderen bereits ins Burnout gebracht haben (Abb. 2-10).
Grundsätzlich ist die typische Burnout-Konstellation: hohe Belastung bei
niedrigem Eigeneinfluss.

2.9 Burnout-assoziierte ICD-Diagnosen

Bisher behalfen sich Ärzte und Psychotherapeuten damit, Burnout zu um-
schreiben und das Phänomen aus einer Reihe von Diagnosen zusammenzuset-
zen (Tab. 2-12).

> ▶ Bei Patienten mit Burnout sind Überlappungen mit anderen Erkrankun-
> gen die Regel und nicht die Ausnahme. Überschneidungen mit depressiven
> Störungen, Schlaf- und Angststörungen sowie mit somatoformen Störun-
> gen sind überaus häufig.

Tab. 2-12 Burnout Z73.0 – Zustand der totalen Erschöpfung. Häufige Diagnose-Gruppen[1] nach
ICD-10-Klassifikation, aus denen sich Burnout zusammensetzt [94]

Diagnose	ICD-10
Psychische und Verhaltensstörungen durch psychotrope Substanzen	
• Störungen durch Alkohol	F10
• Störungen durch Tabak	F17
• Störungen durch multiplen Substanzgebrauch und Konsum sonstiger psychotroper Substanzen	F19
Affektive Störungen	
• depressive Episode	F32
• rezidivierende depressive Störung	F33
• sonstige affektive Störung	F39

Diagnose	ICD-10
Neurotische, Belastungs- und somatoforme Störungen	
● phobische Störungen	F40
● sonstige Angststörungen	F41
● Zwangsstörung	F42
● Reaktionen auf schwere Belastungen und Anpassungsstörungen	F43
● somatoforme Störungen	F45
● sonstige neurotische Störungen	F48
Verhaltensauffälligkeiten mit körperlichen Störungen und Faktoren	
● Essstörungen	F50
● nichtorganische Schlafstörungen	F51
● nichtorganische sexuelle Funktionsstörungen	F52
● Missbrauch von nichtabhängigkeitserzeugenden Substanzen	F55
Persönlichkeits- und Verhaltensstörungen	
● spezifische Persönlichkeitsstörungen	F60
● andauernde Persönlichkeitsänderungen	F62
● sonstige Persönlichkeits- und Verhaltensstörungen	F68

[1] ohne die somatischen Krankheitsanteile bei Burnout

Burnout hat eine eigene ICD-Nummer (ICD = International Classification of Diseases, Injuries and Causes of Death) bekommen und ist somit in den offiziellen Status einer Erkrankung befördert worden.
Die klinische Erfahrung zeigt, dass zeitgleich meistens zwischen zwei und fünf nichtsomatische Diagnosen nach ICD-10 bei einem Burnout-Kranken bestehen.

2.10 Unwahrheiten über Burnout

■ **Behauptung 1 – Burnout kommt nur durch äußere Faktoren zustande:** In keiner Gruppe sind alle Berufstätigen oder deren Mehrzahl von Burnout betroffen. Das widerspricht eindeutig der Idee, dass äußere Faktoren die alleinige oder vorrangige Rolle in der Entwicklung von Burnout spielen, was deren Bedeutung nicht klein reden soll. Burnout kann vielleicht im Ausnahmefall ausschließlich mit äußeren Faktoren zusammenhängen, aber bei hoch qualifizierten Positionen wie der eines Arztes ist mir das noch nicht untergekommen. Umgekehrt ist es auch selten, dass Burnout ausschließlich aufgrund der Persönlichkeit bei ansonsten einwandfreien Außenbedingungen auftritt.

- **Behauptung 2 – Burnout ist Stress:** Burnout kann auch als eine Fortführung von Stress auf durch Unzufriedenheit erweitertem Level verstanden werden. Stress allein ist nicht Burnout.

- **Behauptung 3 – Burnout dauert allenfalls wenige Monate, dann ist jeder Betroffene am Boden:** Burnout dauert wenige Monate bis mehrere Jahrzehnte. Gerade Betroffene mit viel Willenskraft schaffen es oft erstaunlich lange, nicht vollkommen unterzugehen, sondern sich irgendwie über Wasser zu halten. Sie schleppen sich morgens in die Praxis oder Klinik und abends nach Hause.

- **Behauptung 4 – Burnout ist ein Zeichen für persönliche Schwäche:** Burnout ist kein Zeichen von Schwäche oder Versagen. Wenn schon, dann ist Burnout ein Zeichen für Sensitivität und Tiefe.

- **Behauptung 5 – Burnout entsteht bei jeder beruflichen Belastung:** Die reine Arbeitszeit ist kein ausreichender Auslösefaktor für Burnout [27, 64], ebenso wenig können Langeweile, die Arbeitsbelastung als solche und die Bezahlung das Phänomen Burnout erklären [47]. Die Arbeitsmenge und -belastung sind nicht ganz ohne Bedeutung, viel wichtiger sind jedoch die individuellen Stimmungen und Gefühle dabei und dadurch [35].

- **Behauptung 6 – Bei ausreichender Bezahlung kommt Burnout nicht vor:** Nichts, was nur Geld bringt, erfüllt. Das sehen Sie an den IGeL-Leistungen (Individuelle **Ge**sundheits-Leistungen: ärztliche Tätigkeiten, welche die Patienten selbst bezahlen müssen, z. B. im kosmetischen Bereich oder für nicht als notwendig definierte Vorsorgeleistungen): Ich kenne keinen Arzt, der diese in seiner Praxis forciert und zugleich zufriedener wird oder wirkt. Sie werden manchmal als Möglichkeit genutzt, die Notwendigkeit, sein eigenes Burnout einzugestehen, hinauszuziehen.

- **Behauptung 7 – Burnout ist erst bei fachlicher Inkompetenz möglich:** Die meisten Ärzte mit Burnout sind fachlich hoch kompetent.

- **Behauptung 8 – Burnout ist eine banale Befindlichkeitsstörung:** Burnout bei Ärzten hat aufgrund der Inhalte der beruflichen Entscheidungen weitreichendere Folgen als in anderen Berufsgruppen [172]. Die Bereitschaft zur Euthanasie nimmt zu und Kunstfehler werden häufiger. Bei Krankenschwestern wurde nachgewiesen, dass deren Burnout die Todesrate der von ihnen zu betreuenden Patienten signifikant erhöht.

- **Behauptung 9 – Burnout entsteht immer durch ein definiertes Ereignis:** Meine Erfahrung ist, dass Burnout nicht punktuell beginnt – die Suche nach dem Initialereignis bleibt oft ohne Erfolg. Und wenn sich ein solches

Ereignis doch findet, ist nicht sicher, ob das Ereignis nicht doch schon die erste (eben erstmals bewusste) Folge von Vorhergehendem ist.

■ **Behauptung 10 – Burnout gibt es nur bei Berufstätigen:** Das entspricht der ursprünglichen Diagnose. Heute wird Burnout auch bei Hausfrauen oder Arbeitslosen beobachtet.

■ **Behauptung 11 – Burnout entsteht ausschließlich bei besonders hohem beruflichem Engagement:** Oftmals wird behauptet, anfangs fände sich immer ein Überengagement. Das deckt sich nicht mit meinen Beobachtungen; was sich jedoch immer findet, ist ein Missverhältnis zwischen Geben und Nehmen: Genug geben und nicht richtig nehmen, das meint emotionale genauso wie materielle Aspekte.

■ **Behauptung 12 – Burnout entsteht, weil materielle Vorstellungen nicht erfüllt wurden:** Auch Ärzte, deren materielle Erwartung erfüllt oder übertroffen wurde, entwickeln Burnout.

■ **Behauptung 13 – Burnout gibt es nur nach Misserfolgen:** Auch ohne wirkliche Misserfolge kann sich Burnout entwickeln. Burnout als solches kann als Symptom eines nicht erfüllten Lebens betrachtet werden. Sobald dieser Kern erreicht wird, sind andere Faktoren von geringerer Bedeutung.

■ **Behauptung 14 – Burnout gibt es trotz Zufriedenheit im Beruf und Privatleben:** Es gibt Menschen, die empfinden sich als ausgebrannt, geben aber an, mit ihrer Arbeit zufrieden zu sein. Das darf bezweifelt werden. Wahrscheinlich fällt es manchen von denen schwer, Unzufriedenheit mit der eigenen Arbeit zuzugeben, um zu vermeiden, sich weiter zu schwächen.

■ **Behauptung 15 – Burnout hat nichts mit Lebenszielen zu tun:** Ein Grundproblem besteht darin, das wirkliche, tiefe Ziel des eigenen Lebens nicht zu kennen. Es stimmt oftmals in keiner Weise mit dem „offiziellen Ziel" überein. Wer Glück hat, hat dennoch ein gleichmäßiges, erfolgreiches Leben; wer nicht, bekommt Burnout.

> ▶ **Behauptung 16 – Burnout entsteht nur, wenn der Arzt die arzttypischen Verhaltensweisen nicht erlernt hat:** Die Verhaltensweisen, die einen guten Arzt ausmachen, wie die Neigung, möglichst keine Fehler zu machen, Idealismus, Sensitivität, ausgeprägtes Verantwortungsbewusstsein und der Wunsch, dass es anderen besser geht, sind es, die zugleich Burnout erleichtern [96].

3 Der Mensch, der Arzt wird

3.1 Die Persönlichkeit der von Burnout Betroffenen

Ärzte sind Menschen, die sich mehr als andere der Frage nach Krankheit und Sterben verpflichtet haben. Durch ihre eigene Wunde und das intuitive Spüren ihrer eigenen Verwundbarkeit und Angst werden sie angetrieben, der Frage nachzugehen und sie auszutragen. [64]
In allen sozialen Berufen ist die eigene Persönlichkeit das wichtigste Instrument, die Grenzen ihrer Belastbarkeit und Flexibilität sind zugleich die Grenzen unseres Handelns. [165]

Persönlichkeitstyp

Den meisten Menschen ist nicht wirklich klar, weshalb sie einen bestimmten Beruf ergriffen haben oder (weiter) ausüben. Selbst eine langjährige Psychotherapie muss das nicht ans Tageslicht bringen. Die offiziellen Beweggründe für die Berufsergreifung als Arzt wie „helfen wollen" sind nur ausnahmsweise die wahren. Da ein Arzt aber unter der Paradoxie arbeitet, *gerne helfen wollen zu müssen*, ist es gerade ihm besonders schwer möglich, seine tatsächlichen Beweggründe zu nennen (so sie ihm denn klar wären). Geldgier, wie das in den Medien seit Jahrzehnten auflagenstark proklamiert wird, ist es sicher in aller Regel nicht. Sie oder das Streben nach Materie kann sehr stark sein, aber dann doch nicht stark genug, um all das auszuhalten, was nötig ist, um Arzt werden und bleiben zu können (s. Kap. 4, Tab. 4-2).
Seine wahren Beweggründe sind dem Arzt besonders schwer zugänglich, sie „müssen" nahezu verheimlicht werden [35]. Dieses Unvermögen wird als Kernpunkt für Burnout angesehen [165]. Wären ihm die tatsächlichen Gründe klar, bräuchte er sich nicht mehr mit Klischees zu arrangieren. Er könnte sich daran erfreuen, was er *sich erfüllt* hat, wenn er seinen Berufsalltag für sich Revue passieren lässt. Die Helfer verbergen hinter einer starken, sicheren Maske

Studien über Burnout und Persönlichkeit [33]   **Tab. 3-1**

Autor	Für Burnout relevante Persönlichkeitseigenschaften
Schulte	• Eigenbestimmtheit (Glaube an) • Fatalismus • allgemeine Fähigkeiten der Persönlichkeit • soziale Fremdbestimmtheit (sich eingebettet fühlen in ein sicher erscheinendes soziales System)
Niestrat	• ausgeprägte Frustrationen
Glaser	• Neurotizismus • Extraversion
Mahmoudpour	• Autoaggression
Schmieta	• Fähigkeit, zu lieben • Selbstachtung • persönliche Zufriedenheit
Bühler	• Neurotizismus • Fremdbestimmtheit • Unfähigkeit, eine Distanz zum eigenen Beruf zu entwickeln • existenzielle Frustration • Fähigkeit, zu lieben
Kiefl	• Aggression • Dankbarkeit • Gewissenhaftigkeit • Unfähigkeit, in Distanz zum eigenen Beruf zu gehen

ihre „narzisstische Unersättlichkeit" und ihren „ausgeprägten Machthunger" (s. Kap. 9.3). Sie wollen mittels der Patienten ihre eigenen Probleme lösen. Letzteres ist grundsätzlich erlaubt und auch für andere Berufe normal: Im Beruf soll sich ein guter Teil des eigenen Lebenssinns erfüllen lassen oder widerspiegeln. Darin sind automatisch auch die eigenen Probleme eingeschlossen. Es existieren verschiedene Studien über die Persönlichkeit und Burnout (Tab. 3-1), die sich teilweise ergänzen bzw. widersprechen.

Für die Aufrechterhaltung einer Maske, des falschen Selbst, geht im Verlauf von Burnout die Lebensenergie verloren. Eine häufige Maske eines Arztes und auch einer Krankenschwester hat einen Satz engrammiert, der lautet: „Ich helfe." Zum Problem wird dies, wenn dahinter die pure Hilflosigkeit steckt – und das ist oftmals der Fall. Auch wer gesund ist und wem sein Leben scheinbar glückt, hat meistens eine solche Maske auf, vielleicht mit anderen Sätzen. Er betrügt sich nur „besser", „routinierter" oder bearbeitet in seinem Leben vorrangig andere Themen. Vielleicht sind Menschen mit Burnout einfach solche, die tief innen keine Lust mehr haben, ein falsches Bild vorzugeben [69].

Was taucht hinter der Maske des viel wissenden, souveränen Arztes auf? Es ist die Persönlichkeit des kleinen Kindes.

Grundsätzliche Persönlichkeitseigenschaften

Es gibt fünf grundsätzliche Persönlichkeitseigenschaften des Menschen, die *Big Five*, mit weiterer Untergliederung. Der menschliche Charakter lässt sich definieren durch
- Verträglichkeit,
- Gewissenhaftigkeit,
- Offenheit,
- Extraversion,
- Neurotizismus

bzw. durch deren Gegenteile.

- **Verträglichkeit** bedeutet, wie gut jemand mit anderen Menschen auskommt. Zur Verträglichkeit gehören Eigenschaften wie Warmherzigkeit, Aufrichtigkeit, Kooperationswille, Rücksichtnahme, Wohlwollen, Mitfühlen, Gutmütigkeit und Hilfsbereitschaft.

- **Gewissenhaftigkeit** steht dafür, wie verlässlich jemand ist. Hierzu zählen Fleiß, Zuverlässigkeit, Disziplin, Leistungsorientierung, Sorgfalt, Pflichtbewusstsein, Pünktlichkeit und Ordentlichkeit.

- **Offenheit** meint, welche geistige Haltung jemand einnimmt. Menschen mit großer Offenheit sind neugierig, aufgeschlossen für Neues, wissbegierig, fantasievoll und interessiert.

- **Extraversion** spricht dafür, wie stark jemand aus sich herausgeht. Diese Menschen sind optimistisch, temperamentvoll, gesellig, humorvoll und lebhaft. Introvertierte Menschen sind zurückhaltend, verschlossen und schweigsam. Extraversion wird in aller Regel als psychoprotektiver Faktor dargestellt. Es gibt aber auch Untersuchungen, die zwischen Extraversion und Burnout eine verstärkende Korrelation sehen, konkret zu den zwei Hauptkriterien „emotionale Erschöpfung" und „Depersonalisation".

- **Neurotizismus** beschreibt, wie unausgeglichen und innerlich instabil jemand ist. Dieser Parameter wird im nächsten Abschnitt ausführlicher dargestellt.

Neuere Untersuchungen [180] zeigen, dass sich die einzelnen Werte der *Big Five* im Laufe des ganzen Lebens entwickeln, also verändern. Daraus wurde abgeleitet, die Persönlichkeit als solche sei nicht fest, sondern könne verändert werden. Das weckt Hoffnungen, die durch die vorliegenden Untersuchungen nicht gestützt werden. Die messbaren Veränderungen finden sehr langsam statt und sind von geringem Ausmaß. Der Wert, der sich am stärksten im Lebenslauf ändert, ist der des Neurotizismus: zwölf Prozentpunkte Änderung in 40 (!) Lebensjahren. Darauf kann eine von Burnout betroffene Person nicht warten.

Ohnehin sind es eingreifende, grundsätzlich nicht oder schwer beeinflussbare Lebensereignisse, welche als Ursache für die sich entwickelnde Persönlichkeit angesehen werden, wie Todesfälle, Familiengründung oder Eintritt in das Berufsleben.

> ▶ Wer an Burnout leidet, wird nicht auf wirkliche Veränderungen seiner Persönlichkeit hoffen können, um so einen Ausweg aus dem Leid zu erreichen. Das bedeutet: Nur mit sich selbst kann ein Betroffener Burnout meistern, mit dem inneren Portfeuil, das ihm eigen ist. Es kommt nicht auf die Änderung der eigenen Persönlichkeit an, sondern auf deren Erkenntnis, um daraus das Beste zu machen.

Neurotizismus und Resilenz

Bestimmte Persönlichkeitsaspekte treten in enger Relation zu Burnout auf. Vorrangig ist es der Neurotizismus (der nachgewiesen bei Frauen stärker ausgeprägt ist als bei Männern). Höhere Neurotizismusraten korrelieren mit einem ausgeprägteren Gestresstsein [5]. Neurotizismus kann an folgenden Kriterien erkannt werden:

- Labilität
- Hilflosigkeit
- Schuldanfälligkeit
- Außenleitung
- überdurchschnittliches Bedürfnis nach Erfolg
- wenig stabiles Selbstwertgefühl (mangelhafte Fähigkeit, sich selbst zu belohnen und zu bestätigen)

Neurotizismus ist das Gegenteil von Resilenz, von seelischer Widerstandsfähigkeit. Resilente Menschen spüren ein Kohärenzgefühl: Sie haben ein grundlegendes Vertrauen in die Sinnhaftigkeit, Verstehbarkeit und Handhabbarkeit des Lebens. Sie wissen: „Irgendwie geht's weiter und ich schaffe das." Sie haben eine hohe Selbstwirksamkeitserwartung.

Ganz anders Menschen mit hohen Neurotizismuswerten: Bei ihnen mangelt es an Realitätssinn und Selbststeuerung und sie verfügen über wenige soziale Fähigkeiten.

> ▶ Wer dem neurotischen Persönlichkeitstyp angehört, neigt zu emotionaler Erschöpfung und Depersonalisation; zwei entscheidende Kriterien für Burnout. Neurotizismus scheint die wesentliche Prädisposition für Burnout zu sein [33].

Diese Menschen fühlen sich bezüglich ihrer Berufstätigkeit eher erfolgloser als der Durchschnitt. Belastungen – unabhängig von Art, Dauer und Situation – werden schneller negativ bewertet. Dahinter verbirgt sich meistens eine Missinterpretation von subjektiven und objektiven Stressereignissen und eine inadäquate Stressbearbeitung ist die Folge. (Schauen wir uns jedoch die hohe Stress- und niedrige Burnout-Belastung von Zahnärzten an (Kap. 14), bleibt hier einiges offen; denn Zahnärzte sind prinzipiell nicht weniger neurotisch als Humanmediziner.)
Neurotizismus bewirkt emotionale Instabilität. Emotional instabile Menschen sind sensibel, haben oft Stimmungsschwankungen, sind bei geringen Anlässen beleidigt, schockiert, verletzt, betroffen, deprimiert oder verängstigt. Diese Menschen sprechen auf sie selbst herunterziehende Gefühle an [160]:

■ **Reizbarkeit:** Diese Menschen sind rasch von sich oder anderen enttäuscht. Verbitterung ist ihnen nicht fremd. Sie haben Probleme, Ärger oder Wut konstruktiv zu formulieren.

■ **Befangenheit:** Diese Menschen meiden Gesellschaft, darin fühlen Sie sich unwohl. Schnell meinen sie, kritisiert, abgewertet oder beleidigt zu werden. Eigene Fehler in der Öffentlichkeit sind ihnen unangemessen peinlich.

■ **Ängstlichkeit:** Solche Menschen neigen zum Grübeln, sind ängstlich und angespannt.

■ **Verletzlichkeit:** Diese Menschen kommen schneller unter Stress und reagieren dann verzweifelt, sogar kopflos. Stress führt weniger dazu, die Anforderungen der Situation anzugehen, sondern endet in Selbstbeschäftigung.

■ **Impulsivität:** Impulsive Menschen können Verlockungen wie Süßigkeiten, Zwischenmahlzeiten, auch Suchtmitteln (Zigaretten, Alkohol) schlecht widerstehen. Das führt später zu Schuldgefühlen.

■ **Depression:** Solche Menschen sind oft traurig, niedergeschlagen, werten sich selbst ab und lassen sich rasch entmutigen. Sie fühlen sich einsam oder alleingelassen.

Die Selbsteinschätzung bezüglich Neurotizismus fällt oft schwer. Es gilt: Je mehr der folgenden zehn Aussagen bejaht werden, desto näher rückt das Vollbild des Neurotizismus [160].

1. Ich bin der Überzeugung, Misstrauen ist grundsätzlich angebracht.
2. Zufall gibt es nicht oder sehr selten. Meistens ist es Schicksal, etwas, das nicht in unserer Macht liegt.
3. Es ist zwar hart, aber ich glaube, das Schicksal ist ungerecht.
4. Ich bin oft besorgt.
5. Ich neige zum Grübeln.
6. Manchmal habe ich Probleme, mich zu konzentrieren.
7. Meine Angst, von anderen abgelehnt zu werden, ist groß (vielleicht sogar so groß, dass ich diese Angst nicht spüre oder nie zugeben würde).
8. Nein zu sagen fällt mir schwer.
9. Ich bin eher gehemmt.
10. In meinem Leben habe ich immer wieder Sorge, verlassen zu werden.

> ▷ Neurotizismus hat von allen Persönlichkeitsparametern die mit Abstand größte gesundheitliche Relevanz – auch unabhängig von Burnout.

Menschen mit dieser Persönlichkeit spüren immer wieder einen Mangel an Bedürfnisbefriedigung. Öfter als üblich bleiben die eigenen Wünsche unerfüllt, weil ihnen die psychischen Ressourcen fehlen, ihre Ziele zu erreichen. Diese Menschen haben Angst vor dem „Nein" und meiden aufgrund ihrer Selbstunsicherheit Hürden, die sie wahrscheinlich sonst problemlos meisterten. Das führt zu Frustrationen und zur Opferrolle und kostet Zufriedenheit im Leben. Das Leben wird um die eigenen Schwächen herum arrangiert: Änderungen und wirksame Einschnitte werden gemieden („Ich kann meine Praxis doch nicht verlegen oder verkaufen", „Ich kann keinen Assistenzarzt einstellen, weil …"). Neurotizismus treibt in eine Enge, in der das eigene Leistungs-, Erlebens- und Fähigkeitsspektrum nur unzureichend ausgeschöpft wird.

Das Helfersyndrom

Ein Mensch mit Helfersyndrom fühlte sich als Kind in jüngsten Jahren von den Eltern abgelehnt (ob es so war oder nicht, ist hier nebensächlich). Es fand zu wenig Sicherheit durch seine Bezugspersonen, die es in seiner Entwicklung nicht genügend einfühlsam spiegelten und begleiteten.

Solche Kinder versuchen als Erwachsene, ihre Tätigkeiten ganz nach eigener Anerkennung auszurichten – der Beruf als Arzt oder Krankenschwester kommt da recht. Das macht sie abhängig von äußeren Faktoren wie der „Anerkennung" durch ein stetig wachsendes Honorar oder der „Anerkennung" durch geheilte Patienten. Beides ist ihre narzisstische Nahrung. Kritik wird als kränkend empfunden. Diese Menschen sind oft ihr Leben lang auf dem Weg, um für das, was sie tun, geliebt zu werden – nicht für das, was sie sind. Im Gegenteil: Sie wehren Liebe ab, sie wollen oder können nicht glauben, geliebt zu werden. So groß die Sehnsucht nach Liebe auch ist, gegenseitige Beziehungen werden vermieden.

Ein böser (und wahrer?) Spruch von Siegmund Freud lautet: „Helfen wollen ist sublimierter Sadismus." [165] Wo wird der offenkundig? Zum Beispiel beim ärztlichen oder krankenschwesterlichen Kommentar „Es gibt ja Schlimmeres" oder „Na, so brauchst Du doch nicht zu weinen, der Arm ist ja noch dran".

> ▶ Sicher leiden Ärzte mit Burnout auch am Helfersyndrom, aber bei weitem nicht alle.

Es gibt viele Ärzte, die weit von einem Helfersyndrom entfernt sind, Gegenseitigkeit suchen und finden („Ich kann nur in einer Gemeinschaftspraxis arbeiten"), die offen narzisstisch („Sie finden keinen besseren Arzt als mich") oder offen aggressiv („Meine Patienten haben zu tun, was ich ihnen auftrage") sind. Auch solche Ärzte und Helfer gibt es.

Mittels eines Persönlichkeits-Inventars wurde bestätigt [58], dass sich Helfer als Gruppe in wesentlichen Bereichen ihrer Persönlichkeit nicht von der Allgemeinbevölkerung unterscheiden. Ärzte haben genauso differenzierte Persönlichkeiten wie andere Menschen. Zwar lassen sich schon sehr früh, oft in der Kindheit, Neigungen zu einem Helferberuf nachweisen, aber diese Prägungen entspringen nicht nur der inneren Not aufgrund des Helfersyndroms.

> ▶ Das Helfersyndrom meint die zur Persönlichkeitsstruktur gewordene Unfähigkeit, eigene Gefühle und Bedürfnisse zu äußern, verbunden mit einer scheinbar allmächtigen Maske für soziale Dienstleistungen [165].

Die meisten Ärzte, denen ich begegnet bin, hatten die Maske schon ziemlich abgenommen und waren sehr wohl in der Lage, die Misslichkeit ihrer eigenen Situation zu spüren und adäquat auszudrücken.

Hilfe erfordert Kommunikation und ist zugleich immer auch eine Art derselben. Vielen Ärzten fehlt letztlich eine andere, sicher und gut ausgebaute kommunikative Kompetenz. Helfen ist ihre Art zu sprechen. Wer nur Hilfe gebend sprechen kann, ist unfähig, seine eigenen Wünsche, Forderungen und Bedürfnisse zu äußern. Das ist eines der Hauptprobleme, vor dem die Ärzteschaft als Ganzes und im Großen steht, wenn sie ihre berechtigten Forderungen politisch durchsetzen will.

Unabhängig von allem gibt es keinen Grund, sich bei eigenem Helfersyndrom auf die Schultern zu klopfen: Die Ethik dahinter ist dünn und steht auf tönernen Füßen.

Der Idealismus

Idealismus wird oft mit der Grundvoraussetzung für eine ehrliche berufliche Tätigkeit im Gesundheitswesen gleichgesetzt. Das ist nicht gerechtfertigt. Idealismus als Arzt wird verbunden mit Einstellungen [51, 58] wie:

- Gutes kann als Arzt nur erreichen, wer den Beruf nicht unter dem Aspekt des Geldverdienens sieht.
- Arztsein ohne Idealismus ist kein Arztsein.
- Die Hilfe anderen Menschen zu geben, entschädigt für alle Belastungen des Arztberufes.
- Arztsein bedeutet die Bereitschaft, einschneidende persönliche Opfer zu bringen.

Der Kohärenzsinn

Kohärenzsinn [7] meint eine innerliche Einstellung, eine Art Urvertrauen [94], sich zusammensetzend aus drei Hauptsätzen:

- Die Ereignisse in mir und in meiner Umgebung sind vorhersehbar und erklärbar – die *Verstehbarkeit*.
- Ich verfüge über genügend Ressourcen – oder kann mir diese von außen holen, um den kommenden Anforderungen begegnen zu können – die *Machbarkeit*.
- Es lohnt sich und ist sinnvoll, auf die Anforderungen einzugehen und etwas dafür zu investieren – die *Sinnhaftigkeit*.

Gerade im Arztberuf gibt es allerdings viele Herausforderungen, die bereits das erste Kriterium der Kohärenz, die *Verstehbarkeit*, nicht erfüllen: Sie sind eben *nicht verstehbar*. So geht es in der Realität jedenfalls vielen Ärzten mit Vorschriften, die von Kassenärztlichen Vereinigungen oder von Gebührenausschüssen erlassen werden. Schlecht verstehbar sind auch Krankheitsverläufe oder das krankheitsfördernde Verhalten von Patienten.

Das Gefühl der *Machbarkeit* ist im Zentrum des ärztlichen Tuns die Machbarkeit von Gesundheit: Sie kann nur sehr eingeschränkt „gemacht" werden. Die Forderungen und Wünsche der Patienten nach völliger Genesung sind oft nicht zu erfüllen. Das sorgt beim Arzt eher für eine Grundstimmung der Nichtmachbarkeit, jedenfalls dann, wenn er mit offenen Augen seinen Beruf ausübt.

Auch das Gefühl der *Sinnhaftigkeit* wird immer wieder auf die Probe gestellt: Viele ärztliche Maßnahmen sind nicht wirklich sinnvoll, sondern dienen dazu, den Patienten im weitesten Sinne zu beruhigen. Ärzte erleben häufig, dass unvorhersehbare oder schicksalsartige Verläufe ein Gefühl von Sinnlosigkeit in ihnen aufkommen lassen.

> ▶ Der ärztliche Beruf in der heutigen Ausprägung erschwert die Ausbildung eines Kohärenzgefühls. Wenn sich der Arzt dieses Gefühl nicht auf anderen Ebenen seines Lebens gleichsam „holt", krankt bald etwas in ihm.

Es gibt viele Ebenen, auf denen Kohärenz hergestellt werden kann: in der eigenen Partnerschaft, bei einem Hobby, in der Ursprungsfamilie oder in der beruflichen Konzentration auf ein Gebiet („Kaum einer weiß mehr über das Thema als ich" erfüllt zumindest die zwei ersten Hauptkriterien).

Die Omnipotenz

Der Arzt doch als Gott – oder zumindest als Halbgott? Omnipotenz ist ein missverständlicher Ausdruck, der nicht die angebliche Gottähnlichkeit eines Arztes meint, sondern einen Menschen mit folgenden Ideen:
- sich in Ziele verbeißen, sie nicht korrigieren können
- unbedingt Wirkung auf Menschen (Patienten) erzielen wollen
- andere unbedingt in seinem Sinne beeinflussen, verändern oder verbessern wollen

Wer sich in diesen Motiven bei ehrlicher Innenschau wiederfindet, hat einen Omnipotenzanspruch. Gemeint ist hier also nicht die Vorstellung, alles zu können, sondern die Idee, alles tatsächlich selbst beeinflussen zu können. Das ist immer ein Trugschluss:

> ▶ Selbst bei hervorragendem Fachwissen und hoch ausgeprägten menschlichen Kompetenzen hört der Einfluss da auf, wo der des anderen – bei Ärzten also der des Patienten – und der des Schicksals oder von Gott beginnt.

3.2   Ärzte als Kinder – Von 0 bis 18

Burnout tritt zwar erst während des Berufes offensichtlich auf, wird aber weit vor der Berufsausübung vorbereitet. Der Beruf selbst verhilft Burnout lediglich zum Ausbruch.

Michael ist ganz jung, erst eineinhalb Jahre alt. Seine Mutter möchte heute in die Stadt gehen und hat deshalb schon große Sorge: Sie weiß, wie Michael das hasst. In Kaufhäusern fängt er in der Regel schon an der Eingangstür an zu schreien, und das steigert sich, bis er irgendwann aus Erschöpfung nicht mehr kann. Seine Mutter hat aber keine Möglichkeit, ihn für die Zeit des

Einkaufs betreuen zu lassen. Also gehen beide in das Martyrium. Seit neuestem schreit Michael genauso in der Straßenbahn auf dem Weg in die Stadt und zurück.
Seiner Mutter wird jetzt langsam klar, dass ihr Sohn Menschenmengen nicht ertragen kann. Er hat offenbar Angst davor.
Erst in zwei Jahren wird sich die Familie ein erstes Auto anschaffen. Dann fahren sie mit dem Auto in die Stadt und wenigstens der Angstauslöser der Enge in der Straßenbahn ist vermieden.

Auffallend viele, die später an Burnout erkranken, waren gute bis sehr gute Schüler. Gute Leistungen als Kind dienen oftmals dazu, sich Liebe zu erarbeiten, die sonst nicht gegeben oder empfunden wird. Das bleibt ein frustraner Versuch, da auf diese Weise Ebenen (Leistung versus Liebe) vermischt werden, die nichts miteinander zu tun haben.
Solchen Versuchen liegen narzisstische Störungen zugrunde, die nach Auffassung der Psychoanalyse auf eine bewusste oder unbewusste ablehnende Haltung der Eltern während der Kindheit zurückzuführen sind. Das abgelehnte Kind versucht, dies durch eine besonders starke Identifizierung mit dem anspruchsvollen Über-Ich der Eltern zu kompensieren [165]. Es identifiziert sich nicht mit einem eigenen Ich und mit sich selbst, sondern mit von außen gesetzten Normen, dem Über-Ich und dem Ideal-Ich. Das ist in diesem Lebensabschnitt gleichzusetzen mit den Idealvorstellungen der Eltern über das Kind.
All das führt zu einem angepassten Kind, das den Eltern die Wünsche von den Lippen abliest, selten klagt, brav ist und gute Leistungen zeigt. Es nutzt indirekte Aggressionen und vermeidet direkte. Vielleicht erkennen Sie hier das bisher typische Verhalten der Ärzteschaft wieder. Es spiegelt im Großen, was in der Keimzelle, der Familie, im Kleinen bereits wirkte.

Michael ist inzwischen viel älter – an die Panikattacken von damals erinnert er sich nicht. Sie sind jetzt kein Thema, erst viele Jahre später wird ihm seine Mutter davon berichten. Er ist gerade 18 geworden und ein hervorragender Schüler: Er wird mit der Durchschnittsnote 1,0 sein Abitur machen.
Was er dann damit machen *will*, das ist ihm leider nicht klar. Sicher haben ihn die Themen im Biologie-Leistungskurs sehr angesprochen und auch der Chemie-Leistungskurs macht ihm richtig Spaß – aber das auch studieren? Mit der Note? Eigentlich beneidet er seinen Vater, der Architekt ist, um seine Aufbauleistungen, die in Stein und Beton sehr lange bestehen und Zeugnis bilden von dessen Können. Und zwei heimliche „Lieben" hat er auch: die Musik und Geschichte, die ihm sein Lehrer so greifbar und hochinteressant vermittelte. Wäre da nicht die Note!
Schließlich entscheidet er sich, Zahnmedizin zu studieren, und merkt sofort, das ist nichts für ihn. Er bricht nach zwei Wochen ab – eine Entschei

dung, die er bis heute nie bereut hat – und beginnt sofort mit dem Biologie-studium. Das interessiert ihn – wäre da nicht sein verborgener Wunsch, zu helfen, um damit in der Familienchronik Geschehenes über Generationen hinweg auszugleichen.

Dieser wahre Grund seiner Studienwahl wird ihm erst mehr als zwei Jahrzehnte später klar. Michael beendet nach drei Semestern das Biologiestudium und beginnt, Medizin zu studieren.

Die überdurchschnittliche narzisstische Bedürftigkeit bis hin zur Unersättlichkeit wird fast immer versteckt und Minderwertigkeitsgefühle, auch bedeutenden Ausmaßes, entwickeln sich. Beziehungen zu Nichthilfsbedürftigen auf der Grundlage von gegenseitigem Geben und Nehmen werden vermieden. Aggressionen gegen Nichthilfsbedürftige entwickeln sich und werden nur indirekt geäußert.

Es resultiert eine lebenslange Sucht nach Anerkennung [80]. Diese wird im besten Fall offen vor sich her getragen (Schauspieler, Künstler); übrigens eine kluge und kreative Lösung. In den meisten Fällen läuft das getarnt und unbewusst ab: Asymmetrische Beziehungen werden gesucht, in denen der Helfer gibt und nicht nimmt. Wer nur gibt und nicht nimmt, was ihm geboten wird, brennt aus. Aufgrund der Persönlichkeitsstruktur wird jedoch nicht realisiert, was angeboten wird! Es bleibt das schale Gefühl, letztlich ausgenutzt zu werden – vom System, von den Patienten, von den Kassen usw.

Oft trifft im Privatleben eine solche Persönlichkeit auf eine ähnliche Person, und dann kollidieren sie, weil beide nicht nehmen wollen. Aggressionen auszuleben wurde nie gezeigt. Das ziemte sich nicht bei den Eltern. Deshalb laufen Aggressionen auf teils perfiden unbewussten Ebenen ab. Die Scheidungsquoten in Arztehen sind entsprechend überdurchschnittlich hoch.

> ▶ Eine narzisstische Persönlichkeit will dauernd helfen, um daraus den inneren Gewinn des Gebrauchtwerdens oder auch des Machthabens zu ziehen. Merkt sie, dass ihr Helfen-Können sich schwächt, schwächt es im Übermaß die Person selbst – der Weg nach unten, ins Burnout, beschleunigt sich.

In diesem Lebensabschnitt spielt auch die schulische Erziehung eine große Rolle. Schule konzentriert sich zu fast 100 % auf die logisch-mathematische Intelligenz (s. Kap. 16), die fatalen Folgen sehen wir bei Burnout.

Wenngleich sich erwachsene und durchaus reife Persönlichkeiten mit Burnout vorstellen, darf nicht übersehen werden, zu welchem Zeitpunkt des Lebens die Entscheidung, Medizin zu studieren, getroffen wird. Das ist meistens rund um das Abitur, also um das 18. Lebensjahr herum. Zwar gelten Menschen dieses Alters als volljährig, die externen Einflüsse in dieser Lebensphase sind aber noch sehr groß, vorrangig die der Eltern [201]. So berichten nicht wenige Ärzte mit Burnout von elterlichem Druck:

- „Wenn du mit deinen guten Noten nicht Medizin studierst, können wir dir nicht mehr helfen."
- „Es ist ein sicheres Einkommen. Dir soll es besser gehen als uns."
- „Ärzte sind hoch angesehen. Das steht dir dann auch zu."
- „Das, was du jetzt tun willst, kannst du auch später tun. Studiere jetzt erst einmal was Anständiges."

Dieser soziale Einfluss ist nicht zu unterschätzen. Bei manchem wird Burnout auch zum Teil eine Form von Rache an seinen Eltern für deren Berufsbeeinflussung sein, dabei übersehend, dass es ihn selbst viel mehr trifft als die Eltern.

> ▶ Es ist inzwischen wissenschaftlich belegt, dass bei der Wahl und vor dem Beginn des Medizinstudiums die zukünftigen Ärzte eine schlechtere physische und psychische Ausgangssituation haben als der Durchschnitt.

Scheinbare Fehler, Schwierigkeiten als Kind und vermeintliche Niederlagen können eine Basis für das Interesse am Medizinstudium sein. Ebenso ist bedeutsam, ob die Eltern oder Großeltern oder wichtige Vorbilder Ärzte waren. Nicht zuletzt spielt eine Rolle, was der Einzelne in seiner Kindheit mit dem Arztsein verbunden hat.

Daraus entwickeln sich zentrale Aussagen für das individuelle Verstehen von eigenem Burnout. Damit haben Burnout-Betroffene einen wirksamen Hebel in der Hand, das Rad wieder umzudrehen. Folgende Aussagen über den Beweggrund zum Medizinstudium dürfen nicht zufriedenstellen:

- „weil mein Vater auch Arzt war"
- „weil ich mich dafür interessiert habe"
- „weil ich das schon immer wollte"
- „weil ich viel Geld verdienen wollte"
- „weil ich helfen wollte"
- „weil ich wissenschaftlich arbeiten wollte"
- „weil ich die Praxis meiner Eltern übernehmen sollte/wollte"
- „weil ich eine spannende, vielfältige und verantwortungsvolle Tätigkeit wollte" (das wäre der Beruf als Kriminalkommissar auch gewesen, vielleicht noch spannender …)

Alle diese Antworten sind Oberfläche – darum geht es nicht beim wirklichen, tiefen Beweggrund. Also muss weiter gefragt werden, z. B.: Warum wollten Sie helfen? Aus welchen Überzeugungen und Erfahrungen heraus kam dieser Wunsch? Weshalb „mussten" Sie viel Geld verdienen? Was genau interessiert Sie am Beruf?

3.3   Ärzte kurz bevor sie Ärzte sind – Von 18 bis 25

Je selbstkritischer ein Medizinstudent ist, umso höher ist sein Risiko, depressiv zu werden. [83]
Bei einer Befragung von 1300 Ärzten in den USA bekannten 63%, dass sie ihren Kindern keine Karriere im Bereich der Medizin empfehlen würden. [178]

> Michael ist inzwischen 21 Jahre alt und sitzt im Audimax. Der Dekan der Medizinischen Fakultät begrüßt die etwa 300 jungen Medizinstudenten zu ihrer ersten Veranstaltung und erzählt ihnen: „Wenn Sie es wollen, haben Sie eine 99%ige Chance, das Studium auch erfolgreich zu beenden."

Schule bedeutet ein hohes Maß an Fremdbestimmung: Weder Lerninhalt noch -form ermöglichen eine große Varianz. Das bleibt im vollkommen verschulten Medizinstudium ähnlich, weshalb sich der zukünftige Arzt hier meistens noch wohlfühlt. Die „Instanz" der Eltern wird von der reglementierenden und richtunggebenden Instanz der Universität abgelöst. Nach zwei Jahrzehnten Übung fällt es leicht, sich weiterhin der eigenen Freiheiten berauben zu lassen. Die Zahl der Studienfächer mit ihren Kursen, Vorlesungen und Praktika in Verbindung mit den während der Semesterferien zu absolvierenden Zeiten des Krankenpflegepraktikums, der Famulatur, oder später des Praktischen Jahres ist überwältigend. Das alles erwürgt die Möglichkeit, noch mehr und endlich einmal selbstständig und freiwillig gewählte Veranstaltungen zu besuchen. Daneben finden nun erste Kontakte mit dem stark hierarchischen System der Kliniken statt: Auch hier bleibt es beim Alten. Der Ärger wird hinuntergeschluckt und die Ober- und Chefärzte werden scheinbar befriedigt.

> ▶ Auch wenn freie Entscheidungen notwendig sind, z. B. im Rahmen einer Niederlassung, beginnt in gehäufter Weise der Zusammenbruch des labilen inneren Systems im Sinne von Burnout.

Eine Herausforderung im Leben besteht darin, ohne das äußere Netz der Fremdbestimmung eigene Ziele und Werte zu entwickeln und zu wahren. Dies ist bei vielen Medizinern erst im Rahmen der Niederlassung notwendig und einer der Gründe, weshalb Praxisübernahmen schon immer beliebt waren. Die eigene Bestimmtheit wird so abgeschwächt.
Die Quote von ca. 1% Studienabbrechern war in den 1980er Jahren vielleicht noch möglich. Heute sieht das anders aus: Etwa 2400 Studenten brechen ihr Medizinstudium ab, das sind ca. 8% [66]. Die Tendenz, auch nach absolviertem Studium in nichtkurative Ausweichberufe zu gehen, wie die

Pharmaindustrie, das Krankenhausmanagement oder Unternehmensberatungen, steigt.

Ausweichberufe bedeuten den gewollten Verzicht auf die typische Konstellation Arzt – Patient und auch den Verzicht auf viele verschiedene Konfrontationen, welche den Beruf auszeichnen: Tod, Leiden, Ekel, Machtlosigkeit, um nur einige zu nennen.

Nun findet keine Berufswahl zufällig statt. Selbst wenn bei der Entscheidung, Medizin zu studieren, so etwas wie ein Zufall Pate gestanden hätte, hält es fast kein Mensch aus, sechs Jahre und viele Prüfungen lang das Studium ohne eine tiefe, eigene Motivation zu meistern. Es muss eine im Leben stark wirkende Motivation sein, die die vielen Mühen des Studiums und der weiteren Ausbildungen durchhalten lässt: Geld ist das in den seltensten Fällen. Die *offiziellen* Motivationen sind:

- Freiheit
- Beziehung zum Patienten
- Jugendtraum (was wohl oft die Erfüllung des elterlichen Traums meint)
- Alles können können
- Entwicklungsmöglichkeiten
- Wunsch des Partners

Tabelle 3-2 geht darauf ein, was zur Entscheidung führt, als Arzt im eigentlichen Sinn tätig zu sein.

Tatsächliche Gründe, Arzt zu werden [64]   **Tab. 3-2**

- anders sein
- Ängste
- Elterngelübde
- Erlösung finden
- es besser machen wollen (als die Ärzte, mit denen man als Kind Kontakt hatte)
- Gefühl, als Kind abseits zu stehen
- Helfersyndrom
- Kompensation defizitärer Anliegen (fehlendes Urvertrauen)
- kränkliche Kindheit
- Minderwertigkeitsgefühle
- Protest gegen die Erfahrungen der Kindheit
- seelische Bedürfnisse
- sich zu rächen
- Streben nach Wohlstand, Unantastbarkeit und Erfolg
- Talent
- Überwindung der eigenen Unzulänglichkeit, auch körperlicher Art

3.4   Burnout-Verstärker – Was die Basis bildet

Burnout ist in den helfenden Berufen besonders schwerwiegend, weil der zentrale Aspekt der Tätigkeit, die Beziehungsqualität zwischen Helfer und Patient, verschlechtert wird [80]. Dadurch setzt ein fatales Geschehen ein: Mit abnehmender Beziehungsqualität bekommt der Arzt immer weniger Antwort auf das, was er immer angestrengter gibt. Es ist wie eine negativ-exponentielle Entwicklung. Sicher gibt es ausführliche psychoanalytische Erklärungen für diese Phänomene. Sie sind aber auch so verständlich und nachvollziehbar.

- **Abhängigkeit von einer Rolle („Ich bin Arzt – sonst nichts"):** Abhängigkeiten beruhen auf einem Machtgefälle. Meistens ist dem Betroffenen das Gefälle aber nicht klar. Wer *in sich* von einer Rolle, von welcher auch immer, abhängig ist, begibt sich in eine Art der selbst gewählten, bedingungslosen Verpflichtung und beraubt sich zugleich seiner Freiheit und Flexibilität. Beides wären Fähigkeiten, die gerade im ärztlichen Alltag wirkungsvoll und nutzbringend sind.

- **Alles selbst machen wollen:** Wer sich ausschließlich oder vorrangig durch seine Arbeit definiert und alles selbst machen möchte, will alles im Griff haben. Abgesehen davon, dass das nicht geht, kostet es Willens- und Lebensenergie. Diese fehlt dann an der Stelle, wo sie wirklich nutzbringend eingesetzt werden könnte.

- **Angst vor Anklage:** Die Bürokratie in der Klinik, und noch mehr die in der Praxis, lähmt und tötet die ärztliche Motivation. Der Verwaltungsaufwand wurde während der letzten Jahrzehnte vorrangig durch die juristische Absicherung des Arztes mehr und mehr. Alles muss hieb- und stichfest nachvollziehbar und belegbar sein. Noch sind der Höhe nach Schadensersatzansprüche wie in den USA bei uns nicht möglich, aber vielleicht ist auch das nur eine Frage der Zeit. Damit bei den horrenden Forderungen scheinbar niemand etwas für eventuelle Forderungen zahlen muss, weder eine Haftpflicht- oder Rechtsschutz-Versicherung noch der Arzt selbst, hat er sich in diesen Bürokratie-Absicherungs-Sumpf ziehen lassen. Es ist der Sumpf der Abgabe der Verantwortung durch den Patienten an seine Anwälte, die das Spiel angesichts ihrer Honorare, deren Stundensätze ein Vielfaches der ärztlichen Sätze sind, gern mitspielen.

- **Bewertungen fallen schwer:** Das meiste im Leben kann man so oder so sehen. Arztsein und auch jede patientennahe Tätigkeit im Krankenpflegebereich *zwingt* zu ununterbrochenen Abschätzungen, also Bewertungen. Das strengt an, umso mehr, je weniger der Bewertende „Basics" kennt, wie den

Unterschied von Bewertungen und Beobachtungen, und dadurch in täglich ausgelegte Fallen tappt.

▪ **Bewusstheit:** Je höher die allgemeine Bewusstheit, desto eher wird die bescheidene Lage der eigenen Person erkannt und Burnout auftreten.

▪ **Einsamkeit – Fehlender Partner oder Probleme in der Partnerschaft:** Die meisten meiner Klienten mit Burnout haben oder hatten starke Probleme in ihrer Partnerschaft. Wenn diese Probleme gelöst sind, geht vieles leichter. Burnout kann dann aktiver und von anderen unterstützt angegangen werden.

▪ **Eustress oder Distress?** Es gibt in jedem Beruf Anforderungen, die mal mehr, mal weniger ausgeprägt auftreten und das Leben schwermachen können [94]. In der Regel gibt es im Gesundheitswesen die drei Belastungsgruppen schwach, mittelstark und stark belastend (Tab. 3-3).

Belastungsgruppen im Gesundheitswesen **Tab. 3-3**

Schwach belastend	Mittelstark belastend	Stark belastend
● Konkurrenz mit ärztlichen Kollegen ● medizinethische Konflikte ● langweilende Routine	● eigene gesundheitliche Probleme ● körperliche Belastungen (wie Stehen am OP-Tisch) ● Konflikte mit Vorgesetzten oder Institutionen ● geistige Anstrengung ● persönliche Spannungen mit Mitarbeitern oder Patienten ● Arbeitszeiten (zu lang, Dienste) ● Arbeitsbedingungen (zu kleine Konsultationsräume, fehlende Klimatisierung) ● unklare Anweisungen (als angestellter Arzt) ● mangelnde Informationen (z. B. über neue gesetzliche Regelungen oder in Kliniken über interne Regelungen)	● fehlende Anerkennung ● Zeitdruck ● Finanzdruck ● seelische Belastung durch berufstypische Inhalte (Leid, Tod) ● häufige Störungen oder Unterbrechungen der eigentlichen Tätigkeit

■ **Geldnot:** Hausbesitzer mit Hypotheken leiden überdurchschnittlich oft an Angstzuständen und Stress. Wer also Burnout bereits hat oder kurz davor steht, sollte sich nicht auch noch mit Hypotheken belasten [6].

■ **Kontakt suchen oder nicht? Kontakt bekommen oder nicht?** Ein grundlegender Konflikt basiert darauf, dass Helfer angeben, Kontakt zu Patienten zu suchen (das ist einer der wichtigsten offiziellen Gründe, den Beruf zu ergreifen), aber allein schon die Tatsache des ständigen, engen Kontaktes als stressig empfunden wird; auch weil die dafür notwendige Zeit fehlt.

■ **Perfektionismus:** Perfektionismus bedeutet, erreichbare von unerreichbaren Zielen nicht unterscheiden zu können. Das ist eine vielleicht erstaunliche Definition, denken wir alle bei Perfektionismus doch meist daran, wie sich jemand bis in Detail mit einem Projekt beschäftigt und es bestmöglich abschließen will. Aber dieses Bild stimmt nicht: Perfektionisten zeichnen sich geradezu dadurch aus, nichts fertigzustellen, weil es eben nicht perfekt geworden oder fertig ist – ihrer Meinung nach. Dazu das Fallbeispiel eines 44-jährigen Facharztes:

A. L. ist ein erfolgreicher Nephrologe. Er trinkt jeden Tag mindestens 2 Liter Wasser, was er für sich innerlich auch protokolliert. Das macht er, indem er alle paar Stunden in sich geht und zurückverfolgt, wie viele Gläser mit einem bestimmten Inhalt er bisher getrunken hat.
Bevor er Fehler macht, macht er lieber gar nichts: Niemand soll ihn angreifen können. Er braucht Kontrolle über alles, was er nur kontrollieren kann, und wird mehr als unruhig, wenn ihm das einmal nicht gelingt. In diesem Fall versucht er, entweder schnellstmöglich die Situation zu ändern oder sie fluchtartig zu verlassen. Seine Praxis ist umsatzstark, eigentlich bräuchte er drei Ganztagshelferinnen, aber er kommt mit anderthalb Kräften aus – wozu mehr? Denn delegieren mag und kann er nichts. Er kümmert sich um alles selbst: Steuererklärung, EDV-Fortbildung, Kontrolle der Mülleimer in der Praxis, anfangs schrieb er sogar die Arztbriefe selbst, das geht nun aber „leider" nicht mehr.
Wehe, eine der Helferinnen stört ihn, ohne dass er damit rechnen musste: Das irritiert ihn sehr, bringt ihn von seinem innerlich vorgedachten Ablauf ab. Störungen vermindern die Möglichkeit, alles zu kontrollieren. Spontaneität ist nicht sein Ding, er wirkt eher karg und verschlossen.
Er hatte einmal einen Entspannungskurs in progressiver Muskelrelaxation mitgemacht, stellte währenddessen allerdings schon fest, dass ihm das Verfahren nicht liegt. Seine innere Anspannung führt oft zu Kopfschmerzen, die er aber mit ASS beseitigen kann – deshalb hat er diese Tabletten immer bei sich.
An seinem Beruf stört ihn sehr, dass sich die Patienten bei weitem nicht immer an seine Ratschläge halten, sondern meinen, es besser zu wissen.

Letztlich stört ihn auch, wenn seine Therapiemaßnahmen nicht ausreichend greifen: Stirbt einer seiner Patienten, ist er tief innerlich sauer auf Gott. Das würde er allerdings nie zugeben.

Perfektionismus fördert Verletzlichkeit – obwohl er in der Regel davor schützen soll, angreifbar zu sein. Menschen mit dieser Neigung sind besonders vulnerabel, sonst bräuchten sie diese Krücke nicht. Aber Perfektionismus ist letztlich nie erreichbar, schon gar nicht auf Dauer. Er kostet viel Kraft. Es gibt die Regel: Die letzten 20 %, die zum Perfekten noch fehlen, verbrauchen 80 % der Arbeitskraft. Irgendwann muss jeder einsehen, dass es perfekt nicht geht – erst recht, wenn man mit so etwas Unvorhersehbarem wie dem Menschen und seinen Krankheiten zu tun hat.

- **Projektion:** Burnout kann als Projektionsphänomen auftreten. Das ist bisher nicht beschrieben, tritt aber nach meiner Erfahrung häufig auf: Persönliche, innerlich empfundene Belastungen und Notwendigkeiten, etwas zu verändern, werden auf den Beruf projiziert und die Arbeit wird deshalb als belastend empfunden. Burnout ist dann der vergebliche Versuch, beruflich etwas zu ändern, was an anderer Stelle geändert werden muss.

- **Verminderte Selbstachtung:** Wer sich über Leistungen definiert, wie viele an Burnout Erkrankte, der wird mit dem Bewusstwerden der Erkrankung noch mehr Probleme bekommen. Dann realisiert er, wie weit weg er von seinen Idealen ist. Seine Achtung sich selbst gegenüber sinkt und das führt in einen wirkungsvollen Teufelskreislauf, der die Ausprägung von Burnout weiter steigert.

- **Labiles Selbstbild:** Wer Burnout hat, ist nicht (mehr) bei sich und in der eigenen Kraft. Wer einen solchen Prozess zulässt oder letztlich – ungewollt – fördert, hat meistens ein labiles Selbstbild. Der Respekt vor sich selbst ist bei diesen Menschen oftmals geringer als der allen anderen Menschen gegenüber. Das prädestiniert sie für eine helfende Tätigkeit, aber auf Dauer geht das selten gut.

- **Fehlende Selbstliebe:** Selbstliebe ist für viele ein kritisches Wort. Sich selbst zu lieben kommt so wenig in Betracht, dass Burnout die gewählte Alternative bietet. Selbstliebe bedeutet auch, zu sagen: „Ich bin, wie ich bin und so bin ich gewollt und so ist es gut. Ich nehme mich an, ohne Bedauern. Und ich nehme an, was meine Vorgeschichte ist und dass meine Persönlichkeit genau so ist, wie sie ist."

- **Unzureichende Selbstmanagement-Fähigkeiten:** Wer Burnout bekommt, hat oftmals eine narzisstische Persönlichkeit oder Persönlichkeitsstörung.

Diese exkludiert fast sicher ausreichende Fähigkeiten, sich selbst im besten Sinne in die Pflicht zu nehmen und aus *sich* das Beste zu machen – und das gehorcht dem eigenen Ich und nicht dem der Eltern oder der Gesellschaft.

■ **Soziale Phobien:** Auffallend viele Ärzte leiden an sozialen Phobien. Durch ihre früher erfahrene konkrete Verwundung wollen sie die notwendige Nähe und den Kontakt vermeiden – und sehnen sich doch danach.

■ **Unehrlichkeit im Umgang mit eigenem und fremdem seelischem Leid:** Im ärztlichen Tun gilt das körperliche Leiden als normal und der Kranke als des Mitleids wert. Er ist schonungsbedürftig. Seelisch bedingten Erkrankungen hingegen wird das Schild „selbst schuld" angehängt, die Störungen werden abgewertet – auch vom Patienten selbst – und der Kranke bekommt die Aufforderung, er solle sich doch zusammenreißen.
Wir sind von einer Gleichstellung seelischer und körperlicher Erkrankungen weit entfernt. Was wäre, wenn Chirurgen erkennen würden, dass ein Großteil der von ihnen operierten „Bandscheiben" seelische Zustände sind? Diese mangelnde Gleichstellung wird von Ärzten auch heute, im 21. Jahrhundert, weiter gutgeheißen, was sich bei den an Burnout leidenden Ärzten sehr negativ auswirkt: Entweder sie erlauben es sich selbst nicht, seelisch erkrankt zu sein, oder sie fürchten die Repressalien ihrer Mitstreiter.
„Die Identifizierung mit dem Über-Ich einer ‚wissenschaftlichen' Tradition schützt das Ich davor, seine Ohnmacht zu erleben."[165] Übersetzt heißt das: Wer sich als Arzt einseitig auf die scheinbar wissenschaftlich gesicherten, körperlichen Befunde stützt, erlebt seine Ohnmacht nicht.
In dieser Tradition ist eigenes Burnout eine tiefe Demütigung. Die Über-Ich-Identifizierung ist ein gesellschaftlich voll anerkannter Abwehrmechanismus: „Schaffe, schaffe, Häusle baue!" oder „Unsere Mitarbeiter zeigen 150%igen Einsatz!"

> ▶ Wer am Herzinfarkt nach Jahren der Überarbeitung stirbt, dem wird ein Denkmal gesetzt. Wer an Burnout erkrankt, weil er ebenso krank ist, kann nicht mit Verständnis rechnen und meidet daher die Öffentlichkeit. Im Versteck wird aber das meiste schlimmer.

■ **Zwanghaftigkeit:** Wo Perfektionismus angestrebt wird, ist Zwanghaftigkeit nicht weit. Beides verursacht unerwünschte Gefühle: Zweifel, Schuld und ein Übermaß an Verantwortlichkeit [32].

3.5 Burnout-Blocker – Was grundsätzlich hilft

Es gibt niemanden, der sich als Zehnjähriger bei der ZVS[1] zum Medizinstudium anmeldet. Diese Entscheidung trifft jeder als (juristisch) Erwachsener. Das bedeutet: Kein Mensch wird gezwungen, mit dem Medizinstudium zu beginnen und es sechs Jahre lang durchzuhalten. Das Medizinstudium wird also immer frei gewählt. Damit ist jeder auch für die Konsequenzen seiner Wahl verantwortlich.

Was ein Arzt dann mit der von ihm selbst erworbenen Approbation anfängt, ob er in den Bereich der patientenorientierten Medizin geht oder nicht, auch das ist seine Entscheidung. Und es ist seine freie Entscheidung, sich niederzulassen oder in einer (und in welcher) Klinik zu bleiben. Wie es auch läuft: Alles sind zunächst Entscheidungen in grundsätzlicher Freiheit.

> ▶ Wenn Sie gerade aktuell an Burnout leiden, mag das erst einmal sehr zynisch klingen. Bei Licht besehen lassen Sie zu, dass Aktuelles (Burnout) Grundsätzliches verdeckt. Das Grundsätzliche ist: Mit dem Anerkennen dieses Gedankens entscheiden Sie über die Freiheit oder Unfreiheit Ihrer Berufswahl, Ihres Lebens und Ihrer Berufsausübung. Wenn Sie anerkennen, dass Sie Ihre berufliche und private Situation frei gewählt haben, können Sie Ihre Situation auch wieder abwählen, jederzeit. Sie haben die Freiheit zu entscheiden, wie Sie Ihren Beruf ausüben und ob Sie ihn ausüben. Diese Erkenntnis ist nur scheinbar banal. Sie haben das Recht und die Pflicht, zu erkennen, was Sie ändern können und sollten – und auch, wie Sie das tun.

Sie wählen immer, wo Sie leben, was Sie arbeiten, welchen Einfluss von außen Sie gestatten, wie Sie sich von etwas tangiert oder beschnitten fühlen, welche Bedeutung Sie Ihrer Karriere geben. Und: Sie haben die Freiheit, das abzuwählen. Vielleicht wollen Sie das aber gar nicht – und auch dazu haben Sie das Recht und die Chance. Aber dann akzeptieren Sie die Widrigkeiten, die Sie dafür in Kauf nehmen. Entscheidend ist: Sie können sich jederzeit neu entscheiden [142].

Das trifft in der Realität der an Burnout leidenden Ärzte dann oft so ein, dass sie bereit sind, alles zu *tun*. Sie sind aber nicht bereit, den *Preis dafür* (z. B. für die Aufgabe der Praxis) *zu zahlen*. Der erste Preis ist für viele, die Diagnose Burnout zuzulassen. Danach fällt es oft leichter, die große Bandbreite des eigenen Handlungsspielraums anzuerkennen. Er wurde bis zu diesem Zeitpunkt

---

1   ZVS: Zentrale Vergabestelle für Studienplätze. Eine Institution, die seit Jahrzehnten über festgelegte Kriterien bestimmt, wer Medizin studieren darf und wer nicht – und wo er das tut.

nicht oder nicht ausreichend genutzt. Es gibt eine Reihe von Vorkehrungen gegen Burnout:

- auf das Notwendigste beschränkte Bürokratie
- ausreichend lange und gute Einführung für angestellte Ärzte
- breites Spektrum von Sozialkontakten unterschiedlicher Art
- durchgehend ausreichende intellektuelle Anforderung (abhängig vom Einzelnen und dessen Tätigkeit)
- gutes (nicht scheinheilig gutes) Verhältnis zu Kollegen
- im Angestelltenverhältnis: eindeutige, transparente und emotional kompetente Führung
- klare Arbeitsziele: unternehmerische Ziele definiert und Vision geklärt, sowohl in der Klinik wie in der Praxis
- Kontrolle auf das Notwendigste beschränkt (keine Fallpauschalen, keine Case-Management-Programme, keine DRG-Systeme)
- nicht überbordende Arbeitsmenge
- Wechsel zwischen Entlastung und Belastung
- weitestgehende innere Sicherheit über die eigenen fachlichen Kompetenzen

Weitere wesentliche Faktoren, die vor Burnout schützen, sind:

- innere Ausgeglichenheit und Zufriedenheit
- Verneinung von Fremdbestimmtheit
- Fähigkeit zur Empathie

■ **Zufriedenheit** ist ein Metaparameter für innere Ausgeglichenheit und das Gefühl, sicher im Leben zu stehen. Je geringer diese Fähigkeit ausgeprägt ist, umso stärker wird die Depersonalisation im Sinne eines Burnout.

■ **Verneinung** von Fremdbestimmtheit hat eine prognostische Bedeutung für Burnout. Für dessen Entwicklung ist die innere Überzeugung von zentraler Wichtigkeit, mit dem eigenen Verhalten die eigenen Ergebnisse wesentlich zu beeinflussen. Wer stark an Fremdbestimmtheit glaubt, kann nicht annehmen, dass wesentliche Ereignisse des eigenen Lebens in eigener Kontrolle liegen. Damit wird er weniger Chancen wahrnehmen [33].

■ **Empathie** ist die Fähigkeit, sich einzufühlen, sich für andere Menschen ehrlich und zutiefst zu interessieren, Freude an sozialen und freundschaftlichen Kontakten zu haben, diese auch selbst zu initiieren. Das alles führt zum Gefühl, das Leben habe einen Sinn – und dieses Gefühl hat einen stark protektiven Einfluss auf Burnout.

> ▷ Ich möchte behaupten: Wer im Leben einen tiefen persönlichen und überpersönlichen Sinn sieht, erkennt und fühlt, bekommt nur im Ausnahmefall Burnout.

4 Die Ausbildung zum Arzt

4.1   Erwartungen und Vorarbeiten

Was Abiturienten vom Medizinstudium erwarten, hat wenig mit dem zu tun, was eintrifft.
Was Medizinstudenten vom Arztberuf erwarten, hat wenig mit dem zu tun, was eintrifft.
Was an Burnout erkrankte Ärzte erwartet, trifft sie leider.

Die ursprüngliche, individuelle Motivation für die Berufsergreifung bleibt meistens verborgen oder ihre Aufdeckung erfordert professionelle Hilfe [94]. Es gibt sicher den einen oder anderen Arzt, der andere behandelt, damit er von den eigenen Problemen abgelenkt wird [79]. Ob diese Motivation jedoch ein Berufsleben lang trägt, ist ungewiss. Unabhängig von den Inhalten der Motive speisen sie die Erwartungen des angehenden Arztes.

Erwartungen

> ▷ Menschen haben ein Ziel, das ihnen manchmal bewusst und oftmals unbewusst ist. Und sie haben Erwartungen von dem, was zukünftig sein wird.

Das gilt ebenso für ihre Berufsausbildungen. Die zukünftigen Ärzte müssen bereits vor ihrem Medizinstudium von ihren Erwartungen so stark beeinflusst und gestärkt sein, dass sie sich genug engagieren, um überhaupt studieren zu können. Typische bewusste Erwartungen vor dem Medizinstudium sind:
- Leiden überwinden zu können
- Menschen zu helfen
- den Tod besiegen zu können
- eigene Schwäche überwinden zu können
- die eigene Unterlegenheit beenden zu können

Betrachten wir diese Erwartungen etwas genauer, sind sie letztlich hypertroph und unerfüllbar:

> ▷ Leiden und Tod werden von einer anderen, nichtmenschlichen Instanz bestimmt. Die eigenen Schwächen zu überwinden oder zumindest anzunehmen, gelingt oft nicht oder nur mit professioneller Hilfe und dauert lange. Unterlegen ist kein Mensch – außer er lässt es zu oder macht sich dazu.

Träume und Fehlwahrnehmungen begleiten so oftmals den Weg zum Arztsein. Tabelle 4-1 enthält einige typische Erwartungen vor dem Studienbeginn, die durchaus an mangelndem Realitätssinn kranken.

Die Erwartungen hängen eng mit der Motivation und der Persönlichkeit zusammen. Immer wieder werden Persönlichkeitstests verlangt, so vor der Einstellung von Pflegepersonal oder vor der Aufnahme des Medizinstudiums. Das kann nur als unethischer Übergriff gewertet werden. Kein Testleiter kann prophetisch entscheiden, wie sich ein anderer Mensch über die Jahre entwickeln wird. Jeder Mensch hat unabhängig von seiner messbaren Persönlichkeit und von seinen Vorstellungen und Erwartungen das Recht, den Beruf zu ergreifen oder zu erlernen, den er will, wenn er die üblichen Kriterien dafür erfüllt. Allerdings können aufgrund solcher Tests den zukünftigen Ärzten wichtige Hinweise für sinnvolle Lernaufgaben gegeben werden.

Tab. 4-1   Erwartungshorizont von Anfängern

- Als Arzt bin ich etwas Besonderes.
- Als Arzt hat meine Tätigkeit schon etwas von einem Heroen.
- Das Studium ermöglicht mir, mit voller fachlicher Kompetenz sofort Arzt sein zu können.
- Die Kollegen sind kollegial.
- Versicherungen wollen das ärztlich Beste für die Patienten.
- Meine Leistungen werden gut, zumindest aber ausreichend bezahlt.
- Mir wird viel Dankbarkeit entgegengebracht werden.
- Patienten werden meinen Anweisungen folgen.
- Patienten wollen gesund werden.
- Wenn ich als Arzt gut und wissend bin, werde ich automatisch auch wirtschaftlich Erfolg haben.
- Im Gesundheitswesen ziehen alle an einem Strang.
- Fachliche Qualifikation ist das Wichtigste im Arztberuf.

Was nötig ist, bis sich ein Arzt niederlassen kann   Tab. 4-2

- Gymnasium und Abitur
- Aufnahmeprüfung und/oder sehr gute Abiturnote
- sechs Jahre Studium mit dutzenden, verschiedenen Fächern und einigen großen Prüfungen
- Krankenpfleger-Praktikum, zwei Monate in einem Krankenhaus ohne Bezahlung während der „Ferien" neben dem Studium
- Famulatur, vier Monate ohne Bezahlung während der „Ferien" im Studium
- in der Mehrzahl: Verfassen der Doktorarbeit: ein bis fünf Jahre
- Erhalt der Approbation – mit vielfachen Bestimmungen und unter bestimmten Voraussetzungen
- bis zu sechs Jahre, manchmal bis zu zehn Jahre Weiterbildung an Kliniken und – eingeschränkt – in Praxen, dabei werden erlebt:
  - keine wirklich geregelten Arbeitszeiten
  - Nacht-, Wochenend-, Feiertagsdienste, Notdienste
  - sehr starke Hierarchie
- Zwang zu unerwünschten oder unnötigen Tätigkeiten, sonst droht Entzug der Kassenzulassung
- in der Regel: Bewerbung um einen Kassenarztsitz bei Konkurrenz von einigen bis dutzenden anderen Ärzten
- Übernahme einer bestehenden Praxis für mehrere hunderttausend und bis zu mehreren Millionen Euro (Radiologie)
- alternativ: Suchen von Praxisräumen, Einrichten einer Praxis mit ebenfalls mehreren hunderttausend und bis zu mehreren Millionen Euro Einrichtungskosten

Vorarbeiten

Eine Vielzahl von Vorarbeiten, die anstehen, um Arzt werden zu können, sind in Tabelle 4-2 aufgeführt.

4.2 Fragwürdigkeiten im Medizinstudium und beim Übergang zum Arztsein

Michael ist nun im zweiten Semester seines Medizinstudiums. Er sitzt im Hörsaal und lauscht begeistert „seinem" Professor der Anatomie, ein vom Fach überzeugter, packender akademischer Lehrer. Noch weiß Michael nicht, dass dieser zusammen mit dem Pathologie-, Rechtsmedizin- und Dermatologie-Ausbilder der beste Redner ist, den er erleben wird. Alle anderen werden mehr oder minder Langeweiler sein, denen die Lehre zur Leere wurde, weil sie offenbar Last und keine Lust war: langweilige Vorlesungen, uninteressierte akademische Lehrer, ihr Pensum abspulend. Keine alte Schule mehr, als es die Professoren gewohnt waren, vorrangig über ihr Wort die Studenten zu fesseln und eine innere Verpflichtung darin zu sehen, möglichst viele Studenten für ihr Fach zu begeistern.

Auch heute, nach der soundsovielten Reform des Medizinstudiums in Deutschland, bestimmen die ersten zwei Jahre Fächer wie Physik (Theorie), Chemie und Biochemie (Analyse), Histologie (Schnitte von totem Gewebe), Anatomie (Zerlegen von Leichen und Leichenteilen) den Lehrplan.

Es ist ein heißer Junitag. Draußen fahren die Autos vorbei, als wollten sie demonstrieren: Hier ist das Leben. Aber was Michael gerade im vierten Semester erlebt, ist der Tod. Die Helfer des Physiologieprofessors bringen gerade einen Hund in den Kursraum, einen Dackel. Er ist nur dürftig mit einem blauen Tuch abgedeckt, so wie Michael es einige Zeit später in den meisten Operationssälen erleben wird, dann allerdings bei Menschen. Aber das weiß er noch nicht. Heute geht es um die Funktion des Herzens eines Säugetiers. Die Versuchsleiter eröffnen routiniert den zuvor geknackten Brustkorb des Hundes und zeigen den Studenten das Herz. Da wird Michael ganz anders ums Herz. Eigentlich möchte er raus aus diesem Raum im Physiologischen Institut, raus aus dem Studium. Was hat das mit dem Mysterium des Lebens zu tun? Nichts. Der Versuchsleiter spritzt dem armen Hund eine Lösung rund ums Herz oder in ein Blutgefäß, später weiß Michael das nicht mehr so genau. Schließlich stirbt der Hund. Obwohl Michael noch nie etwas mit Hunden anfangen konnte, ist er traurig und fragt sich, was das nun sollte – ein Tier zu opfern, damit einige wenige Medizinstudenten das erleben „durften", was in jedem Buch beschrieben ist und in hunderten wissenschaftlichen Videos angeschaut werden kann.

Das Studium beginnt mit viel Analyse und Totem. Es verwundert also nicht, wenn im Laufe der Zeit die Synthese vollkommen vergessen wird [64]. Die in den Anfangsjahren vermittelten Kenntnisse sind in der Realität für die Behandlung von kranken Menschen nicht notwendig. Meint Arztsein doch vorrangig, Menschen zu dienen und nicht zu analysieren. Das Studium beginnt mechanistisch, teilsystemisch, nicht ganzheitlich und sehr naturwissenschaftlich. Die Vorgaben aus der Schulzeit, in der es ebenfalls vorrangig um die logisch-mathematische Intelligenz ging, werden aufgenommen. Patientenkontakte fehlen anfangs vollkommen, bleiben auch später rar. Bis vor kurzem konnte man die ersten fünf Jahre des Medizinstudiums absolvieren, ohne einen echten Patientenkontakt von Auge zu Auge gehabt zu haben. Blieben diese Kollegen dann der theoretischen Medizin treu, wäre das nicht schlimm.

Noch rarer ist der Kontakt mit sich selbst: Es gibt kein Studienfach und kein Angebot, in dem sich der zukünftige Arzt das menschliche, persönliche Rüstzeug aneignen und ausbauen kann, das er brauchen wird. Hinzu kommt, dass Ärzte universitär und später an Kliniken so ausgebildet werden, dass sie den Narzissmus ihrer Lehrer (sprich Universitätsprofessoren und Chefärzte) befriedigen [165].

Im Studium besteht ein Hauptproblem darin, aus einer nahezu unüberschaubaren Vielzahl von Fachgebieten und deren Untergebieten unendlich viele Häppchen vorgeworfen zu bekommen, dass eines sicher nicht am Ende des Studiums besteht: eine umfassende, die Gesamtheit des menschlichen Wesens abbildende, innere Wissensstruktur [167]. So ist es nachvollziehbar, dass 98 % der Medizinstudenten unter anderem die Examensfragen für nicht praxisrelevant halten und viele andere Ausbildungsdefizite (Abb. 4-1) sehen.

Das Medizinstudium in Deutschland ist auch mit der neuesten Reform inhaltlich nicht abgespeckt – eher ist das Gegenteil der Fall. So stellt es einen Galopp von Prüfung zu Prüfung dar, in dem sich der Student in Stressbewältigung dauertrainieren kann.

Eine wirkliche, innere Verzahnung der einzelnen Fachbereiche, weg von unendlichem Detailwissen, hin zu einem Überblick über das Ganze, findet nicht statt. Die ausschließliche Fokussierung auf das, was Wissenschaft genannt wird, bleibt: „Die ärztliche Ausbildung muss eine starke wissenschaftliche

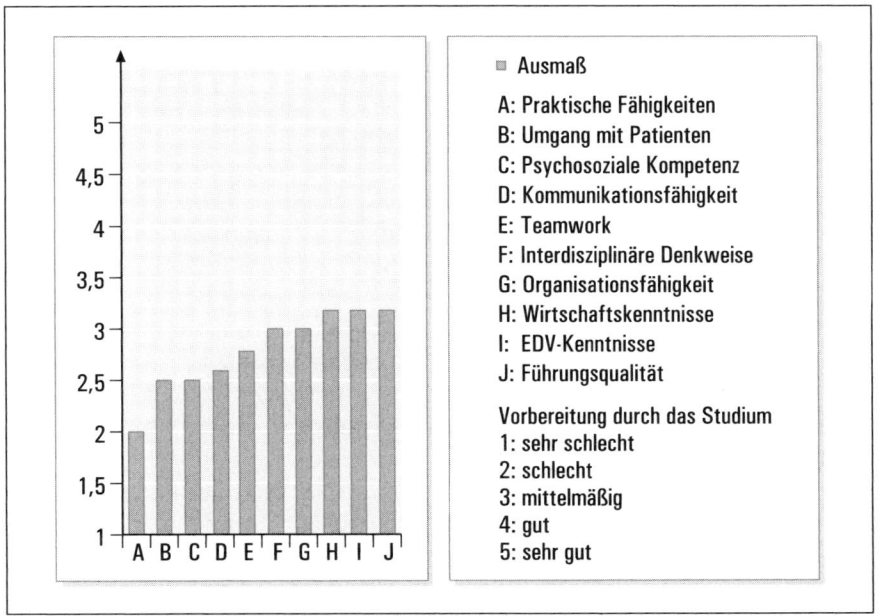

Ausbildungsdefizite während des Medizinstudiums [nach 147]   **Abb. 4-1**

Komponente mit der Integration von aktuellen Forschungsmethoden und Forschungsergebnissen haben." [134]

Michael hat gerade Semesterferien. Richtige Ferien sind das natürlich nicht, jetzt zwischen dem ersten und zweiten Semester. Er hat monatelang ohne Bezahlung im Krankenhaus zu arbeiten – im so genannten Krankenpflegepraktikum. Er hat sich dafür ein Kreiskrankenhaus in der Nähe seiner Heimat ausgesucht. Es ist ein typisches Haus der basalen Versorgung, einige internistische und einige chirurgische Stationen, keine anderen Fachabteilungen. Das Haus ist stolz, seit kurzem immerhin eine eigene Intensivstation zu haben. Michael wird von der Pflegedienstleitung auf eine chirurgische Station eingeteilt. Es ist sein zweiter Tag und er bekommt den Auftrag, einen Patienten in einen OP zu bringen. Beim Patienten soll auf einem proktologischen Untersuchungsstuhl in kurzer Vollnarkose ein Enddarmeingriff vorgenommen werden. Der Patient ist gerade kurz eingeschlafen und Michael bekommt den Auftrag, das Skrotum des Patienten mit Klebeband so zu fixieren, dass der Operateur mit freier Sicht arbeiten kann. Skrotum? Was ist das? Michael hat noch keine Ahnung von medizinischer Terminologie und ist aufgeregt, weil er noch nie bei einer Operation dabei war. Er zögert einen Moment zu lang und wird vom Operateur angefahren: „Wissen Sie nicht, was ein Skrotum ist? Haben Sie so was nicht?" So einen Tonfall hatte Michael nicht erwartet, ihm schwant, was ein Skrotum sein muss und mit zittrigen Händen versucht er, seinen Job zu machen. Das Klebeband klebt alles, nur nicht das Skrotum. Der Operateur reißt Michael das Band aus der Hand und klebt es selbst. Aggressive Stimmung auf dem Siedepunkt und die Operation kann beginnen.
Einige Zeit später. Michael hat sein Studium beendet und genießt die fünf freien Wochen zwischen seiner letzten Prüfung und seiner Anstellung als Assistenzarzt. Er kommt aus der Stadt zurück und findet einen Hinweiszettel der Post, dass ein Einschreiben auf ihn warte. Er geht zum Postamt und erhält an einem runtergekommenen Schalter von einem muffigen Postbeamten einen DIN-A4-Umschlag ausgehändigt. Er sieht den Absender und weiß, was sich darin befindet. Er öffnet den Brief erst zu Hause, intuitiv in Ruhe und mit Bedacht. Darin befindet sich seine Approbationsurkunde. Er freut sich, still und für sich. Da entdeckt er einen zweiten Bogen im Umschlag: Es ist die Belehrung darüber, dass, wer in Deutschland die Approbation als Arzt erhält und annimmt, zugleich automatisch den modifizierten Eid des Hippokrates schwört, implizit schriftlich und passiv. Michael ist entsetzt, was er viele Jahre später erst realisiert: Stillos, gefühllos und insbesondere würdelos. Die große Geschichte der Ärzteschaft wird auf diese Weise missachtet. So empfindet er heute den Abschluss seines (und jedes) Medizinstudiums in Deutschland. Ohne einen Ritus, ohne Gespür für die Leistung des gesamten Systems, von dem der Student nur ein kleiner Teil ist. Wie

anders ist es in anderen Ländern mit großen und würdevollen Abschlussfeiern für die Studenten und deren akademischen Lehrern. Hiervon abgesehen fragt sich Michael, wie ein Eid, den keiner mehr persönlich und aufrecht spricht, noch wirken soll?

Es ist ein halbes Jahr später. Michael war fleißig während des Studiums und hat vor wenigen Wochen seine Promotionsprüfung bestanden. Er ist nun Dr. med. Die Geschichte wiederholt sich: Seine Promotionsurkunde bekommt er vom Briefträger überreicht. Wie soll so ein innerer Bezug zu dem *Amt*, das Arztsein auch bedeutet, entwickelt werden?

Ein weiteres halbes Jahr später: Michael hat eine Anstellung als Akademischer Rat auf Zeit bekommen und ist somit auf Zeit beamtet. Dies entspricht dem üblichen Ablauf an einer Universitätsklinik. Akademischer Rat, das klingt nach mehr als Assistenzarzt. Nun muss er schwören – auf die Verfassung der Bundesrepublik Deutschland, mit Formel, mit Hand hochheben, mit Unterschriften. Da geht es …

Jeder, der einen Beruf anfängt, kann ihn noch nicht. Sonst wäre er kein Anfänger. Wie damit gerade im hochsensiblen Bereich von Krankheiten und Heilung umgegangen wird, zeigt folgendes Beispiel:

Michael arbeitet nun seit zehn Wochen als Assistenzarzt auf einer Station mit fast 40 Patienten. Er wurde freundlich und wohlwollend empfangen, sowohl von der Nonne, welche der Station von der Pflegeseite vorsteht, als auch von der Stationsärztin. Er bekommt sofort die halbe Station zugewiesen, ist also für etwa 20 Patienten zuständig. Bei den ersten Visiten wird ihm mulmig, gäbe es die Nonne nicht, würde er recht dumm dastehen. Die vier Monate PJ in der gleichen Klinik zuvor waren zwar eine Art der Vorbereitung, auf einmal aber wirklich verantwortlich zu sein für das Wohl der anvertrauten Patienten, ist sehr anstrengend und neu. Er hat oft Angst, etwas zu übersehen oder falsch zu machen. Die Nonne berät ihn bei jeder Visite, so gut sie kann. Und sie kann viel, sie ist ein „alter Profi" nach Jahrzehnten in dieser Klinik.

Er macht seine Sache wohl gut, denn nach zehn Wochen wird seine vorgesetzte Stationsärztin in die Ambulanz versetzt und nun ist er auf einmal der Stationsarzt. Eine rasche „Karriere", die ihn mit Stolz erfüllt.

Viele Monate muss ein Arzt als Anfänger auf einer Station tätig sein. Er muss in aller Regel zu früh und nicht durch ausreichendes Training fundiert Verantwortung übernehmen. Ängste, die wie auch immer überspielt werden, begleiten so den Arbeitsanfang vieler Ärzte. Nicht selten begleiten sie ihn fortan. Der Arzt wird ständig mit existenziellen Bürden wie Krankheit und Tod konfrontiert, das ist sein „Job". Er muss letztlich sein berufliches Leben in den Dienst der Auseinandersetzung von Leben, Leiden und Tod stellen. Er bekommt – das ist ein Phänomen jeder Berufstätigkeit – die Realität in einem kleinen Ausschnitt präsentiert. Die Realität heißt hier Krankheit und das ist eine Schattenseite der menschlichen Existenz. Wer will das schon? Wer will ernsthaft behaupten, sich gerne täglich mit der unschönen Seite des Lebens namens Tod, Leiden und Krankheit zu beschäftigen? In der Eigenerwartung wünschen sich das viele Ärzte von sich selbst.

Krankheit und Tod sind grenzsituative Teile des Lebens, die gesellschaftlich mehr und mehr ausgegrenzt werden: Hospizeinrichtungen oder schnelle Beerdigungen nach dem Tod sind äußere Zeichen dafür. Durch zunehmende Spezialisierung – selbst Allgemeinmedizin ist eine Art der Spezialisierung – wird ein immer kleineres Segment der Realität wahrgenommen. Das sind die Schubladen des Berufes. Durch die Fokussierung auf das, was nicht geht, und das, was hindert, schafft Burnout noch kleinere Schubläden in einer noch stärker beschränkten Auswahl.

> ▶ Ärzte lernen neben vielem anderem, ihre eigenen Wünsche hintanzustellen, die eigenen Bedürfnisse zu negieren oder zu unterdrücken, eigene Emotionen nicht zu zeigen, vieles mit dem Kopf zu lösen, was besser mit dem Bauch gelöst werden sollte. Und sie lernen, in einem Obrigkeitssystem zu leben – in der Klinik und nachher mit den Krankenversicherungen. Ärzte mit Helfersyndrom kennen das Thema aus ihrer Kindheit im Verhältnis zu ihren eigenen Eltern – sie sind quasi trainiert.

Dass Ärzte zu Einzelkämpfern ausgebildet [154] werden, wird von Interessensverbänden in ihrem Sinne ausgenutzt, indem die Ärztegruppen gegeneinander ausgespielt werden. Ärzte haben kaum Erfahrungen in solidarischen Verhaltensmustern. Das Problem, z. B. nach Punkten und im Nachhinein bezahlt zu werden, ließe sich durch eine einzige gemeinsame Aktion der Ärzte aus der Welt schaffen[1]. Alternativ könnten sie den Kassenvorständen und den Gesundheitspolitikern eine entsprechende Regelung für deren Gehälter empfehlen. Dafür müsste vielleicht der einzelne Arzt für eine kurze Zeit auf seinen unmittelbaren Vorteil verzichten.

Das Verhalten vieler Vertrags- und der meisten Krankenhausärzte scheint angstgesteuert und obrigkeitsorientiert. Oder haben Sie schon einmal einen Vertragsarzt kennengelernt, der alle unsinnigen und dümmlichen Anfragen, von welchen Behörden auch immer, der Ablage P zuführt [154]?

---

1 Zum Zeitpunkt der Fertigstellung des Buches wird in Deutschland erstmals beschlossen, zumindest die Bezahlung nach Punkten fallen zu lassen.

4.3 Erziehung und Ausbildung weg vom Burnout-Risiko

Die Konfrontation mit Sterben und Tod ist zwar berufsimmanent, jedoch sind die wenigsten Ärzte ausreichend emotional auf diese Inhalte vorbereitet. [101] Innerhalb von vier Jahren, von 1993 bis 1997, stieg die Berufsunfähigkeit US-amerikanischer Ärzte um 35%. [90]

Millionen von Schülern werden auch heute noch länger als ein halbes Jahrzehnt mit einer Sprache wie Latein konfrontiert, die seit über tausend Jahren kein Mensch im Alltag mehr anwendet. Andererseits hört kein Schüler etwas über die Seele, über Mitmenschlichkeit oder bekommt ein Grundverständnis für seinen Körper und von dessen Erkrankungen. Die einseitige Schulausbildung schafft eine Basis für Burnout.

Wer sich Gedanken über sinnvolle und anstehende Änderungen im Gesundheitswesen macht, sollte nicht übersehen, dass niemand außer den Ärzten selbst ein tief gehendes Interesse an Veränderungen hat. Patienten nicht, weil sie dann mehr zahlen und in die Eigenverantwortung gehen müssten. Krankenkassen nicht, weil sie kompetente Verhandlungspartner bekämen. Die Pharmaindustrie nicht, weil sie an Einfluss verlöre. Und die Politiker nicht, weil sie die Macht an die zurückgeben müssten, denen die Macht zusteht.

Wer Änderungen fordert, muss sich über die zu erwartenden Widerstände im Klaren sein.

Medizinstudium

Die medizinische Ausbildung muss anders reformiert werden. Es genügt nicht, den einzelnen Studenten während der Studienzeit mit mehr Patienten zu konfrontieren. Nichts anderes tut das „bedside teaching". Rechnen wir die Stunden zusammen, die ein Student auf diese Weise mit Patienten verbringt, entspricht das wenigen Wochen einer üblichen ärztlichen Tätigkeit nach Vollendung des Studiums. Das ist zu wenig in sechs Jahren. Es muss in erheblich mehr Ansatzpunkten auf die sich schnell verändernden Bedürfnisse des Gesundheitssystems und auf die sich ebenso verändernden Bedürfnisse der Patienten eingegangen werden [38]. Das öffentliche Vertrauen in die Ärzteschaft wird mit den bisherigen Reformen wohl nicht gestärkt. Es braucht eine inhaltlich und qualitativ anders auftretende Ärzteschaft.

Um später effektiv das während des Medizinstudiums Angeeignete einsetzen zu können, muss der Student lernen, welche unterschiedlichen Sichtweisen und Bedürfnisse Menschen haben können. Er muss Sensitivität und Empathie bezüglich der Patientenanliegen trainieren, seine eigenen und fremde emotionale Reaktionen verstehen und annehmen lernen. Er muss ein Portfolio von Techniken und Tricks kennen, mit eigenem Stress umzugehen und sich sozial verantwortlich fühlen [197].

> ▶ Ärzten muss von ihren frühesten Jahren an – und das meint im Medizinstudium – nahegebracht werden, wie sie sich selbst erfrischen und erholen, persönliche Stabilität aufbauen, soziale Kontakte zu ihrem Wohl nutzen und wie sie dem Sinn in ihrem Leben dienen.

Der Zugang zum Medizinstudium sollte die sozialen und emotionalen Kompetenzen des Bewerbers einbeziehen. Das nicht in dem Sinn, über Persönlichkeitstests eine prophetische Aussage über die Qualitäten als späterer Arzt zu erwarten, sondern ob sich der Bewerber wirklich auf die kommenden Herausforderungen einlassen will. Die notwendigen Änderungen des Studiums können in drei Bereiche eingeteilt werden:

- **Größere Praxisnähe des Studiums:** Die aktuellen Änderungen der Studienordnung sind ein kleiner Schritt bezogen auf das, was nötig ist.

- **Vermittlung von weniger detailliertem Fachwissen:** Das Ganzheitliche des Menschen muss am Ende des Studiums verinnerlicht sein, nicht die Fragmentierung in zehntausende einzelne Symptome und Diagnosen.

- **Übergeordnete, nichtmedizinische Gesichtspunkte des Berufsalltags müssen integriert werden:** Dazu gehören unter anderem Basiswissen in Betriebswirtschaft und Fortgeschrittenenwissen in Kommunikation, in emotionaler Kompetenz und in Zeitmanagement.

Das alles funktioniert dann, wenn die ärztlichen Ausbilder, die Chefärzte, eine Vater- oder Mutterfigur darstellen, im erlösten Sinn: Der Chef mit natürlicher Autorität, losgelöst von Machtinsignien, der für den einzelnen Studenten Aufmerksamkeit zeigt mit menschlicher Wärme.

Konkrete Vorschläge zur Umstrukturierung des Medizinstudiums im Sinn einer Burnout-Prävention

Es gibt viele Chancen, schon während des Studiums Burnout-Prävention zu betreiben:

- **Mehr Praxisnähe:** „Balint-Gruppen" für Studenten als Pflichtveranstaltung; Seminare als Pflichtveranstaltung mit folgenden Themen: wie unser

Gesundheitswesen aufgebaut ist und funktioniert; wo der Arzt zwischen Medizintechnik, Pharmaindustrie, Sozialversicherungsträgern, Krankenkassen und Politik steht; was auf den zukünftigen Arzt im Alltag zukommt und wie er damit umgehen kann; Studenten unter Supervision langfristig und regelmäßig mit nicht wechselnden Patienten arbeiten lassen, ihnen also bereits konkrete Patienten zuweisen.

- **Veränderung der vermittelten Wissensmenge und -inhalte:** massive Kürzung der Vorklinik; Entfall oder starke Kürzung von weniger wichtigen Fachgebieten in Vorklinik und Klinik – es wäre besser, je Fachgebiet die 20 bis 50 wichtigsten Krankheiten, die wahrscheinlich über 99% der Patientenkontakte ausmachen, richtig zu kennen statt „alle" Erkrankungen nur für die Prüfungstage; Modifikation der isolierten Körperteile-Medizin.

- **Integration berufstypischer, patientenfreier Inhalte:** Betriebswirtschaft für Ärzte; Zeitmanagement und andere Kurse; ärztliche Führungskurse; Interesse wecken für standespolitische und gesellschaftspolitische Fragen; PR-Training; Kommunikationstraining; Empathiesteigerungs-Training; Training für Konfliktlösung; Selbsterfahrung für den Studenten mit Eigenreflexion: die Auseinandersetzung mit sich selbst und dem Gegenüber üben; Entspannungstechniken lernen (Studien zeigten, dass Entspannungstechniken auch Medizinstudenten helfen, Ängste zu vermindern, Distress abzubauen und Empathie zu vermehren).

Arzt im Krankenhaus

Es besteht kein Zweifel daran, dass kommunikative und soziale Komponenten eine immer größere Bedeutung für den Arztberuf gewinnen werden [188]. Deren Anwendung muss Hand in Hand mit der Aufgabe dysfunktionaler Strukturen in den Krankenhäusern gehen. Ansonsten bilden sie weiter empathiearme Ärzte aus, deren soziales Ansehen folgerichtig sinkt.

Michael ist nun seit einem Vierteljahr ein Stationsarzt, hat eine Assistenzärztin und zwei PJ-ler zu betreuen und die Hauptverantwortung für 40 Patienten. Der Chefarzt der Klinik war sein Doktorvater, er kennt Michaels Qualitäten gut. Grund genug, ihm fünf Monate nach dem ersten Arbeitstag als Arzt die nächste Position zu geben: Michael wird Vorlesungsassistent. Wenn der Chef seine Vorlesung hält, ist der Saal voll: Er ist für die Güte seiner Vorträge und seine mitreißende Art bekannt und beliebt. Michaels Aufgabe ist nun, zuerst die Visite auf der eigenen Station gründlich und rasch zu absolvieren, dann zu suchen, wo sich der Chef gerade befindet und ihn nach Krankheitswünschen zu befragen. Je nachdem, was er heute vorlesen will, braucht er immer andere Patienten zur Demonstration. Dann durchkämmt Michael alle Ambulanzen, gibt das Thema des Tages bekannt, läuft durch alle Stationen und kontaktiert im gleichen Sinn die ärztlichen Kollegen dort. Schnell zurück auf die eigene Station, dort in Hetze weiterarbeiten und ein zweites Mal durchs ganze Haus laufen, um zu schauen, welche Patienten inzwischen „gesammelt" wurden. Den Befund der Patienten aufnehmen: Sind sie „gut genug" für die Vorlesung? Dann rasch zum Chef, Vorschläge machen. Je nach dessen Laune oder Vorstellung akzeptiert er sie oder nicht, dann kommt der dritte Rundgang. Dann die Patienten instruieren, wo sie wann zu sein haben und was dort in etwa auf sie zukommt. Zurück auf die eigene Station, die neu angekommenen Patienten anschauen und jetzt zum Vorlesungssaal. Patienten rein- und rausführen, herzlich bedanken, Tafel wischen usw.

Michael macht seine Sache wirklich gut, so gut, dass er diesen Knochenjob Semester für Semester neu aufgetragen bekommt. Im dritten Semester ist es dann soweit: Michael bekommt einen Hörsturz. Das bestürzt sogar den als knallhart verkannten Chef. Vielleicht lag es aber auch nur daran, dass Michael inzwischen in die Serienproduktion von wissenschaftlichen Publikationen gegangen ist. In fünfeinhalb Jahren an der Universität sollten es mehr als 100 werden.

Von großer Wichtigkeit ist die Orientierungsphase des jungen Arztes während seiner ersten Kliniktätigkeit. Burnout-präventiv wirken:
- der Berufsneuling kennt bereits die Klinik aus seinem Studium
- Übertragung der fachlichen Verantwortung Schritt für Schritt
- Übertragung der menschlichen Verantwortung, auch Schritt für Schritt
- Steigerung der Patientenkontakte nur schrittweise
- Versuch, die Patientenkontakte zu diversifizieren: nicht nur Patienten mit einer Erkrankung betreuen lassen; andererseits: nicht hundert verschiedene Erkrankungen gleichzeitig „einführen"
- Gefühl vermitteln, den jungen Arzt ernst zu nehmen
- Einsetzen eines erfahrenen Kollegen als persönlichen Tutor; dieser hat auch dafür zu sorgen, dass die Kompetenzkrise minimiert wird („Ich kann nichts", „Wie soll ich das jemals lernen oder können?")
- Verhinderung des Erwartungsdrucks der beteiligten Parteien
- eindeutig definierte Ziele
- konfliktarme Ziele
- Supervision (auch auf Dauer)
- Führung mit emotionaler Kompetenz von der obersten Ebene (Chefarzt) über die Ober- bis zu den Stationsärzten

Michael ist inzwischen seit einem Jahr auf der Station tätig und gut eingearbeitet. Dennoch, heute droht ein besonderer Termin: die Chefarztvisite. Hoffentlich hat der Chef gute Laune. Er kommt und die ersten zwei Räume sind der Assistentin von Michael zugewiesen. Im ersten Raum liegt ein Patient mit einer Wunde, die mit einer Farbstofflösung fach- und stadiengerecht behandelt wurde. Nur: Der Chefarzt sieht nichts! Einfach alles blau. Er gibt einen wenig erfreuten Kommentar dazu ab. In Zimmer zwei das Gleiche: „Wieso ist hier alles blau gepinselt? Da kann ich nichts sehen!" Michael ahnt schlimmes: Die Patienten in den nächsten Räumen sind unter seiner Obhut und der erste Patient in Raum 3 hat eine ebenfalls fachlich einwandfreie, aber heute offenkundig nicht Chefarzt-kompatible Malerei bekommen. Michael wird immer nervöser. Aber er ahnt nicht, was dann geschieht, als der Chef die dritte blaue Wunde präsentiert bekommt: Vor den Augen und insbesondere Ohren aller drei anwesenden Patienten, der diversen Ärzte, Studenten und Schwestern schreit ihn der Chef in höchster Lautstärke an: „Was soll das denn?? Go!! Go!! Das würden Ihnen die Amerikaner sagen. Holen Sie sich Ihre Papiere ab. Gehen Sie gleich zu meiner Sekretärin!!" Michael wurde schon mitgeteilt, dass jeder Assistenzarzt eine entsprechende „Dusche" bekommt – und manche auch zwei oder mehr. Bei ihm blieb es bei der einen. Er ging nicht zur Sekretärin, sondern machte die Visite mit dem Chefarzt weiter. Der war zwar emotional, aber nicht emotional kompetent.

5 Der Beruf und die Berufung des Arztes

5.1 Das System als solches

Niemals Zeit haben, immer hinterherrennen. [129]

In unserem Gesundheitssystem haben Ärzte zu tun mit Anbetung und Verachtung, mit Macht und deren Demontage, mit hohem Status und tiefem Fall. Kein anderer Berufsstand sieht sich so vielen Erwartungen ausgesetzt und ruft so viele ambivalente Emotionen hervor wie der der Mediziner [137, 181].

Die Realität der Militärhierarchie

Gehen wir zurück an den Anfang des 19. Jahrhunderts: Preußen hatte im Krieg gegen die Franzosen eine Niederlage erlitten, was zahlreiche Reformen, auch im Gesundheitswesen, mit sich brachte. Der Notwendigkeit von hervorragend ausgebildeten Militärärzten folgend, wurden sie an der Preußischen Militärakademie unterrichtet. Deren Professoren waren zugleich Professoren an der Charité. Sie brachten das spätestens 1852 etablierte System von Chef-, Ober- und Unterärzten (die heute gnädigerweise Assistenzärzte genannt werden) in den universitären Bereich [154].

> ▶ Was einmal wirkt, wird selten geändert: Auch heute noch werden Ärzte nach militärischen Grundsätzen ausgebildet, nach außen demonstriert über die Art und Benennung der hierarchischen Strukturen.

Das Umfeld einer Klinik Anfang des 21. Jahrhunderts konterkariert die Entwicklung und Förderung von Kreativität, Empathie und sozialem Engagement. Diese wesentlichen Merkmale ärztlichen Tuns haben hier geringe Chancen.

Schwierigkeiten, wohin der Arzt blickt

Der Beruf des Arztes ist mit Unkalkulierbarem nur so gespickt, wozu auch seine Honorierung gehört. Wenn hierzu falsche Hoffnungen kommen, egal welcher Couleur, die dann nicht erfüllt werden, hat Burnout ein leichtes Spiel. Ein Arzt kann beispielsweise letztlich das Schicksal eines Patienten und dessen Erkrankung, also das zentrale Thema seines Berufes, nicht kalkulieren. Am häufigsten sieht er sich heute neben dem Wesen von Krankheit und Tod zusätzlich mit folgenden Schwierigkeiten konfrontiert [64]:

- Zwang zur Wirtschaftlichkeit
- hoher und weiter steigender Verwaltungsaufwand
- Störungen, oftmals von *seinem* fachlichen Wissen her unnötige, zu jeder Tages- und Nachtzeit
- Grenzüberschreitung durch Patienten („Wo kaufen Sie denn ein?")
- Leistungsdenken im Gesundheitswesen
- Aggressionen gegen den Berufsstand versus Glorifizierung („Nur Sie können mir noch helfen")
- Neid („Was Ärzte verdienen") inklusive gleichlautender Kommentare der Gesundheitsministerin
- Schwarz-Weiß-Karikaturen der Medien [29, 52]

Im Krankenhausbereich sind andere Phänomene vorrangig: Ökonomen haben sich der Krankenhäuser bemächtigt – bei unveränderter Hierarchie im ärztlichen Bereich [154]. Sie sorgen für eine Beschleunigung der Zeittakte und damit für noch mehr Stress. Weiterhin werden individuelle Leistungen standardisiert, was in der Realität der Dyade Arzt-Patient viel weniger möglich ist, als es auf dem Papier möglich scheint.

> ▷ Die Leitung von Kliniken, früher ein originär ärztliches Feld, erfolgt von Verwaltungspersonen. Warum können das in Deutschland nicht Ärzte übernehmen, die im kurativen Bereich wegen Burnout nicht mehr tätig sind?

Reformator oder Hardliner?

Lassen wir zunächst einen Arzt alter Schule zu Wort kommen:

„Nach einem Lebenssinn haben wir uns dabei [meint bei überbordender zeitlicher Belastung; Anm. d. A.] *nicht gefragt. Unser Ziel war es, ein möglichst guter Arzt zu werden … Aus eigener Erfahrung weiß ich, dass dies* [24 bis 36 Stunden durchzuarbeiten; Anm. d. A.] *ohne große Probleme möglich ist … Wir stützen*

*unser ärztliches Ethos teilweise darauf, dass wir ohne Rücksicht auf eigene Inter-
essen uns voll engagieren, um anderen Menschen zu helfen."* [100]

Es gibt zwei Lager: Die einen Ärzte halten am Beruf als Berufung fest; sie beset-
zen noch die wichtigen standespolitischen Gremien und Vorstände. Dieses
Weltbild verlangt eine inhaltlich und zeitlich nahezu unbegrenzte Hingabe
vom Arzt. Die anderen sehen das nicht ein und definieren ihren Beruf als „Job"
mit beschränktem Hingabepotenzial. Sie sind Leistungserbringer, im gestei-
gerten Fall auch „Kostenverursacher" [200] durch die Art und Höhe ihrer Verordnungen oder Krankenhauseinweisungen.
Beide Sichtweisen haben ihre Vor- und Nachteile. Es wird verkannt, dass sie
zwei *existierende* Extreme darstellen, zwischen denen sich ein Arzt heute bewegt. Gerade Patienten, die den Arzt zum ausschließlichen Leistungsanbieter
degradieren, geben übrigens diese Vorstellung schnell auf, sobald es ihnen
wirklich schlecht geht und sie die empathische Begleitung und fachliche Führung brauchen.

> ▶ Unbestreitbar ist das Verhältnis zwischen Arzt und Patient eines, das über
> das eines Anbieters und Konsumenten weit hinausgeht: Gesundheit ist nicht
> kaufbar und Krankheit nicht wegbezahlbar. Der Arzt im Arzt, der mit echter
> Empathie wirkt, bewirkt das Besondere und damit viel mehr, als die pure
> Chemie (Pharmaindustrie) je bewirken kann.

Schuldzuweisungen

Ärzte werden für „einzelkämpferische Spezialisierungsheldentaten" [64] belohnt – das verhindert ihren Blick über den Tellerrand, erst recht über den eigenen nach innen.
Nicht wenige Ärzte sehen bei sich keine, bei den anderen und im „System" Gesundheitswesen alle Schuld für die eigenen Probleme. Andere Schuldige gibt es
viele, unter anderem die Kassenärztliche Vereinigung, Krankenkassen, Politiker, konkurrierende oder neidende Kollegen, Pharmaindustrie, Berufsgenossenschaften, Kliniken, Arzthelferinnen, Krankenschwestern, Patienten, Ärztekammern, Versorgungswerke, Bewertungsausschüsse und Kontrollgremien.
Die grundsätzliche Stimmung bei dieser Einstellung wird zunächst aggressiv,
auf Dauer auch hoffnungslos sein. Der typische Zynismus und Sarkasmus, den
die Betroffenen bei Burnout ausleben, ist ein Zeichen dafür, dass das eigene Talent höher eingeschätzt wird als die Höhe des sich daraus bildenden Erfolgs.
Sarkasmus ist ein Zeichen für individuell empfundene Ineffektivität.

> ▷ Für Burnout gibt es zwar äußere Auslöser, aber die Weigerung des Einzelnen, nach innen zu schauen, ist wahrscheinlich der wirksamste Faktor in der Folge von Auslösern. Verursacher ist deshalb der Einzelne mindestens so wie sein Außen.

Neben der unbestreitbaren Tatsache, dass es massive strukturelle und inhaltliche Defizite im Gesundheitswesen gibt, kann eine kausale Verbindung zu Burnout nicht als wissenschaftlich gesichert angesehen werden. Das ist nicht möglich, da ein wissenschaftlicher Gegenbeweis nur durch fundamentale Systemänderungen möglich wäre. Diese fanden bisher nicht statt.
Erdrückend viele Faktoren sprechen für eine Verbindung zwischen den Entwicklungen im Gesundheitssystem westlicher Länder und Burnout. Der wichtigste Faktor ist das Gefühl und die Art des inneren Wissens der Betroffenen und ihrer Helfer darum. So ist die Teilabhängigkeit von Burnout von Außenfaktoren heute ein Bestandteil der anerkannten Definition.

Bezahlung mit Distanz

Egal, ob der Arzt in einer Klinik oder in einer Praxis tätig ist: Er wird von 90 % seiner Patienten nicht direkt bezahlt, sondern Versicherungen (Krankenkassen sind Versicherungen) übernehmen das. Sie bezahlen die Ärzte mit erheblicher Zeitverzögerung und behalten den Zinsgewinn. Dieser Vorgang im Gesamten wurde auch als Abstrafung im Vierteljahresrhythmus [35] bezeichnet.
Im Berufsleben ist die Tatsache einmalig, dass für festgelegte Leistungen Honorare bezahlt werden, deren Höhe bis zur Auszahlung nicht klar ist, die alle drei Monate schwankt und die Ärzte immer wieder negativ überrascht. Eine einigermaßen sichere Kalkulation ist den niedergelassenen Ärzten dadurch erschwert. Selbst wenn dies abgestellt werden sollte, ist die absolute Höhe der Bezahlung für ärztliche Leistungen inakzeptabel tief. Die etwa 10 % Privatpatienten warten in aller Regel mit ihrer Zahlung, bis deren Privatversicherung ihnen den Betrag angewiesen hat. Es besteht also immer eine indirekte „Kunden-Lieferanten"-Beziehung. Die hat für den Arzt nachteilige Folgen: Er wird von der direkten materiellen Belohnung für seine Berufsausübung abgeschnitten. Dem Menschen immanent ist aber der direkte Tauschhandel. Die sehr indirekte Entlohnung der ärztlichen Leistungen führt zu einer Art Entfremdung aufseiten des Arztes wie des Patienten.
Patienten haben oftmals folgendes Anspruchsdenken: „Weil ich so viel für meine Krankenversicherung ausgebe, müssen Sie, Arzt, das und mehr für mich tun. Dafür werden Sie doch schließlich bezahlt." Das stimmt bei vielen noch nicht einmal, denn ihr Arbeitgeber zahlt die Hälfte der Beiträge. Die Verleugnungshaltung geht so weit, dass sie eine ehrliche Aufklärung über einzelne Ho-

norarpositionen verweigern oder nicht glauben. Nicht selten schwingt dann noch mit, ohnehin dem Arzt und seinem Abrechnungsverhalten nicht mehr trauen zu können. Die Darstellung der Ärzte in den publikumswirksamen Medien wird entsprechend forciert. So haben beide, Patient und Arzt, das Gefühl, zu wenig bekommen zu haben.

Diese Dysbalance liegt auch in der Natur der Sache, wenn Gesetze des Marktes (Ware oder Leistung gegen Geld sowie Reklamation als übliches Regulativ) außer Kraft gesetzt werden. Ob dies aufgrund des Inhaltes ärztlichen Tuns auch notwendig oder sinnvoll ist, bleibt zunächst unbeantwortet. Zu bedenken ist, dass menschliche Zuwendung nicht ökonomisierbar ist.

> ▶ Seit Jahren sinken die Arzthonorare stetig, das Ansehen der Ärzte ebenso. Was steigt und sicher nicht weniger wird, sind seelische und zeitliche Belastungen für Ärzte – das System ist dissonant.

Die Kostenexplosion im Gesundheitswesen ist ein Märchen, denn der Anteil der Gesamtausgaben für das Gesundheitswesen ist seit 1975 in Deutschland mit 13,1 % des Bruttoinlandsproduktes konstant geblieben [88]. Das Problem ist, dass immer weniger Arbeitende diesen Betrag aufbringen müssen. Das Problem für die Ärzte ist: Ihr Anteil an diesem Geldkuchen wird stetig beschnitten. Die grundsätzliche Lösung wird sein, die Einnahmen von der Arbeitsmarktsituation zu entkoppeln.

Der Traum vom freien Beruf

Machen sich die niedergelassenen Ärzte etwas vor, wenn sie von einem „freien Beruf" träumen? Bezüglich ihres Verhältnisses zu den Krankenkassen sicher. Die Art der Abhängigkeit entspricht in den wesentlichen Kriterien einer Scheinselbstständigkeit. Damit gewinnen die Ärzte innerlich den Traum von Freiheit und die Krankenkassen sparen sich die Sozialleistungen.

5.2 Das Arztsein heute und die menschlichen Kompetenzen als Arzt

Bedenken wir: Was für den Arzt als Routine erscheint, ist für den betroffenen Laien eine Lebenskrise. [37]

Es gibt viele Ärzte, denen die Begegnung mit ihren Patienten viel gibt. Aber die Gefahr besteht, dass Sättigung einsetzt – auch angenehme Tätigkeiten werden bei fortdauernder Wiederholung uninteressant. In der Regel stellen sich Ärzte mit einem 5-Stufen-Programm darauf ein:

1. **Variationen einführen:** Patientengruppenvorträge; sich während der Sprechstunde über andere Themen unterhalten, die nichts mit der Erkrankung oder dem Anlass der Konsultation zu tun haben.
2. **Automatisierung** läuft so ab: „Was haben Sie? Geht es besser? Nein? Dann versuchen Sie das hier."
3. **Negativbewertung:** „Immer der gleiche Mist."
4. **Aggressionen:** „Manche Patienten könnte ich auf den Mond schießen."
5. **Aufgabe:** Burnout.

Vor Jahren riet mir einmal eine Kollegin, die als Psychoanalytikerin arbeitete: „Betrachten Sie während der Arbeit Ihre Patienten wie ein Insekt unter dem Mikroskop." Damit meinte sie die Möglichkeit, etwas wie ein Mikroskop zwischen sich und den Patienten zu bringen, um mit Distanz und als außenstehender Beobachter tätig zu sein. Aber es sind Menschen, mit denen Ärzte zu tun haben, keine Insekten, keine Maschinen und auch keine Wissenschaftsobjekte. Die meisten Ärzte können kein Mikroskop als Schutz verwenden, einige haben zwar ihre Röntgengeräte oder andere Apparaturen, aber der Kontakt von Antlitz zu Antlitz ist der Regelfall. Sie nutzen dann ein unsichtbares Mikroskop: ihre Rolle. Tabelle 5-1 informiert über die beliebtesten Rollen.
Egal, für welche Rolle sich der Arzt entscheidet, letztlich kommt er an Grenzerfahrungen nicht vorbei. Ärzte müssen seelisch und körperlich an einen Patienten herantreten, die Grenze erfahren oder auch überschreiten. Jede Injektion, jede Operation, jede Blutentnahme ist eine Grenzüberschreitung und damit

Die Rolle „Arzt" [64, 80]   Tab. 5-1

I. Grundsätzliche Vereinfachungen durch die Rolle als Arzt	
Komplexitätsverminderung:	Ich Arzt – Sie Patient.
eindeutigere Handlungsabläufe:	Davon nehmen Sie morgens und abends je 1 Tablette.
eingeschränkte Kommunikation:	Ich rede – Sie hören zu.

II. Beliebte Rollen für Ärzte[1]	
● Helfer	● Kumpel
● Charmeur	● Partner
● einfühlsame Mutter	● neutraler Diagnostiker
● rigider Vater	● mitfühlender Interessierter
● der erhobene Zeigefinger	

[1] Dafür braucht es oft jahrzehntelanges Training medizinischer Schauspielkunst!

auch eine Verletzung des Patienten. Der Weg zur Heilung läuft phasenweise unter Einsatz von Aggression. Das Verhalten eines Arztes und auch eines Psychotherapeuten ist herangehend, dadurch aggressiv und meistens penetrierend, unabhängig, ob in Diagnostik oder Therapie. Jede Verletzung, die ein Mensch anderen zufügt, verletzt einen Teil in ihm. Sich das nicht einzugestehen, kostet Kraft. Diese Kraft verzehrt sich Schritt für Schritt auf dem Weg zum Burnout. So wundert es auch nicht, dass Burnout in der ersten Phase vom Arzt mit für ihn typischen Methoden angegangen wird: Er wird aggressiv, nämlich sauer auf sich und seine Umwelt, (hyper)aktiv und geht nur scheinbar auf seine Probleme zu. Er verfehlt eine wirkliche Beziehung zu sich selbst. Meistens fehlt auch die Beziehung zum System und zum Patienten.

> Burnout ist immer auch ein Beziehungsproblem auf verschiedenen Ebenen.

Damit Beziehungen stattfinden, gibt es Kommunikation. Deshalb ist Burnout auch ein Kommunikationsproblem:
- Sage ich es für mich richtig?
- Sage ich es so, dass der Patient es versteht?
- Kommt es an, bewegt es etwas bei ihm?
- Kommt es so an, wie ich es will?
- Was will mir der andere tatsächlich sagen?

Sprache kann heilen und zerstören. Sie richtig und zum Wohl des anderen anzuwenden, ist ihre zentrale Aufgabe in der Arzt-Patienten-Beziehung.

Facetten der persönlichen Kompetenzen im Tun des Arztes

1. Es gibt Ärzte, die bekommen eher seltener Burnout. Sie sind der Meinung, dass Krankheiten nicht zum Menschen gehören und schlicht zu reparierende biologische Pannen sind. Wenn diese Ärzte doch Burnout haben, dann trifft es sie besonders hart. Sie müssen ihre Einstellung revidieren, wollen sie wieder gesund werden.
2. Ärzte, die das Machbare machen und keine überragend hohen Ansprüche an ihren Beruf stellen, werden durch das Eintreten des Möglichen belohnt. Charisma und auch echte Begeisterung halten sich genauso wie Burnout bei ihnen dezent im Hintergrund.
3. Wenn sich hingegen ein Arzt einseitig der *Medizin* verpflichtet sieht und seine Verpflichtungen dem kranken *Menschen* gegenüber hintanstellt, folgen Probleme.

4. Richtig abgebrühten Ärzten und Krankenschwestern (kein Zweifel, dass es beide gibt) macht es nichts aus, Leid, Tod und Elend täglich zu erleben. Sie sind im Gesundheitssystem, so wie es zurzeit ist, notwendig und erfüllen damit eine wichtige Funktion. Sie bekommen kein Burnout.

5. Der Beruf als solcher induziert einen nicht lösbaren Widerspruch: Wer sich wegen des Elends besonders engagiert, weil es ihn bewegt, erlebt den Beruf in aller Regel für seine eigene Person als destruktiv, was auf Dauer sein Engagement dämpft.

6. Man könnte meinen, Ärzte hätten über Jahrzehnte ihre selbstbewusste Identität am Außenhalt der gesellschaftlichen Anerkennung gestärkt. Jetzt, wo diese Stütze langsam, aber merkbar wankt, käme zum Vorschein, dass kein Innenhalt gebildet wurde. Ist Arztsein wirklich mehr Schein als Sein?

7. Wissen ist wichtig, aber nur als *ein* Teil der Behandlung von kranken Menschen. Der andere ist das Wie, die Mitmenschlichkeit des Arztes.

8. Ein Arzt dient dann dem Patienten wirklich, wenn er sich selbst ausgeglichen und stark fühlt.

9. Medizin, das war früher die Heil-KUNST, heute ist es manchmal die Kunst, Patienten zu IGeL-Leistungen zu überzeugen. Solche privat zu zahlenden Leistungen werden nicht selten „erzwungen", weil die ärztlichen Honorare stetig sinken.

10. Als Arzt zu wirken gelingt viel besser, wenn Liebe in seinem Leben Platz findet. Wohin die Liebe geht oder wo sie wirkt, bleibt dem Arzt freigestellt. Zum Beispiel zu sich, dem Partner, der Umwelt, den Menschen, anderen Lebewesen, der Natur, der bildenden Kunst, der Musik, der Literatur oder ihrem Hobby – oder den kranken Menschen.

Eine wesentliche Facette des Menschlichen ist die, sich in den Patienten, der Mitmensch ist, einzufühlen. Dafür gibt es viele Betätigungsfelder im Rahmen des Arztseins [167] wie:

- Angehörigen den Tod des mit ihnen verwandten Patienten mitteilen
- eigene Betroffenheit durch weinende Patienten
- klammernde Patienten
- Miterleben eines langen Krankheitsprozesses
- Patienten verstehen die ärztlichen Erläuterungen zur Krankheit nicht
- unrealistische Heilserwartungen durch den Patienten zurechtrücken
- Unsicherheit des Patienten mittragen, ob ihm der Arzt geholfen hat oder überhaupt helfen kann

5.3   Fachliche Kompetenzen und das Sein als Arzt

Ärzte scheinen immer fest auf dem Boden der Realität zu stehen. Bei vielen von ihnen ist das aber nur Schein. Gerade ihr Mangel an grundlegender Realitätsbewältigung drängt sie in den Bereich, in dem sie sich mit Krankheit und Tod auseinander setzen müssen – sie werden Ärzte.

Absicherungsmedizin

Eine Möglichkeit, eine Art Unantastbarkeit zu bewahren, ist, sein Tun abzusichern. Die Absicherungsmedizin sichert längst nicht nur vor rechtlichen Problemen ab, sondern genauso vor Auseinandersetzungen mit Kollegen oder Patienten oder gar mit eigenen Werteinstanzen, vor Reklamationen, Konfrontationen und vor Rechtfertigungen, vor Imageschaden und vor materiellen Verlusten. Was damit in Wirklichkeit vermieden wird, wird bei Burnout zum Problem [64]: Absicherungen schotten ab, machen in diesem Sinne einsam und entsprechen einem vorauseilenden Gehorsam, der heute als zentral zu beobachtendes Phänomen aus dem Gesundheitswesen nicht mehr wegzudiskutieren ist. Ein Auswuchs dieser Art ist ein Leiden der Ärzteschaft: Ärzte leiden an Diagnostose – fortwährend wird die Diagnostik verbessert und massiv betrieben, die therapeutischen Fähigkeiten und Entwicklungen hinken jedoch eindeutig hinterher. Es ist offenkundig, dass wesentliche Entscheidungsinstitutionen mit dem grundsätzlich vorauseilenden Gehorsam genauso sicher hantieren wie Führungsebenen in Kliniken.
Spezialisierung ist eine Art der Absicherung. Sie führt zu immer bruchstückhafterem Heilen. Das trifft auch den Hausarzt: Wenn es zu kompliziert wird oder schlicht zu teuer, muss er an Fachärzte oder Kliniken überweisen.

Eine größere Instanz ist notwendig

Auch als Arzt wage ich zu schreiben: Kein Arzt heilt. Diese Wahrheit muss man im Laufe des Lebens und der Tätigkeit als Arzt irgendwann zu akzeptieren lernen. Es ist eine der größten Herausforderungen des Berufes, sich dieser Erkenntnis zu stellen. Was der Arzt bestenfalls erreicht, ist, die Heilung zu vermitteln. Das ist seine Berufung.
Heilung kann nicht „gemacht" werden. Sie ereignet sich, sie stellt sich ein. Dazu müssen immer mehrere Bedingungen erfüllt sein, wozu auch die Gabe

eines Medikamentes gehören kann. Arzt und Patient haben einen gewissen Einfluss auf diese Bedingungen, aber wie weit dieser Einfluss reicht, kann letztlich nicht sicher vorhergesagt werden.

Heilung ist immer ein Prozess, sie unterliegt der Zeit. In der Antike wusste man: „Medicus curat, natura sanat." Dass „die Natur" und nicht der Arzt heilt, dieses Wissen ist heute verdrängt. Dem Arzt „nur" die Rolle des Behandlers, eines „Handlangers" zuzuweisen, ist für manche wohl zu schwer. Der Arzt ist in Wahrheit nicht der Handlanger und erst einmal nicht der Heilende, sondern der Wissende, selbst wenn er selbst das nicht weiß. Der Arzt initiiert hoffentlich etwas im Patienten, zum Wohl des Patienten. Wenn die Mauern um den Arzt herum nicht zu stark sind, geschieht immer auch etwas im Arzt. Heilung geschieht durch und auch ein wenig in ihm. Das ist die große Chance, die der Arztberuf bieten kann.

> ▷ Der Arzt hilft dem Kranken, seine Heilung zu finden, und wird bestenfalls dadurch selbst etwas heiler. Schafft er das nicht, aus welchen Gründen auch immer, fängt sein Burnout an. Er baut damit auch sein eigenes Heil ab, nicht nur das seiner Patienten.

Weiterbildung

Das ärztliche Wissen verdoppelt sich etwa alle sieben Jahre. So ist es kein Wunder, wenn viele Ärzte etwa vier Jahre nach ihrer Facharztprüfung merken, dass sie fundamentale Wissenslücken haben.

Wer als Arzt nicht die Notwendigkeit und Selbstverpflichtung verspürt, sich immer auf dem fachlich aktuellen Wissensstand zu halten, fühlt sich erneut reglementiert und bevormundet, wenn er gezwungen wird, sich fachlich weiterzubilden.

Systemkompetenz als Arzt

Es gibt nahezu unüberschaubare Möglichkeiten, seine das System Arzt-Patient-Gesundheitswesen stützenden, fachlichen und menschlichen Kompetenzen auszubauen (Tab. 5-2).

Tab. 5-2 Inhalte ärztlicher Systemkompetenz [mod. nach 80]

Umgang mit der Zeit	• übliches Zeitmanagement
	• Einbinden des Phänomens Zeit in den ärztlichen Alltag:
	– Erkennen von biografischen Zyklen
	– Frequenz von Patientenkontakten individuell einstellen
	– Geduld (sich Zeit nehmen, warten lernen)
	– spüren lernen (wann es im Umgang mit Patienten und Mitarbeitern an der Zeit für etwas ist)
	– Umgang mit Irreversibilität und Chronifizierung (gerade von Erkrankungen)
	– Wechsel zwischen Ruhe und Aktion (rhythmisches Arbeiten)
	– Zeitdruck vermeiden
	– Zeitrituale installieren (jetzt haben wir noch genau zehn Minuten …)
	– (Zukunfts-)Ziele entwickeln
Berücksichtigung von Sozialstrukturen und Zusammenhängen	• Klärung von eigenen Erwartungen an den Beruf (im Einzelfall: Klärung von Patientenerwartungen)
	• Kommunikationstraining
	• Teamtraining (sofern in einem Team gearbeitet wird)
	• für sich selbst Integrationen aufbauen (Netzwerke, „Kulturen" wie die Skatrunde)
	• die angebotenen Hilfen des Systems (Versicherungen, staatliche Dienste) kennen und nutzen
Umgang mit der emotionalen Dimension des Systems	• Förderung der eigenen Lebensqualität sowie der der Patienten und der Mitarbeiter
	• vorhandene emotionale Kräfte erkennen und sinnvoll einsetzen
	• das System erst einmal nehmen, wie es ist; dann entscheiden, ob es sich lohnt, einen Kampf dagegen zu beginnen oder nicht
	• für das System das Beste geben – nach Übereinstimmungen mit intrinsischer Motivation suchen
Weiterentwicklungen	• Fehlertoleranz
	• Nachsicht
	• Zuversicht
	• Bedingungen für eine Stabilität des Systems erkennen und einsetzen, so man das System erhalten will
	• pragmatische Kompetenzen (Wo gibt es welche Informationen? Was fehlt? Welche Kompetenzen braucht das System für eine bessere Zukunft?)

Fortsetzung   **Tab. 5-2**

Weiterentwick-lungen	<ul><li>Sinn in der jetzigen Situation vermuten und finden</li><li>Selbstmanagement
	  – Delegieren lernen
	  – Präsentieren lernen
	  – Rollen klären und evtl. abgeben oder verändern</li></ul>

Soziale Kontakt-fähigkeit	<ul><li>Verzicht auf Ärztechinesisch</li><li>Gespür für Sprache (und deren Bedeutung)</li><li>flexible und erhellende Selbstdarstellung im Sinne von Authentizität und Integrität</li><li>Gespür für Kulturen, für Geschichte und Geschichten, für Regeln und Umgangsformen (eine türkische Patientin ist anders zu behandeln als ein deutscher Landwirt und beide anders als ein italienischer Geistlicher)</li><li>Konfliktmanagement</li><li>Kooperationskompetenz</li><li>Gespür für das Niveau des Gesprächspartners entwickeln, für das Ausmaß seiner Offenheit oder Verschlossenheit</li><li>Förderung des eigenen und des fremden Selbstwert-gefühls</li></ul>
Supervision oder Gruppencoaching	Supervision oder Gruppencoaching sind hervorragende Burnout-Präventionsverfahren. Sie funktionieren unter folgenden Gegebenheiten am besten:<ul><li>Teilnehmer haben sich freiwillig dazu entschlossen</li><li>Inhalte sind aufbauend und Ressourcen fördernd</li><li>Supervisor oder Coach vermeidet Bewertungen der Teilnehmer</li><li>Grundhaltung: „Fehler" erst einmal annehmen, wie sie sind (ohne Bedauern), anschließend als Herausforderungen umdefinieren</li><li>stetige Orientierung an den Wünschen und Zielen der Teilnehmer</li><li>Humor</li><li>in Kliniken und Institutionen: während der Arbeitszeit und vom Arbeitgeber bezahlt</li><li>Gruppe entscheidet über Supervisor oder Coach</li></ul>

5.4   Patient und Arzt

Jedes Mal, wenn ein Arzt einen Patienten sieht, sollte sich der Patient anschließend besser fühlen. (Bernard Lown, in [66])

Das vorangestellte Zitat beschreibt eine Möglichkeit, den Arzt-Patienten-Kontakt zu gestalten. Eine andere Möglichkeit wäre: „Beide könnten sich besser fühlen", indem auch die berechtigten Wünsche des Arztes beachtet werden. Egal wie – die Arzt-Patient-Beziehung ist ein fragiles Phänomen, das dem Zeitgeist und damit dem Wertewandel in der Gesellschaft unterworfen ist [98]. Das innere Verhältnis vom Arzt zum Patient kann anders sein, als viele das denken (Abb. 5-1).

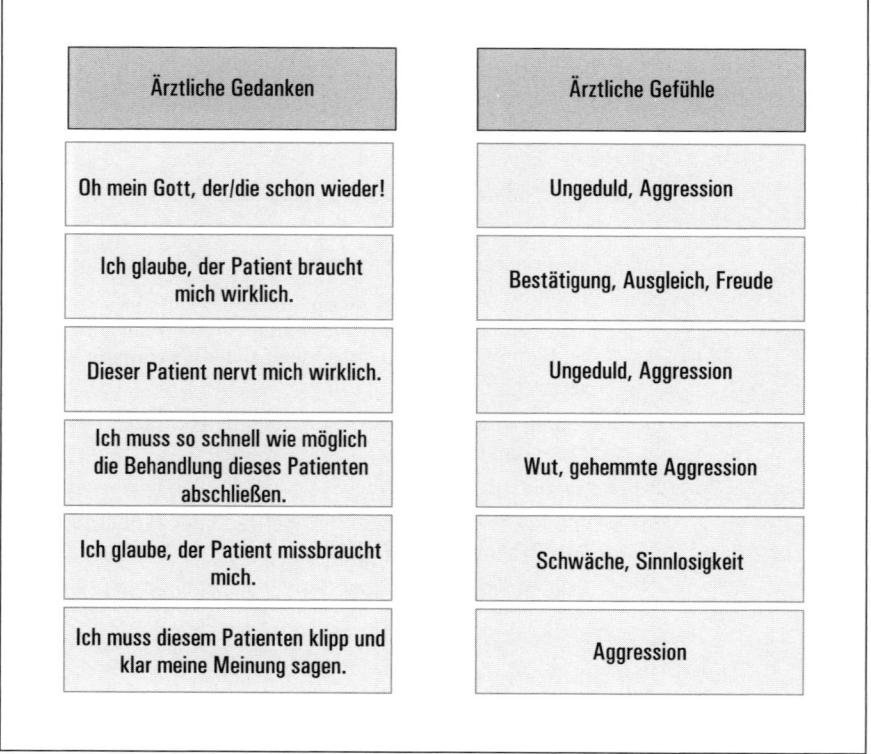

Abb. 5-1   Häufige Gedanken und Gefühle des Arztes bei Langzeitpatienten

Typische ärztliche Frustrationen [138]   **Tab. 5-3**

- aggressive Patienten, die sich zu kurz behandelt fühlten
- aggressive Patienten, weil sie zu lange warten mussten
- auf Wunder vergeblich warten (bei Erkrankungen wie im Sozial- und Abrechnungssystem)
- Patienten vermitteln das Gefühl, für die Ausstellung des Rezeptes reichten die Fähigkeiten, zu mehr aber nicht („Da gehe ich dann doch lieber zu …")
- Doctor hopping – nicht das Einholen einer „second opinion" ist schlecht, sondern das Ausspielen der Ärzte gegeneinander (so sie das mit sich geschehen lassen) und das Einholen einer dritten, vierten und soundsovielten Meinung
- Einstellung: „Und das soll es nun gewesen sein?" (was die Angst ausdrückt, sich nicht weiterentwickeln zu können)
- immer in Bereitschaft sein zu müssen, selbst im Supermarkt („Ach, Herr Doktor, gut, dass ich Sie treffe …")
- Monotonieempfinden (der 34. Patient heute mit Schnupfen)
- Praxis oder eine bestimmte Position in der Klinik wird als Stase empfunden („Es geht nicht mehr weiter")
- Unverständnis der Patienten, dass ein Arzt als menschliches Wesen sowohl selbst krank sein als auch nicht 24 Stunden pro Tag arbeiten kann
- Versuch von Patienten, den Arzt für mangelnde Heilung verantwortlich zu machen
- Versuch von Patienten oder deren Angehörigen, den Arzt in einen familiären Konflikt zu ziehen

---

Frustrationen

Trotz aller positiven Aspekte, welche der Arzt bei seinen Patientenkontakten hat und wahrnehmen kann, bauen sich im Endeffekt bei vielen Ärzten Frustrationen höheren Ausmaßes auf (Tab. 5-3). Burnout wird in der wissenschaftlichen Literatur oft ein Verhalten zugeschrieben, das „verzehrendes Engagement" genannt wird. Das könnte an zu geringer Innenschau der Befragten oder der Fragenden liegen. Meine Erfahrungen zeigen, dass Ärzte ihre Bemühungen viel eher als frustrierend (und nicht als verzehrend) empfinden. „Verzehrung" ist erst das sekundäre Phänomen.

Die Erosion des Vertrauens zwischen Arzt und Patient

65% der Patienten sind mit ihrem Arzt unzufrieden [37]. Halbgott war der Arzt, als er noch nicht alles konnte. Heute sinkt sein Ansehen, und das in Zeiten von Gentherapie, Multiorgantransplantationen und sonstigen „Errungen-

Tab. 5-4   Idealbild des Arztes [167]

• annehmend	• hilfsbereit (und das immer)
• aufnehmend	• kritiklos
• aufopfernd	• pflegend
• fleißig	• ruhig
• freundlich	• selbstlos
• fügsam	• sicher
• gehorsam	• systemtreu
• genügsam (mit wenig Geld zufrieden)	• unterwürfig
• gläubig	• verständnisvoll
• herzlich	• zart und stark zugleich

schaften". Je besser scheinbar die ärztlichen Fertigkeiten, umso geringer das Ansehen. Vielleicht kommt es dem kranken Menschen darauf an, keine Techniker, sondern eine Mischung aus Heiler und Priester zu erleben.

Ärzte sollten nach landläufiger Meinung im Idealfall eine Reihe von Eigenschaften haben (Tab. 5-4).

Kennen Sie einen Menschen, der die in Tabelle 5-4 aufgelisteten Eigenschaften vereinigt? Es besteht eine starke Diskrepanz zwischen dem, wie sich Patienten den idealen Arzt vorstellen, und wie Ärzte und Medizinstudenten die Sache sehen (Abb. 5-2).

▷ Eine wichtige Erkenntnis ist: Ärzte haben eine falsche Vorstellung davon, was Patienten sich von ihnen wünschen oder erwarten! Die vonseiten der Ärzte immer wieder hochgehaltene fachliche Kompetenz spielt für den Patienten eine zweitrangige Rolle (aber praktisch alle Fortbildungsmaßnahmen der öffentlichen Ärzteschaft beziehen sich auf diese fachlichen Kompetenzen). Persönliche Fähigkeiten, wie emotionale Kompetenz, sind für den Patienten sehr wichtig, das haben die Standesvertreter der Ärzte bis heute offenbar nicht verstanden. Ebenso wenig ist ihnen bisher klar, dass diese persönlichen Kompetenzen in Wahrheit die entscheidenden fachlichen Kompetenzen sind!

Einseitiges Geben?

Viele Ärzte sagen über ihre Kontakte zu Patienten: „Ich muss immer nur geben." Das ist nicht hinterfragt: Ein Mensch, dem geholfen wird, ist grundsätzlich dankbar. Diese Dankbarkeit wird aus folgenden Gründen dann vom Arzt nicht korrekt wahrgenommen:

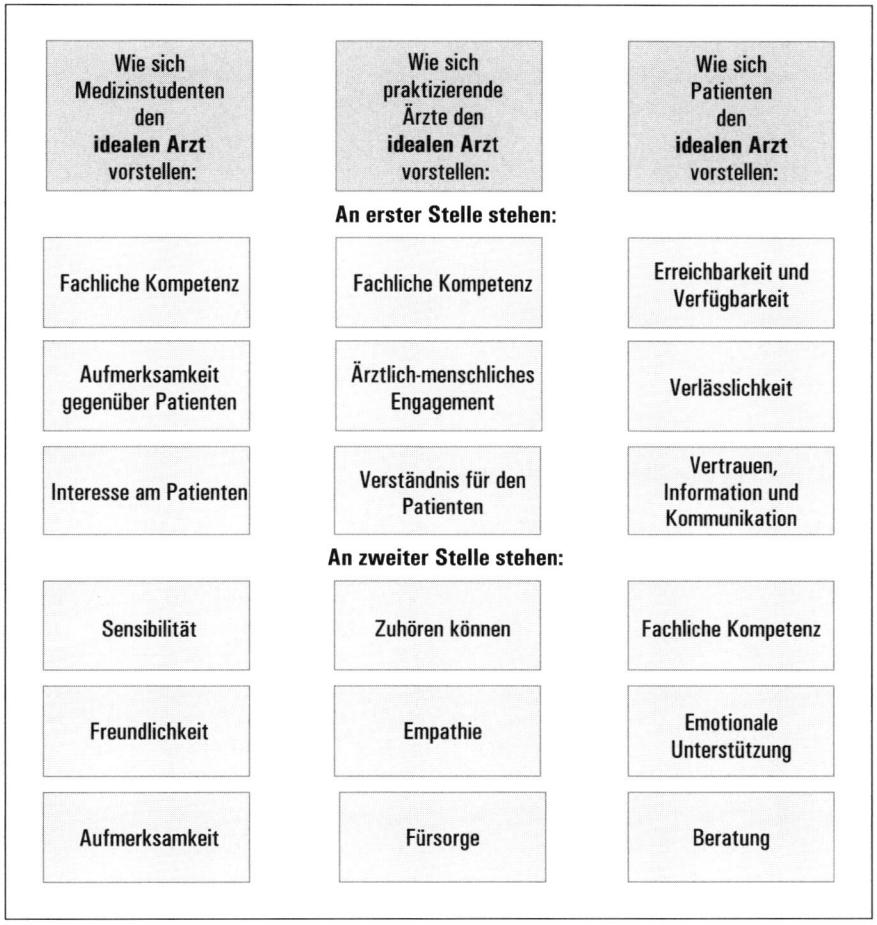

Der ideale Arzt aus verschiedener Sicht [66]   **Abb. 5-2**

- Der Arzt will keine Dankbarkeit. Wer glaubt, das sei die Ausnahme, der irrt, es ist die Regel. Woran das liegt, kann nur im Einzelfall erkannt werden. Ohne daraus einen Grundsatz zu machen, zeigt meine Erfahrung, dass der Arzt dann in die Position des Nehmenden kommt, dem mit dem Dank quasi geholfen wird. So muss er aus seiner helfenden Geber-Position heraus. Das bedeutet zwar nur einen kurzfristigen Wechsel der Machtverhältnisse, da das Arztsein aber auch Machtausübung bedeutet, fällt die Annahme von Dank den meisten sehr schwer.
- Die Dankbarkeit wird wahrgenommen, kommt aber zu selten. Das ist die Ausnahme. Der vorhandene Dank wird nicht formuliert, weil
  - der Patient Angst hat, dies zu tun („Ich will dem Arzt nicht zu nahe treten, wer weiß, was er dann denkt, weshalb ich das jetzt sage"),

- die Zeit für den Arzt-Patienten-Kontakt so knapp ist, dass dem Patienten oder dem Arzt anderes noch wichtiger scheint,
- der Patient nicht mehr kommt, da ihm der Behandlungserfolg ausreicht und er „nur" wegen des Dankes nicht kommen mag,
- dem Patienten geholfen wurde und er nach langer Zeit wiederkommt mit einem Kommentar wie: „Ach, Frau Doktor, damals haben Sie mir so gut geholfen", Frau Doktor mit einem zeitlich so gestreckten Dank aber nichts mehr anfangen kann, da der Kontext aufgehoben ist,
- der Arzt mit einem Kommentar wie „Sie haben mir so gut geholfen" sich unter Leistungsdruck gesetzt fühlt („Und jetzt soll ich ihm wieder mindestens so gut helfen, ob das mal gut geht …"), was den Dankesaspekt dieser Äußerung fragwürdig erscheinen lässt.

Empathie versus Energieverlust

▶ Bei Burnout fühlt sich der Arzt zunächst noch außerhalb seiner Berufstätigkeit bei sich und nur im Beruf außer sich; auf Dauer fühlt er sich aus beiden Welten ausgeschlossen. Seine Empathiefähigkeit sinkt stetig.

Empathie ist aber das Essenzielle, was ein Arzt für einen Patienten aufbringt. Zur ärztlichen Empathie gehört nicht nur, sich in den Patienten hineinzufühlen, sondern auch, sich hineinzudenken und dessen nonverbalen Ausdruck wahrzunehmen. Mit dieser Trias den Bezugsrahmen des Patienten möglichst weit zu erfassen, geschieht bereits ohne Burnout in der normalen, somatisch orientierten Arzt-Patienten-Beziehung kaum. Auch das kann dazu führen, Patienten als schwierig zu empfinden [58, 171]. Diese kosten den Arzt viel Energie (Tab. 5-5).

Tab. 5-5 Patienten, die Energie kosten können – „Schwierige Patienten"

● aggressive Patienten
● Patienten, die den Arzt als Papa-/Mama-Ersatz sehen
● Patienten, für die der Arzt ein Partnerersatz ist
● AU-Bescheinigungserwarter
● charismatische Patienten
● Patienten, zu denen die Chemie nicht stimmt
● Doktorhopper
● Patienten, die zum Tratschen kommen
● Patienten mit Erkrankungen, die Ekel oder Angst oder beides auslösen
● Patienten mit schweren seelischen Erkrankungen
● Patienten mit sehr lange andauernden Erkrankungen
● Patienten mit sehr schweren Erkrankungen

Fortsetzung **Tab. 5-5**

● einfältige Patienten	● Patienten mit sehr seltenen Erkrankungen
● Ich-kann-nicht-sprechen-deutsch-Patienten	● Patienten mit Viertel- bis Dreiviertelwissen
● in den Arzt verliebte Patienten	● Patienten, die alles besser wissen (die berühmte Gymnasiallehrerin)
● Internetwisser	● Patienten, die den Arzt beschäftigen (die also arbeiten lassen)
● intrigierende Patienten (Rezept bei Arzthelferin bestellen und den Arzt blind unterschreiben lassen)	● Patienten, die kommen, um Lebensenergie vom Arzt abzuziehen
● Ja-aber-Sager	● Privatpatienten, welche die Arztrechnungen nicht oder nach mehreren Mahnungen erst zahlen
● Ja-Schwätzer	● prominente Patienten
● manipulative Patienten (Gefälligkeitsrezepte oder Krankschreibungen)	● Rentenbegehrer
● multimorbide Patienten	● Therapieabbrecher
● Nichtstuer	● uneinsichtige Patienten
● Non-compliance-Patienten	● Zeittodschlager
● Patienten, die Persönliches vom Arzt erfahren wollen	

Der Kontakt mit Patienten kann natürlich auch aufbauend wirken. Der Arzt kann sich diese Aspekte bewusst machen, z. B. mit einem Komplimente-Tagebuch. Das funktioniert so: Er trägt ein kleines Buch bei sich und übt seinen Beruf wie bisher aus, jedoch mit mehr Offenheit und Achtsamkeit. Wer hinhört, wird täglich Komplimente, Lob, vielleicht sogar Huldigungen wahrnehmen können.

Michael ist im zweiten Jahr niedergelassen und die Praxis ist voll. Zu voll, denn wenn er abends nach Hause kommt, ist er erschlagen – nicht selten sind es über 100 Patienten, die er an einem Tag beraten und untersuchen muss. Seit längerem regt er sich schon auf, wegen welch scheinbaren Banalitäten ihn so mancher Patient konsultiert.
Heute Abend spürt er seinem Ärger nach: „Die sollen mich in Ruhe lassen", ist seine erste Idee. Aber er lässt nicht locker und schaut nun auch die Seite des Patienten an: Der hat etwas, oder meint es auch nur zu haben, was ihn so stört, dass er eine Vielzahl von Unannehmlichkeiten dafür in Kauf nimmt. Er muss die Telefonnummer der Praxis ausfindig machen und anrufen. Wenn er Pech hat, ist laufend belegt, weil eben für viele Patienten Termine ausgemacht werden. Irgendwann kommt er durch und bekommt die Ansage, vielleicht sogar Wochen warten zu müssen. Das macht ihm noch mehr Sorge, denn er weiß nicht sofort, woran er ist. Schließlich kommt der Termin, der Patient muss sich frei nehmen und zur Praxis kommen und

dann dort nochmals warten, um im Extremfall in ganz wenigen Minuten beraten zu werden. Welch ein Aufwand für den Patienten, erkennt Michael auf einmal. Nie wieder urteilt er über einen Patienten, der wegen einer scheinbaren Banalität zu ihm kommt. Ab jetzt achtet er die Würde des anderen, indem er ihn, egal weshalb er kommt, ernst nimmt und wertschätzt, dass gerade er als Arzt konsultiert wird.

Machtlosigkeit

Burnout wird mit Kontrollverlust in Verbindung gebracht, dem Gefühl, die anderen bestimmten alles [35]. Das trifft auf das Essenzielle des Arztseins, den Kontakt zum Patienten, nur beschränkt zu: Was der Arzt hinter verschlossener Tür mit seinem Patienten bespricht, unterliegt dem Arztgeheimnis und ist vogelfrei.
Trotzdem, die äußeren Strukturen führen offenbar zu dem *Gefühl*, nichts mehr selbst beeinflussen zu können. Das Gefühl ist das Relevante.

Authentizität

Ich bin mit einer sehr bekannten Opernsängerin befreundet. Sie hat weltweit viele Fans. Als ich sie einmal nach einem Konzert hinter der Bühne in der Münchner Philharmonie aufsuchte, stand gerade ein Fan vor ihr. Ich hörte sie sagen: „Darling, I'm so sorry. I really don't know, who you are." Sie konnte den Fan, der behauptete, sie hätten sich schon einmal getroffen, nicht wiedererkennen. Das hat sie mit der schlichten Wahrheit festgestellt.
Wie ginge es Ihnen in Ihrer Praxis, wenn ein Patient eine vergleichbare Bemerkung macht: Hätten Sie auch keine Probleme, Ihr „Unwissen" zu benennen? Die meisten Ärzte können das nämlich nicht, erst recht nicht, wenn es um ihr Fachwissen geht. Aber Authentizität ist ein hoher Wert. Zu einem gewissen Teil schützt sie vor Burnout.

Michael war während seiner Zeit an der Uniklinik sehr produktiv gewesen. Er hat sich den Ruf eines Spezialisten für bestimmte Erkrankungen erarbeitet und das entsprechende Kapitel im größten, deutschsprachigen Lehrbuch seines Fachgebietes verfasst. Die wenigsten Patienten seiner Praxis wissen das. Er hat keine Hemmung, sogar in dem von ihm selbst geschriebenen Artikel nachzulesen, vor den Augen eines Patienten, weil er ein Detail nicht erinnert. Manchmal sitzt er minutenlang vor dem Patienten und blättert in Fachbüchern, bis er meistens das findet, was er sucht. Er steht offen zu seinen Wissenslücken. Genauso hat er gelernt zu sagen: Bitte gehen Sie damit in die Klinik, das ist nichts für hier.

Distanz oder Nähe?

Man sollte Distanz bewahren können.

> ▸ Wer Burnout hat, führt immer mehr ein Leben aus zweiter Hand. Er hat die Rolle des aktiven Gestalters des eigenen Lebens weitgehend aufgegeben. Das Risiko wächst, zum Voyeur fremder Erfahrungen (der Patienten) zu werden.

Das Arzt-Patienten-Verhältnis ist ein intimes, auf Vertrauen fundiertes. Vertrauen bedeutet einen Vorschuss, den der Patient dem Arzt gibt. Auch deshalb kann ein Patient nicht auf beliebige oder auf beliebig viele Ärzte „verteilt" werden.

Gegenseitiger Respekt und Zurückhaltung kennzeichnen eine intakte Arzt-Patienten-Beziehung. Nicht selten wollen Patienten (und manchmal auch Ärzte) mehr daraus machen, das muss nicht intim sein, mündet aber in einer merkwürdigen Art der Vertrautheit, die dem Anlass nicht gerecht wird. Arztsein ist das Spiel mit der Grenze: Ärzte sollten bei jedem Kontakt das Ausmaß ihres emotionalen Engagements und die Art ihrer Annäherung neu festlegen. Wer die Grenze der Vertraulichkeit überschreitet, also zutraulich oder zu traulich wird, sorgt damit selbst für problematische menschliche Beziehungen.

Das Geheimnis der Sorge des Patienten ist, für sich selbst zu sorgen, während der Arzt für den Patienten da ist. Emotionen sind ansteckend, so herum und so herum. Wie werden sich Patienten fühlen, die von einem zynischen, gestressten und genervten Arzt behandelt werden? Und wie wird deren Heilung verlaufen [179]? Aber wie anders werden sie sich fühlen, wenn sie von einem empathischen Arzt behandelt werden, der das Spiel zwischen Annäherung und Distanz beherrscht.

Wehe, Patienten geraten an einen der Ärzte, der sich hintanstellen und den Patienten immer, zu allen Gelegenheiten, an die erste Stelle rücken möchte. Das hat etwas von Märtyrertum. Aber Märtyrer sind wahrscheinlich nicht die besten Ärzte [60].

5.5   Arzt und Arzt

Viele Patienten werden folgende Szene kennen: Sie sitzen beim Arzt und berichten, bei wem sie bisher oder zusätzlich in Behandlung waren. Entsetztes Aufstöhnen beim Arzt und ein Kommentar wie: „*Was* hat der Ihnen verordnet?", „Wie kamen Sie denn zu *dem*?", „Zu *dem* gehen Sie?" Schlechtreden von ärztlichen Kollegen ist an der Tagesordnung. Niemals jedoch würde das ein Arzt einem anderen direkt sagen. Wenn sich Ärzte *treffen*, folgt das oft einem der zwei Inhalte, Recht haben und behalten zu wollen und Ruhe haben zu wollen.

Opferposition

Die Diskussionen bei privaten Ärztetreffen, beim Ärzte-Stammtisch oder der Dienstverteilungsbesprechung werden ähnlich geführt. Inhalte und Argumente sind fast beliebig austauschbar. Welchen Sinn es haben soll, außer der gegenseitigen Bemitleidung, darüber zu klagen, wie schlecht doch die Welt und insbesondere das Gesundheitswesen sei, bleibt unklar. Diese Argumente sollten dort gesagt werden, wo sie wirken können. Die Argumente sind immer sehr ähnlich, hier einige Beispiele, geäußert im Rahmen einer Delegiertenversammlung Ende September 2005 in München [121]:

- Wir sollten nicht mehr kuschen.
- Wir sind der Sündenbock des Gesundheitswesens.
- Wir demonstrieren mangelnde Geschlossenheit und sind innerlich zerstritten.
- Wir sollten lernen, Nein zu sagen.
- Uns glaubt keiner, wie wenig wir für eine einzelne Leistung erhalten.
- Wir sollten uns in den öffentlichen Diskurs stärker einmischen.

Das letzte Argument demonstriert vorzüglich, in welch passiver Rolle manche Ärzte stecken. Wenn es um die eigenen Belange und damit unmittelbar auch um das Wohl der Patienten geht, dann handelt es sich nicht um „unerlaubte" Einmischung, sondern um eine dringliche Notwendigkeit und Selbstverständlichkeit. Die untrennbare Verbindung zwischen den eigenen Bedürfnissen und denen der Patienten ist der Gesellschaft und der Ärzteschaft leider nur teilweise klar. Optimierende und zukunftsweisende Ansätze wie „Wir sind die Kernkompetenz der Gesundheit" bleiben die Ausnahme. Warum argumentieren hoch differenzierte Menschen mit Hochschulabschluss und vielfach mit Promotion, die einen überaus verantwortungsvollen Beruf ausüben, mit so wenig visionärer Kraft?

Aus den immer wiederkehrenden Argumenten und Forderungen lassen sich die zugrunde liegenden ärztlichen Gefühle (Abb. 5-3) ableiten. Diese Gefühle

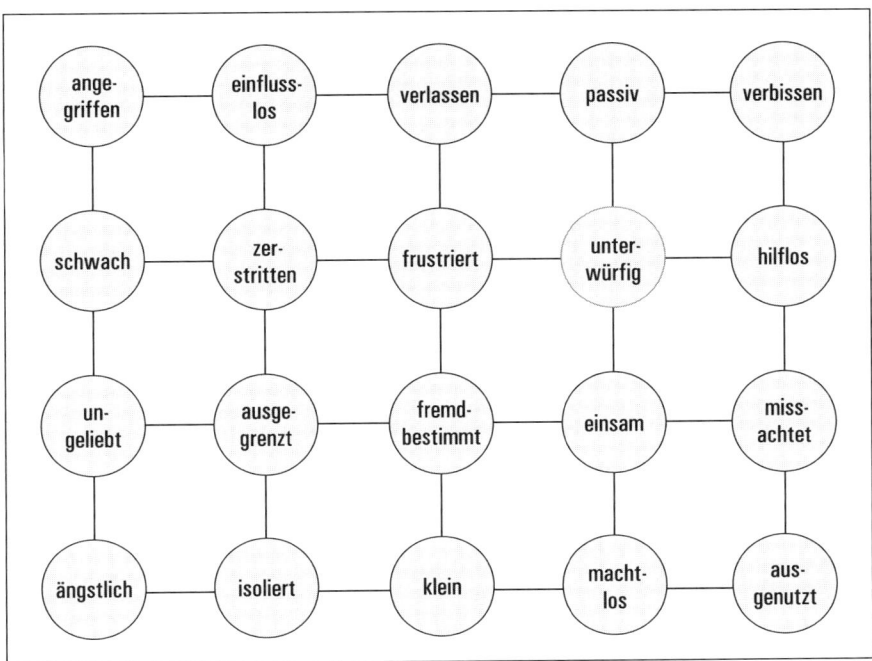

Opfergefühle bei Ärzten   Abb. 5-3

spiegeln die innere Position, mit der diese Ärzte antreten: Es ist die Position des Opfers.

Die Opferposition hat für Ärzte einen wichtigen Sinn. Die Seele sehnt sich nach innerer Balance und erzwingt sie nahezu. Solange sie nicht erreicht ist, ist der Mensch unzufrieden, aggressiv, in verschiedenen Ausprägungen nicht in seiner Mitte. Wer die Macht haben will und mit einem Omnipotenzanspruch kokettiert, muss ein Regulativ einbauen. Opfer zu sein ist ein solches Regulativ. Das ist nicht schlimm oder unethisch, es ist menschlich und normal. Denken Sie einmal an Ihnen persönlich bekannte Menschen mit starken Minderwertigkeitskomplexen. Mit hoher Wahrscheinlichkeit sind darunter auch einige, die auf der anderen Seite an einem wie auch immer ausgeprägten Größenwahn leiden.

Scheinheiligkeit

Michael hat keine Lust, hinzugehen, aber er zwingt sich: Es ist der Termin für die halbjährliche Dienstarztbesprechung. Früher fand sie in einem Vier-Sterne-Hotel statt – gediegen und adäquat, mit wirklich gutem Essen. Seit

Jahren schon haben sich die Kollegen darauf geeinigt, diese Veranstaltung in einem Null-Sterne-Lokal weiter draußen stattfinden zu lassen. Nicht, dass es sie vorher oder nachher etwas gekostet hätte: Auch dieser offizielle Anlass, die Termine für die Notdienste festzulegen, genügt, damit eine Pharmafirma die Kosten des Abends übernimmt. Das interessiert Michael im Gegensatz zu manchen Kollegen aber nicht. Er will es nur hinter sich bringen. Er hasst die Veranstaltung, in der sich alle untereinander herzlich und freundlich begrüßen. Er macht es mit, das Spiel: „Es freut mich, Sie zu sehen, Herr Kollege. Ach hallo, Frau Kollegin!" Von beiden weiß er, wie sie sich bemühen, seine Leistungen, seinen Einsatz und seine fachlichen Fähigkeiten vor ihren Patienten abzuwerten, damit diese entweder bei ihnen in Behandlung bleiben oder zumindest Kollegen aufsuchen, mit denen sie mehr verbindet als die Tatsache, nahe beieinander niedergelassen zu sein.

Wenn Ärzte länger als zehn Minuten unter sich sind und das Thema Geld nicht aufkommt, stimmt etwas nicht. Ich habe in eineinhalb Jahrzehnten nicht einen einzigen Ärztestammtisch erlebt (und der von mir besuchte war ein wirklich dezenter!), nicht eine einzige Dienstarztbesprechung, nicht einen einzigen Kongress, in denen es nicht auch um dieses Thema gegangen wäre. Nach außen wird das dann als Lappalie unter den Tisch gekehrt. Es ist aber neben dem Gefühl, einen wertvollen Beruf ausüben zu können, der überlebensnotwendige Nutzen, den ein Arzt von seiner Tätigkeit mit nach Hause nimmt. Davon abgesehen kann man mit Gesprächen über Geld sehr gut von sich selbst ablenken (Tab. 5-6).

Immer wieder habe ich mich bei solchen Veranstaltungen gefragt, was Patienten dazu sagen würden. Wahrscheinlich würden sie Geldgier und mangelnde Empathie sowie Wadenbeißertum diagnostizieren. Aber sie hätten nicht Recht damit, denn hinter der Fassade, welche die Ärzte damit aufbauen, stecken

Tab. 5-6   Typische Inhalte von Ärztetreffen [58]

- Abrechnungstricks[1]
- bestmögliche Ausnutzung der IGeL-Leistungen
- Deckelung und Knebelung durch die gesetzlichen Krankenversicherungen
- Dummheit der Berliner Gesundheitspolitik
- Dummheit und Unverschämtheit der Kassenärztlichen Vereinigungen
- durchschnittliche Scheinwerte[2]
- Diffamierung von Kollegen, die gerade nicht anwesend sind
- Jammern über die Zukunft
- optimierte Abrechnung für Privatpatienten

Falls sich Nicht-Ärzte in das Buch verirrt haben sollten:
[1] Die gibt es so nicht, aber man hofft immer wieder.
[2] erzielte Umsätze je Quartal und „Kassenpatient"

Ängste, Sorgen, reale Nöte und auch viel Einsamkeit. Leere, die kaum eine andere Diskussion als die schnöde materielle zulässt. Geld bringt einen vielleicht auf andere Gedanken. Davon abgesehen haben Ärzte Familien und sich selbst zu versorgen, für ihr eigenes Alter vorzusorgen und wollen auch gut leben. Es ist keine Schande, das zuzugeben.

Eine andere Ausprägung des „Ruhe haben" ist die Informationszensur. Ob vom Chefarzt zum Assistenzarzt, vom Oberarzt zum Assistenzarzt, vom Assistenten zum PJ-ler oder zum Pflegepersonal, ob vom Arzt zum Patienten oder dessen Angehörigen: Was an Informationen weitergegeben wird, wird genau abgewogen. Diese Informationszensur hat eine besonders lange und intensive Tradition in der Medizin. Sie dient dazu, leichter Kontrolle ausüben zu können und die eigene Macht zu behalten. Die eigene Karriere oder die eigenen Pfründe sollten doch nie gefährdet werden. Ursprünglich kann die Angst dahinter stecken, vom anderen in die Pfanne gehauen zu werden. Besser keinen Kontakt (Ruhe haben) als einen potenziell gefährlichen. Dieses Verhalten hat aber einen Preis: das ansteigende Burnout-Risiko.

5.6 Der Arzt als Führungskraft

Vor nicht allzu langer Zeit sagte mir der Präsident einer Landesärztekammer in einem Gespräch über die Notwendigkeit, Ärzte in ärztlicher Führung zu coachen: „Ärzte *sind* Führungskräfte!" Zu deutsch: Die brauchen so etwas

Was sich Krankenschwestern/Arzthelferinnen von einem Arzt wünschen [83]	Tab. 5-7
<ul><li>Achtung persönlicher Grenzen</li><li>Eingehen auf persönliche Bedürfnisse</li><li>Beachtung schenken</li><li>Beziehungsaufbau</li><li>Sorge dafür, dass das Team ausreichend besetzt ist und die einzelnen Mitglieder zueinander passen</li><li>Dank ausdrücken</li><li>das Herz ansprechen</li><li>freundliches, mitmenschliches Verhalten</li><li>Führen (klare, inhaltlich nachvollziehbare Anweisungen)</li><li>Führungskompetenzen nutzen (wie visionäre Stärke)</li></ul>	<ul><li>Gefühl vermitteln, das Team zu unterstützen</li><li>Grundregeln der gewaltfreien Kommunikation beachten</li><li>Hilfe geben (auch instrumentell)</li><li>Kritik angemessen und in angemessenem Rahmen anbringen (unter vier Augen); niemals vor Patienten oder Kollegen</li><li>Lob</li><li>Offenheit</li><li>Optimismus</li><li>Probleme erkennen und ansprechen</li><li>regelmäßige Besprechungen</li><li>Zuhören (offen und wertungsfrei)</li></ul>

nicht. Jeder mag sich sein Urteil darüber bilden. Dabei braucht eine ärztliche Führungskraft viele Fähigkeiten (Tab. 5-7).

Führungskräfte brauchen vorrangig persönliche oder menschliche Kompetenzen, medizinisch-fachliche spielen hier fast keine Rolle. Sie sind selbstverständliche Basis der Fähigkeit, seinen Beruf auszuüben. Das wurde im ärztlichen Bereich bisher anders gesehen.

Wer Ärzte lange Zeit beobachtet, kann ihre Art, den Beruf zu füllen und darin zu führen, in Schubladen ordnen. Es gibt sechs grundsätzliche Typen, die letztlich auf den von Riemann [148] beschriebenen „Grundformen der Angst" basieren. Diese sechs unterschiedlichen Arbeitsstile ebnen den Weg zum Burnout oder erschweren ihn. Alle kommen bei Klinikärzten genauso wie bei Niedergelassenen vor. Vielleicht finden Sie sich in den folgenden karikierenden Beschreibungen wieder (in der Regel erfüllen Ärzte zwei der sechs Arbeitsstile in verschieden starker Ausprägung zeitgleich); bitte missverstehen Sie die Beschreibung nicht als Pathologisierung. Es ist wunderbar, wenn ein Arzt seine Individualität lebt.

> Kein Arbeitsstil, kein Persönlichkeitstyp ist vor Burnout sicher.

Die Idee zu dieser Beschreibung verdanke ich Peter Berger [21].

■ **Der egozentrisch-narzisstische Arbeitsstil – „Der Grandiose":** Der narzisstische Arzt muss der Nabel der Welt sein – zumindest seiner eigenen. Er ist der große Star in der Klinik oder in seiner Praxis oder meint es zu sein. Seine Arbeit verrichtet er auf einer imaginären Bühne und seine Heilerfolge, zumindest seine Heilversuche, sind Teil seiner Inszenierung. Aber der Schein trügt: Nichts ist für seine überhöhten Ansprüche gut genug. Er überfordert sich stetig. Wenn Patienten nicht so wollen wie er, frustriert ihn das ungemein. Er neigt dazu, seine Kollegen und seine Patienten in seinem Sinn zu instrumentalisieren. Er will bewundert werden. Oft finden wir ihn tatsächlich auf einer Bühne: Er strebt nach Höherem wie einer Ober- oder Chefarztstelle. Wird die ihm nicht zuteil, wird sein Frust noch größer. Die große, bekannte und umsatzstarke Praxis ist dann die letzte Hoffnung; gern auch eine Prominentenpraxis – Gleicher unter Gleichen.

Einige von ihnen scheitern viel früher: im Studium, an den eigenen Ansprüchen und ihrem Perfektionismus. Sie sind unzufrieden mit sich und ihrem Leben. Um das möglichst lange vor sich geheim zu halten, sind die anderen schuld, Institutionen wie auch Patienten. In der selbstgebauten Falle aus hohen Ansprüchen, Opferposition, Unzufriedenheit, dem Gefühl kontinuierlicher Majestätsbeleidigung von außen und der gleichzeitigen Unfähigkeit, all dem gerecht zu werden, nähert sich der Betroffene mit Riesenschritten dem Burnout.

> ▶ Sein *Grundgefühl* neben all der Show ist Furcht vor Blamage. Seine *Stärken* sind hoher Leistungswille und oftmals hervorragende Rhetorik.

■ **Der einsam-schizoide Arbeitsstil – „Der Philosoph":** Dieser Arzttyp wirkt sachlich und kühl. Gern bleibt er in einer der medizintheoretischen Diszi-plinen. Hat er sich, aufgrund welcher Überlegung auch immer, doch ent-schieden, ein klinisches Fach zu ergreifen, finden wir ihn am ehesten in ei-nem Labor. Patienten sind für ihn die notwendigen Lieferanten für sein Forschungsmaterial, seien es Gewebeproben, Blut oder physikalische Wer-te. Er strebt danach, soziale Beziehungen abzuwehren. Dadurch wirkt er sonderlich, auch schrullig und wird auf Dauer „vergessen". Sein Verhältnis zu Kollegen wie Patienten ist distanziert, was Missverständnissen den Weg ebnet. Seine Einsamkeit nimmt mehr und mehr zu, was seine Ängste vor Nähe weiter schürt. Private, soziale oder gesellschaftliche Kontakte sind rar, oftmals beschränkt auf die Klinik oder die Angestellten der Praxis. Dass Medizin viel mit Emotionen und Nähe zu tun hat, war ihm bei der Berufs-wahl nicht klar, zumindest nicht, was das mit ihm zu tun hat.
Er nimmt es genau. Dieses Recht-haben-Wollen ist in diesem Fall das Risi-ko, welches zu Burnout beitragen kann. Sein Vermittlungsgeschick ist sehr eingeschränkt, weshalb er in konfliktträchtigen Situationen und auch schon im normalen Arzt-Patienten-Kontakt eine sehr mäßige Vorstellung gibt. Auch dieser Arzttyp hat Karrierechancen – so mancher Chefarzt ge-hört hierher. Es ist der Chefarzt mit der beeindruckenden Publikationsliste.

> ▶ Sein *Grundgefühl* ist Misstrauen (fast) allen anderen Menschen gegen-über. Seine *Stärke* ist die Intuition.

■ **Der abhängig-depressive Arbeitsstil – „Der gute Kumpel":** Dieser Arzt möchte seine Patienten rundum gut versorgen, ihnen beistehen, in eine Art Mutterrolle schlüpfen. Das wird nicht selten schlüpfrig, weil nur noch der Mensch im Mittelpunkt steht und das Fachwissen und dessen Anwendung zur Nebensächlichkeit verkommen. Er bemüht sich stetig: ob es um Ver-handlungen mit der Kasse geht und möglichst viele seiner Patienten eine Kur bekommen, ob es um benachteiligte Randgruppen der Gesellschaft geht. Gern arbeitet er deshalb ehrenamtlich oder in Organisationen mit star-ker sozialer Ausrichtung. Sein Berufsfeld ist ihm Familienersatz.
Bei der Grundstruktur unseres Gesundheitswesens hat dieser Typ in einem wissenschaftlichen Karriereumfeld wenig zu sagen, auch weil er meistens wenig leistungsorientiert ist. Sein Problem ist, dass er das nach außen gibt, was er selbst gern hätte: „Gefüttert werden". In aller Regel stellt sich bei die-sem Arzttyp ein starkes Abhängigkeitsverhältnis zwischen Patient und Arzt ein – nur zu viele Patienten sind bereit, auch auf Kosten ihrer eigenen Macht, sich in diesem Sinne bemuttern zu lassen und alle Verantwortung

beim Arzt zu lassen. Dieser wird dadurch in seinen Dyaden zu diversen Patienten hin mächtig. Er hat starke Abgrenzungsprobleme. Wird der Charakter der Beziehung dem einen oder anderen Patient doch zu einseitig und kündigt er das Vertrauen, bricht der Arzt zusammen. Das ist sein Grund für Burnout, er regrediert dann mit starken Selbstzweifeln.

> ▶ Sein *Grundgefühl* ist, eins sein wollen. Seine *Stärken* sind Beziehungsfähigkeit und das Schaffen von guter Atmosphäre.

■ **Der kontrolliert-zwanghafte Arbeitsstil – „Der Buchhalter":** Der zwanghafte Arzt ist der Erbsenzähler. Disziplin, Pünktlichkeit und Selbstbeherrschung sind seins. Dahinter steckt die Angst vor dem Chaos. Dass seine Persönlichkeit auf Kosten der Spontaneität geht und kreative Ideen im Keim erstickt, stört ihn nicht wirklich. Medizin wird als Leistungssport angesehen, in dem er alles fest im Griff und unter Kontrolle hat. Prinzipien sind dafür da, eingehalten zu werden. Er hält sich streng an die Vorschriften und freut sich über jede neue Richtlinie der Bundesärztekammer. Seine Patienten haben zu kuschen – er weiß es besser. Ärztliche Therapie bedeutet für ihn, sich seinen Anweisungen zu beugen. Gern entwirft er Formblätter und praxis- oder klinikinterne Ablaufschemata oder Patienteninformationen. Er liebt Blutprofile, die durchdacht sind. Checklisten auf dem Papier oder im Kopf sind ihm ein wichtiges Arbeitsmittel. Um in der Karriere wirklich weiterzukommen, fehlt ihm in der Regel Flexibilität.
Da er alles kontrollieren will, neigt er zu Perfektionismus – nur nichts falsch machen. Damit verwickelt er sich in viele nicht immer offensichtliche Konflikte, sein Hauptgrund für Burnout. Das Zwanghafte fordert seinen Tribut im Körper: Verspannungen, Kopfschmerzen, Rücken- und Bandscheibenprobleme kennt er.

> ▶ Sein *Grundgefühl* ist Anspannung. Seine *Stärken* sind Klarheit, Strukturiertheit und Zielgerichtetheit.

■ **Der vermeidend-phobische Arbeitsstil – „Der Angsthase":** Patienten sind versteckte Feinde für ihn, jedenfalls hat er Angst vor ihnen. Er muss auf Nummer Sicher gehen, was den ärztlichen Alltag erschwert und sein Arbeitstempo verlangsamt. Er missgönnt seinen Mitarbeitern genauso wie seinen Patienten Autonomie und Selbstverantwortung. Er hilft zu viel, nur, damit nichts Schlimmes geschieht. Er vermeidet dabei Konfrontationen. „Nein sagen" fällt ihm extrem schwer – was wird der andere dann nur tun? Er hemmt in allen Bereichen mit ängstlich vorgetragenen Bedenken. Was alles könnte nur geschehen! So versucht er, sich nach allen Seiten abzusichern, fordert unnötige Befunde an, holt gern konsiliarischen Rat. Lieber hundertmal umsonst gefragt als es einmal vergessen. Er ist der fleißige Arbeiter, auf den sich Heerscharen von Ober- und Chefärzten verlassen können. Die Niederlassung erscheint ihm oft zu riskant, erst recht heute – und heute ist immer. Wenn er Burnout entwickelt, dann nur, weil er sich durch die ganzen Absicherungsmaßnahmen ins Dickicht manövriert hat.

> ▷ Sein *Grundgefühl* ist Angst. Seine *Stärken* sind Verlässlichkeit und Unterstützung anderer.

■ **Der wetteifernd-rivalisierende oder hysterische Arbeitsstil – „Die Wunderkerze":** Dieser Arzt ist der Hecht im Karpfenteich! Ein toller Typ, den jeder kennt und der von jedem erkannt sein will. Eine Schickimicki-Praxis, darin kann er sich präsentieren. Er bleibt immer jung und ist ja so originell. Arztsein ist sein Hobby – eine wunderbare Plattform, auf der er Spaß haben muss, gern auch in Rivalität zu anderen Ärzten oder den Patienten. Er neigt zu Aktionismus und entfacht sein typisches Feuerwerk: laut und schnell vorbei, kein Fundament. Kollegiale Absprachen sind allenfalls eine Möglichkeit, daran halten muss er sich nicht. Was kostet die Welt?! Er ist so toll, dass ihm sexuelle Kontakte mit Patienten kaum erspart bleiben. Was soll er auch tun, wenn „die" immer nur das eine von ihm wollen …?
Irgendwann wird dieser Typ doch alt, trotz aller Vorsichtsmaßnahmen. Es ist der typische Arzt, der nicht wie die anderen zwischen 30 und 45 ausbrennt, sondern erst um die 50. Sein Blendfeuerwerk funktioniert dann nämlich nicht mehr so. Vielleicht helfen Viagra oder Gleitcreme.
Sein Problem ist, nicht erwachsen und nicht verantwortlich werden zu wollen, auf keinen Fall zu konkret oder gar verbindlich. Er will spielen, wie ein Kind. Oftmals interessiert ihn eine wissenschaftliche Karriere nicht. Sein Aufstieg findet in einer anderen Laufbahn statt.

> ▷ Seine *Grundstimmung* ist Luftigkeit. Seine *Stärken* sind Spontaneität, Kreativität, Flexibilität, Aufgeschlossenheit und Schnelligkeit.

5.7 Stör- und Stressfaktoren

Primum nil nocere – jeder Arzt muss eine ausreichende seelische und körperliche Kraft zur Behandlung von Patienten mitbringen. Untersuchungen belegen, dass nicht nur einige Fähigkeiten mit überlangen Arbeitszeiten abnehmen, sondern auch die Wahrscheinlichkeit für ärztliche Fehler steigt. [200]

Stressbedingte Störungen und Burnout sind die häufigsten Berufserkrankungen im Gesundheitswesen [136]. Burnout birgt das Risiko, ärztliche Fehlurteile zu treffen. Bei Ärzten unter Burnout nimmt deren Bereitschaft zur aktiven Sterbehilfe zu [140]. Diese Aufzählung könnte fortgeführt werden.

Sicher ist, Stress kann bei Ärzten zu erheblich folgenschwereren Fehlentscheidungen führen als in anderen Berufen. Das Wissen darum muss zu Konsequenzen in der Berufsgestaltung führen. Stress wird oftmals mit beruflichen Schwierigkeiten verwechselt, was falsch ist. Ohne Schwierigkeiten kann niemand arbeiten. Sie zu erkennen und dann zu lösen, ist ein Gutteil jeder Berufstätigkeit! Eine Diagnose nicht gleich stellen zu können oder Probleme mit dem Einbestellwesen der Praxis sind also kein Stress. Für viele unerwartet, wird in der Regel *nicht* der direkte Arzt-Patienten-Kontakt als Stress empfunden, sondern [194]:

- Zeitmangel,
- Zeitdruck,
- Beschränkung der Berufsfreiheit über Gesetze,
- Angst vor Gerichtsverfahren/Anzeigen,
- mangelnde (zumindest so empfundene) Unterstützung von Kollegen und Organisationen,
- mangelnde Sicherheit der Anstellung und
- finanzielle Unsicherheit.

Vorrangig ist es der Zeitdruck, der zu schaffen macht. Er fördert das Gefühl, nicht mehr nach den hohen eigenen Ansprüchen behandeln zu können. Der Zeitdruck korreliert direkt mit der Anzahl der Patienten.

> ▶ Zeitdruck abzubauen ist einer der wirksamsten Hebel gegen Burnout. Anders gesagt: Je geringer die Patientenzahl ist, umso geringer ist das Risiko für Burnout.

Das vermindert beim Vertragsarzt seine Einnahmen stark, es ist die Katze, die sich in den eigenen Schwanz beißt: Nur eine Veränderung des Abrechnungssystems mit adäquater Honorierung der ärztlichen Zuwendung kann letztlich Abhilfe schaffen.

Stress entsteht auch aufgrund der Spannung zwischen Wunsch und Wirklichkeit des ärztlichen Tuns. In der ärztlichen Ausbildung besonders hoch gehaltene Persönlichkeitszüge sind beste Basis für Stress und Burnout: Idealismus, Perfektionismus, Verkopfung, Verantwortungsbewusstsein, Übereifer, Zwanghaftigkeit. Dazu fehlt vielen Ärzten selbst Basiswissen in Betriebswirtschaft, die drastisch sich ändernden Arbeitsbedingungen tun ihr Übriges. Die Burnout-Quote schwankt von Fachrichtung zu Fachrichtung relativ stark.

Es muss neben diesen allgemeinen Faktoren demnach fachgruppenspezifische Stressoren geben, die mit dem konkreten *Inhalt* des Faches zu tun haben (Tab. 5-8) und die nicht auf den ersten Blick offensichtlich werden (übrigens gibt es natürlich genauso fachgruppenspezifisch Aufbauendes).

Stress verursacht alles, was den tatsächlichen Kontakt mit Patienten verhindert (Tab. 5-9).

Arztgruppenspezifische Stressoren   Tab. 5-8

Allgemeinmedizin	● Hausdoktor als Vater- und Mutterersatz ● alles wissen ● Alltag
Anästhesie	● ich will nichts hören ● der Tod ist immer dabei ● minimale soziale Kontakte
Chirurgie	● das Fach der scheinbaren Omnipotenz und mangelnder Kausalität ● Symptomatik
Dermatologie	● Grenze und deren Erkrankungen ● alles ist sichtbar, ich kann mich nicht mehr verstecken ● Ekel, Gestank
Gynäkologie	● Weiblichkeit, Frigidität, Sexualität ● intime, invasive Untersuchungen ● einseitige Geschlechtsausrichtung der Patientinnen
HNO	● Probleme mit den Sinnen
Innere Medizin	● das Fach des scheinbar höchsten Wissens ● Vielfalt ● fast alles ist unsichtbar
Notfallmedizin	● der Tod droht ● Schnelligkeit kann Leben bedeuten
Onkologie	● Abschied ● langes, schweres Leiden, langsamer Tod
Ophthalmologie	● Auge als Ausblick der Seele ● Brillenvermittler ● extrem umschriebenes Feld, stärkste Spezialisierung
Orthopädie	● Beweglichkeit und Unbeweglichkeit ● Abnutzung
Pädiatrie	● echte Begleitung ● viel Leben, weniger Leiden als andere Bereiche ● Unmündigkeit des Patienten via naturalis
Psychiatrie	● verrückt ● einziger Arzt, der offiziell nicht für den Körper zuständig ist
Radiologie	● alles durchdringend ● schwerwiegende Diagnosen ● höchste technische Blockaden zwischen Arzt und Patient ● nur das Bild zählt und das Bild ist statisch
Urologie	● Potenz, Sexualität ● hohes Durchschnittsalter der Patienten

Tab. 5-9 Häufige berufsverhindernde Belastungen[1] [84, 95, 167]

• Unterbrechung persönlicher Patientengespräche durch Krankenschwestern, Kollegen, Notrufe oder Arzthelferinnen • überbordende Büroarbeiten, Verwaltungsaufwand • Telefon klingelt zu oft • Zeitmangel, erst recht für Patienten	• Zeitdruck im Allgemeinen • körperlich anstrengende Arbeit • Zwang zu sog. wirtschaftlicher Tätigkeit[2] • falsch eingeschätzte oder eingeplante Sprechstunden- oder Ambulanzzeit • Konflikte mit der Abrechnung

[1] geordnet nach abnehmender Häufigkeit
[2] Auf Dauer wird diese so genannte wirtschaftliche Tätigkeit zu enormen Mehrkosten führen. Das ist das „Nach-mir-die-Sintflut"-Phänomen der Versicherungen, Standespolitiker und Politiker.

Tab. 5-10 Beschwerden von Ärzten (nicht bzgl. Burnout selektiert)[1]

• Reizbarkeit • Rückenschmerzen • Grübeln • innere Unruhe, Unstetigkeit	• Erschöpfung • Verlangen nach Schlaf • Nackenschmerzen • Schweregefühl in den Beinen

[1] geordnet nach abnehmender Häufigkeit

Tab. 5-11 Berufliche Störfaktoren

Von außen kommende, als belastend empfundene Anforderungen	Als mangelhaft empfundenes Verhalten, Aktivitäten
• Darstellung als raffgierig und pfuschende Dienstleistende in Teilen der Medien • Einmischung der öffentlichen Hand • kleiner „Partner" der übermächtigen gesetzlichen Krankenversicherungen • Konfrontation mit aufgeblähten Strukturen • maßlos steigende Risikoabsicherungen durch maßlos steigende Patientenforderungen und fehlende Patienteneigenverantwortung • Sündenbock des Gesundheitswesens • unzureichende Vergütung • Verwaltungstätigkeiten, unter anderem für Versicherungen oder Rententräger	• Chefärzte, die als ethische Vorbilder nicht oder nur eingeschränkt taugen • fehlende oder insuffiziente Medien- und Öffentlichkeitsarbeit • fehlende Solidarität unter Ärzten – bis hin zur inneren Zerstrittenheit • Kompetenzabgabe an andere Gruppen • mangelhaftes politisches Bewusstsein der Ärzte • zu selten Meinung beziehend und durchhaltend • zu häufig unterwürfiges Verhalten • unzureichende Positionierung der Ärzteschaft in der Öffentlichkeit

Bei bestimmten stressbedingten Beschwerden sind Ärzte auffallend stärker betroffen als die Allgemeinbevölkerung [84, 167] (Tab. 5-10).
Weniger als Stress, vielmehr als Störfaktoren werden berufsalltägliche Faktoren empfunden (Tab. 5-11).

5.8   Variablen

Identifikation und Werte

Immer wieder wird von der starken Identifizierung mit dem Arztberuf berichtet, die zu Burnout führe. Nach meinen Erfahrungen gibt es auch eine Gruppe von Ärzten, die eher unteridentifiziert ist und dann Burnout entwickelt. Problematisch ist, wenn das ärztliche Tun wieder und wieder die persönlichen Werte wie Würde oder Mitmenschlichkeit verrät. Unreflektiert geschieht das oft in Angestelltenverhältnissen, indem die Klinikleitung sowohl im Verwaltungs- wie im ärztlichen Bereich Werte vorgibt oder vorlebt, die mit denen des betroffenen Arztes in Widerspruch stehen. Im Niedergelassenenbereich tritt die Missachtung eigener Werte noch häufiger auf. Wem Freiheit oder Unabhängigkeit von hoher Bedeutung sind, sieht diese durch seinen Praxisalltag immer wieder verletzt, was zu einer destruktiv wirkenden Grundstimmung führt, die nicht bewusst sein muss.

Wirkung und Wirkungslosigkeit?

So mancher Arzt ist *persönlich* gekränkt, wenn einer seiner Patienten stirbt. Er empfindet den Tod als Niederlage, nicht als Erlösung oder als Übertritt, nicht als etwas, das eine stärkere Instanz als die menschliche bestimmt. Der Tod zeigt ihm seine mögliche Wirkungslosigkeit, so wie das auch anders ausgehende Krankheitsverläufe kontinuierlich tun.
Es gibt unzählige Erkrankungen, welche heute kein Arzt heilen kann. Darunter sind Banalitäten wie eine Erkältung oder ein Schnupfen, und lebensbestimmende wie chronischer/essenzieller Bluthochdruck oder Diabetes (essenziell, kryptogenetisch oder primär sind die *Marker* dafür, dass ein Arzt nur symptomatisch behandeln kann). Es bedeutet keine Heilung, über die ununterbrochen notwendige Gabe eines Medikamentes einen Zustand zu erreichen, der ohne das Medikament rasch aufhört.
Die meisten chirurgischen Eingriffe oder sehr belastenden Therapien wie Zytostase heilen ebenfalls nicht direkt. Ein Teil zu entfernen, ist oftmals lebens-

rettend und damit höchst sinnvoll. Aber *geheilt* ist das kranke Teil damit nicht. Es ist schlichtweg entfernt. Auch Zytostatika wirken über das Töten und damit Entfernen von körpereigenem Gewebe.

Jeder Mensch will mit seinem Tun Wirkungen erzielen. Die Literatur belegt seit mehr als 40 Jahren vergleichbare, nur geringfügig variierende Überlebensraten nach erfolgter Metastasierung des Mammakarzinoms [164]. Das ist nur ein Beispiel von vielen; bis auf darstellende und diagnostische Maßnahmen – hier gab es Meilensteine – in weiten Bereichen der Medizin, und hier besonders bei häufigen Erkrankungen, hat sich leider nicht viel getan. Herzen zu transplantieren ist Routine, aber eine Erkältung kommt heute so häufig vor wie vor 50 Jahren, dauert ebenso lange wie damals und ist so unangenehm wie jeher.

Daneben konfrontiert der Tod immer und jeden, auch jeden Arzt, mit der eigenen Todesangst, manchmal auch mit der unbewussten Todessehnsucht und der eigenen Verletzlichkeit. Viel mehr Ärzte, als man denken mag, verdrängen diese Thematik systematisch. Arztgruppen wie Onkologen, die sich ununterbrochen mit dem Tod auseinander setzen und sich diesem letztlich offen stellen müssen, stellen entsprechend nicht die am häufigsten von Burnout betroffene Arztgruppe.

Zufriedenheit und Unzufriedenheit

Eine sehr detaillierte Studie belegt: Ärzte ohne Burnout sind weder deutlich zufriedener noch unzufriedener als die deutsche Normalbevölkerung [26]. Es ist klar, was Ärzte zufriedenstellt, es sind:
- adäquate Bezahlung
- Prämien
- allgemein gute Arbeitsbedingungen
- Möglichkeiten der Fortbildung
- konkrete Art der Arbeit
- Unterstützung von Kollegen
- Unterstützung von Supervisoren
- funktionierende Kommunikation
- Sicherheit, den Arbeitsplatz behalten zu können

Das Spektrum ihrer Unzufriedenheit ist auf den Beruf zugeschnitten (in absteigender Reihenfolge):
- Arztbild in den Publikumsmedien
- Möglichkeiten der Kinderbetreuung
- Netz der eigenen sozialen Sicherung
- Arztbild in den Fachmedien
- Arztbild in der Gesellschaft allgemein

Tendenziell sind Ärzte in Kliniken etwas zufriedener als ihre niedergelassenen Kollegen und mit zunehmendem Alter steigt die Lebenszufriedenheit stetig an. Zufriedene Ärzte geben öfter als ihre unzufriedenen Kollegen an, dass sie klare Werte haben, ihnen ausgeprägte (familiäre) Unterstützung zuteil wird und dass sie ihre Arbeit am Patienten mit Humor schmücken.

Übrigens sind Pädiater die Arztgruppe, die relativ zufrieden mit ihrer Arbeit ist. Die Vermutung liegt nahe, dass das so ist, weil sie im Gegensatz zu anderen Arztgruppen deutlich weniger mit Kranken oder mit ernsten Krankheiten zu tun haben, sondern präventiv oder einfach beobachtend tätig sind.

Wer unzufrieden ist, wird meistens auch unglücklich. Konkret unglücklich werden Ärzte, die einseitig ein hohes Einkommen bevorzugen und vorrangig nach beruflichem Erfolg sowie sozialem Prestige streben. Unzufrieden sind Ärzte auch, wenn Ihnen Risiken der Berufsausübung drohen oder bewusst sind, wie [14]

- die Stilllegung des Krankenhauses
- unerwartete technologische Entwicklungen
- Rationalisierungen
- geänderte Bedarfsplanungen und -zahlen
- Budgetierungen
- Privatisierungen
- Einführung anderer Abrechnungsprinzipien (Fallpauschalen)

Was fördert das ärztliche Wohlbefinden? Es sind eine stabile und liebevolle Partnerschaft, eigene Kinder und Religion bzw. Spiritualität [172].

Letztlich lohnt ein Blick auf die Frage, was einen Beruf ausübenswert macht, was zu Engagement führt und von Burnout abhält [14]:

- Sinnhaftigkeit – hoher Wert eines Ziels, das mit der Arbeit verbunden ist
- Kompetenz – individueller Glaube an eigene Fähigkeiten im Beruf
- Selbstbestimmung – weitgehende Autonomie über die Art und Weise der Berufsausübung
- Einflussnahme – individuelle Möglichkeiten, das Arbeitsergebnis zu beeinflussen

Wirkungsorte

Burnout hat auch damit zu tun, dass sich die engagierte Ärztin oder der Arzt am falschen Platz befinden: Für manche ist eine klinische Karriere gut, für andere nicht. Für einige bedeutet die Niederlassung das Himmelreich, für andere die Hölle. Neben dieser Art des Ortes ist der geografische Ort eine Variable, die Burnout wahrscheinlicher machen kann.

Resi und Alexander sind seit etwas mehr als fünf Jahren niedergelassen, in einem Vorort von Berlin. Ihre Praxis läuft wirklich gut und es gibt keinen Grund zum klagen – wäre nicht die Lage der Praxisräume. Beide träumten von Anfang an, im Zentrum tätig sein zu können. Schließlich werden ihnen schöne Räume, direkt mit Blick auf die Gedächtniskirche, angeboten. Sie schwanken hin und her, in nächtlichen Diskussionen geht Energie verloren und sie wissen nicht mehr, was sie tun sollen. Im Coaching-Prozess wird klar, dass im Zentrum tätig zu sein für Resi bedeutete, „es geschafft zu haben", auch zu den Top-Ärzten zu gehören. Für Alexander spielt das keine Rolle; es stellt sich heraus, dass er sich nicht in der Gegend als solcher unwohl fühlt, sondern in dem von ihm als steril empfundenen 70er-Jahre-Stillos-Bau, in dem sich ihre Praxis befindet.

6 Ärzte im Krankenhaus

6.1 Die Hierarchie

Die meisten Ärzte arbeiten nach ihrer Approbation eine Zeit lang in der Klinik. Nun geht es um das wirkliche Erlernen des Arztseins – und es geht auf einmal um eine Hierarchie, aus der es fast kein Entkommen gibt. Diese Art der höchst strikten, in keiner anderen Branche, außer dem Militär, noch bestehenden Hierarchie ist anachronistisch und kontraproduktiv, denn die Autorität der letzten Entscheidung kann auch anders vermittelt werden.

> Es ist 12.28 Uhr und Michael sitzt bereit zur Mittagsvisite in der Universitätsklinik. Als altgedienter Assistenzarzt genießt er seinen Platz in der ersten Reihe. Er ist seit einigen Minuten im Raum. Wider Erwarten öffnet sich die Tür so, wie sie sich nur öffnet, wenn der Chef hereinkommt. Vollkommen ungewöhnlich ist, dass er nicht genau um 12.30 Uhr oder wenige Augenblicke später kommt, sondern heute zu früh dran ist. Er ist voller Elan, bewundernswert und Welten entfernt von Burnout. Er setzt sich und beginnt sofort mit der Mittagsvisite. Der erste Patient wird in den Kreis geholt, da öffnet sich erneut die Tür. Oberarzt Professor H. kommt sichtlich verdutzt in den Raum. „Was soll das denn?", herrscht ihn der Chef an. Oberarzt H. ist ein ganz Genauer, so genau, dass er sich als einer der Ersten eine Funkarmbanduhr (es ist Mitte der 1980er Jahre!) zugelegt hat, die so genau wie keine andere Uhr auf der Welt ist. Siegesgewiss zeigt er auf seine Uhr und sagt: „Herr Professor, es ist noch nicht 12.30 Uhr!" Der Chef war zunächst nur säuerlich, jetzt ist er sauer: „Wann halb eins ist, bestimme ich!"

Die Burnout-Quote in einer Klinik [193] korreliert hoch mit der Qualität von Führung und Supervision, also mit dem herrschenden Klima. Ist es von emotionaler Kompetenz geprägt oder folgt es Altherrenmustern von Chef und Untergebenen? Gerade an Universitätskliniken werden zentrale, über die Patientenversorgung hinausgehende Punkte noch immer autoritär bis abwürgend geregelt: Entscheidungsfreude in den unteren Rängen nimmt ab oder kann sich gar nicht erst entwickeln. Charisma hat wenig Chance, außer beim Chefarzt selbst ... Kein Wunder, bei der Menge an narzisstischer Belohnung, der er sich täglich sicher sein kein. Bekommen Chefärzte deshalb kein Burnout? Kaum, denn je stärker autonom in einer Klinik entschieden werden kann, umso geringere emotionale Entwertungen müssen verkraftet werden und das Burnout-Risiko sinkt. Für Assistenzärzte bedeutet es, dass auch während dieser Zeit eine starke Fremdbestimmung fortbesteht.

Jemandem muss die höchste Kompetenz zugewiesen werden; derjenige hat schließlich auch für alles geradezustehen. Aber: Deshalb weiß ein Chefarzt noch lange nicht alles. Wenn er fähig war, sich mit kompetenten Mitarbeitern zu umgeben, wissen diese in ihrem Spezialgebiet eben doch manchmal mehr als der Chef.

Immerhin sagen 70 % aller angestellten Ärzte, sie müssten Therapien gegen die eigene Überzeugung durchführen. Das strengt an und schafft ein minderes Betriebsklima. Was zudem anstrengt, ist die Tatsache, dies fast nie öffentlich aussprechen zu dürfen.

Je höher ein Arzt in der Klinikhierarchie kommt, umso weniger Patientenkontakte hat er in der Regel. Und wenn es zu Kontakten kommt, sind diese stark über die unteren Hierarchieebenen abgepuffert. Wer kennt ihn nicht, den Chefarzt, der kein Wort mit einem Patienten wechselt – außer einem „wohlmeinenden" Hinweis wie: „Das wird schon wieder." Er spricht nur noch *über* einen Patienten und nicht mehr *mit* ihm. Damit wird das archaisch Belastende weniger, je höher der Arzt kommt. Die höhere Verantwortung für das Ganze zu tragen macht kein Burnout.

> ▶ Untersuchungen belegen: Je höher jemand in der Krankenhaushierarchie steht, umso geringer ist sein Risiko für Burnout.

Übrigens zeigt sich die Hierarchie selbstverständlich auch an anderem, wie z. B. an der Ausstattung der Arzträume und deren Lage, am Sitzplatz in der Kantine, während der Mittagsvisiten oder bei Besprechungen, am zugewiesenen Parkplatz, an der Möglichkeit, Fortbildungsveranstaltungen zu besuchen, an der Reihenfolge, in der wissenschaftliche Zeitschriften angeschaut werden dürfen, an den Pharmavertretern, die empfangen werden dürfen.

6.2 Der Klinikalltag

Arbeitsschichten von mindestens 24 Stunden – möglichst ununterbrochen am OP-Tisch – durchstehen zu können, gilt als Bestätigung dafür, dem ärztlichen Beruf gewachsen zu sein. Es ist wie ein perverser Initiationsritus, der auch lange nach der Initiation fortgeführt wird.

Jeder sechste Arzt in einer Klinik hat phasenweise mehr als 100 Wochenarbeits-stunden „bewältigt".

Student im Praktischen Jahr

Eine merkwürdige Situation: kein richtiger Student mehr und auch kein Arzt. Trotz der vielen Arbeit bleibt ein fahler Geschmack:
- Was tue ich hier?
- Wie weit geht meine Verantwortung?
- Darf ich etwas selbst entscheiden?
- Wie stelle ich mich dem Patienten vor?
- Merken die Patienten, wie unsicher ich bin?

Was PJ-ler schnell lernen, ist die Sprache: die Leber auf Zimmer 3 und der Blinddarm auf Zimmer 14 oder das Mamma-Ca auf Zimmer 11. Mit dieser Sprache werden er und der Arzt von dem Elend der anderen und ihrem eigenen Mitleid nicht zu sehr berührt. Krankheit ist zwar ein üblicher Teil des Menschen, aber dennoch ist sie immer bewegend und oft belastend.
Nur wenige Studenten brechen ihr Studium in diesem letzten Jahr ab: Zu groß war der Aufwand, hierhin zu kommen, und zu groß wäre der Verlust, jetzt alles hinzuschmeißen.
Burnout im Praktischen Jahr wird offenbar von Betroffenen meistens erfolgreich unterdrückt oder „gemanagt". Davon abgesehen bestehen mit Mitte 20 noch mehr Ressourcen als mit Mitte 30. Aber lange dauert es nicht mehr bis zum Einstieg als Arzt in den Klinikalltag.

Klinikalltag als Arzt

Mit dem Beginn als Arzt an einer Klinik sind viele Erwartungen und Wünsche verbunden [27]:
- Aufstiegschancen
- eindeutiges Management
- freundliche Vorgesetzte
- gute kollegiale Beziehungen
- interessante Arbeit
- korrektes Feedback der eigenen Leistung
- Möglichkeiten zur Fortbildung
- offene und tolerante Arbeitskultur
- Recht auf freie Meinungsäußerung
- Teamarbeit

Tab. 6-1 Einschätzung vorhandener Defizite (in absteigender Häufigkeit)

Assistenz- und Oberärzte	Chefärzte
• Zeitmangel	Ressource![1]
• zukünftige berufliche Projekte	
• eindeutiges Management	
• adäquates Feedback bezüglich der eigenen Leistung	
• Recht auf freie Meinungsäußerung	
• offene und tolerante Arbeitskultur	
• gute Bezahlung	Ressource![1]
• flexible Arbeitszeiten	Ressource![1]
• freie Zeiteinteilung	
• Möglichkeit zur Fortbildung	

[1] Ressource! meint: Hier empfinden Chefärzte anders als ihre Oberärzte den Aspekt als für sich positiv und stärkend.

Diese Erwartungen unterschieden sich nur wenig zwischen den verschiedenen Hierarchieebenen. Sie werden in der Regel, zumindest teilweise, enttäuscht. Anders sieht dagegen die Einschätzung der vorhandenen Defizite zwischen Assistenz- und Oberärzten und Chefärzten aus [27] (Tab. 6-1). Chefärzte klagen weder über Zeitmangel (es wurde bereits erläutert, dass Zeitmangel im Arztberuf praktisch gleichzusetzen ist mit zu vielen Patienten) noch über eine zu geringe Bezahlung oder zu strikte Arbeitszeiten. Ohnehin sind bei Chefärzten die *Defizitwerte* bei allen Parametern geringer bis erheblich geringer.
Leiden Chefs entsprechend nicht an Burnout? Aus meiner persönlichen Erfahrung kann ich sagen, noch nie einen Chefarzt mit dieser Problematik erlebt zu haben – sie existiert bis einschließlich der Oberärzte.

> ▷ Ich wage allerdings eine Prognose: Würde das hierarchische System in Kliniken einem modernen, angemessenen weichen, würden auch Chefärzte Burnout bekommen. Das mag nur für diejenigen, die diese Strukturen festlegen, einer der Gründe sein, an diesem System festzuhalten.

Michael hat sich längst seinen Platz in der Klinik geschaffen. Neben der Arzttätigkeit ist er derjenige, der den ärztlichen und oberärztlichen Dienstplan festlegt, seit neuestem ist er für alle elektronenmikroskopischen Untersuchungen der Klinik verantwortlich, schon länger leitet er eine Spezialsprechstunde, er unterrichtet einmal wöchentlich Studenten, hält ab und zu die große Vorlesung, schreibt seinem Chef so manche Rede, unterrichtet Schwestern im Rahmen ihrer Ausbildung, steht für Rundfunk- und Fernsehaufnahmen zur Verfügung (er wirkt sehr seriös und zugleich attraktiv), verfasst sehr viele wissenschaftliche Publikationen und zahlreiche, große Gutachten, hält europaweit wissenschaftliche Vorträge und arbeitet deutschlandweit auch bei Laienveranstaltungen, leitet medizinisch-pharmazeutische Studien, betreut mehrere Doktoranden, ist in einige Forschungsvorhaben integriert und … freut sich des Lebens. Ab und zu verlässt er um 16 statt um 17 Uhr die Klinik, diese Freiheit genehmigt er sich. Seine Arbeit geht ohnehin zu Hause weiter, oftmals bis 3 Uhr morgens. Die Klinik fängt ja erst um 8 Uhr an – und er ist noch jung. So wie ihm geht es vielen Ärzten in Unikliniken: Bis zu 90 % ihrer wissenschaftlichen Arbeiten verfassen sie in ihrem privaten Arbeitszimmer, auch, weil die Beleuchtung und das „Ambiente" der Räume für Ärzte in Kliniken oft indiskutabel sind. Das interessiert bis heute keine Berufsgenossenschaft. Was Michael jedoch in diesen Jahren nicht bemerkt, ist Burnout.

Eine Anmerkung zur nachfolgenden Sequenz von Michael: Dienste bedeuten immer eine innere Bereitschaft, schnellstmöglich zu leisten, was es zu leisten gilt. Egal, ob ein oder mehrere oder kein Patient Hilfe brauchen, es besteht eine starke innere Anspannung. Dafür materiell und ideell nicht entlohnt zu werden oder stark vermindert, ist ein Skandal. Der Nachtportier einer Klinik wird diskussionslos bezahlt – auch er wartet nur, ob es etwas zu tun gibt.

Michael macht die Dienstarztpläne, aber einen Vorteil davon hat er nicht. Im Gegenteil: Damit ihm niemand etwas vorwerfen kann, teilt er sich bevorzugt an Terminen wie Weihnachten oder anderen Feiertagen ein. Heute hat er Nachtdienst und ist auf einmal für etwa 200 Patienten der Klinik zuständig, die mehr haben als seine fachspezifischen Kenntnisse hergeben. Michael fällt es sehr schwer, mitten in der Nacht geweckt zu werden. Sein Puls schnellt auf ungeahnte Höhen und nach dem Einsatz kann er lange nicht einschlafen. Aber es hilft alles nichts, es ist 3.30 Uhr morgens und das Telefon klingelt: Eine Frau, um die 45, auf Station 7 hat akut massive Schmerzen im rechten Oberbauch. Michaels Puls schnellt noch höher: Mit seinem internistischen Wissen ist es nicht weit her, was er weiß, hat er während der vier Monate auf einer nephrologischen Station und für sein Examen gelernt.

Auf in den Kampf! Er kommt ins Zimmer, das grell beleuchtet scheint, die andere Patientin in diesem Raum schläft seelenruhig weiter. Michael folgt seiner Intuition und diagnostiziert eine Gallenkolik, denkt dabei an einen Spruch einer seiner Lehrer: „Das Häufige ist häufig!" und injiziert Diazepam. Es wirkt, die Patientin krümmt sich nicht mehr am Boden. Gemeinsam mit

der Nachtschwester hebt er die Frau in ihr Bett und kehrt in sein Zimmer zurück. Am Morgen, vor allem anderen, geht er zu dieser Frau. Ihr geht es gut und sie ist ihm sehr dankbar. Seine Diagnose war richtig und seine Therapie auch. Gott sei Dank. Letztlich blieb ihm ein fahler Nachgeschmack: Er wird immer wieder zu etwas verpflichtet, wofür er keine fachliche Kompetenz und Sicherheit hat.

Auch das *Potenzial,* etwas im Notfall rasch leisten zu können und zu müssen, muss entlohnt werden. Alles andere entspricht einer Missachtung der Funktion des Dienstarztes.

Was stört in der Realität viele Ärzte während des Klinikalltags? Es sind die belastenden Arbeitszeiten, die Arbeitsdauer, die zu leistenden Dienstbereitschaften, der Termindruck, die Weisungsgebundenheit, die Monotonie der Tätigkeit und der stupide Wechsel zwischen Unter- und Überforderung [35].

Der Tod ist im Krankenhaus meistens ein näherer Begleiter als im ambulanten Bereich. Es gibt typische Ausformungen der ärztlichen Tätigkeiten in Kliniken, wie Tabelle 6-2 aufzeigt. Diese wirken zum Teil entlastend, zum Teil belastend.

Tab. 6-2   Charakteristika der ärztlichen Tätigkeit in Kliniken [64]

- Arbeit am stärker kranken Menschen (im Vergleich zur Niederlassung)
- direkte Machtverhältnisse: Chefarzt – Oberarzt – Assistenzarzt
- größere Dominanz des Arztes gegenüber dem Patienten
- liegende Patienten
- Machtverhältnisse im Pflegebereich: Schwester – Oberschwester – Pflegedienstleitung
- Personalfluktuation als erstes Erleben von Burnout bei anderen
- selten allein: irgendwer ist immer da ... dadurch: Stützung, Miteinander, Besprechungen
- starke Betonung der Medizintechnik
- zwangsweises Eingliedern in ein Team

Sonderfall Universitätsklinik oder Lehrkrankenhaus:
- Projektdurchführung
- öffentliche Mittel (Fördermittel) verteilen und verbrauchen
- Kongressbeteiligung
- Gerichtsgutachten
- wissenschaftliche Arbeiten und folgende Publikationen
- Promotion
- Habilitation
- höchste und „letzte" Instanz

Einer der Patienten ist unerwartet verstorben, die Todesursache ist unklar. Mit Einverständnis der Frau des Toten wird eine pathologische Untersuchung zur Ermittlung der Todesursache anberaumt (bei der festgestellt wird, dass der Patient an einer Lungenembolie starb). Da der Patient auf Michaels Station verstarb, ist es seine Aufgabe, die Klinik zu vertreten.

Schweren Herzens geht er die wenigen Schritte zum Pathologischen Institut. Er kennt es noch aus seinen Studententagen – nun ist alles anders. Der Leichnam eines ihm anvertrauten Menschen wird untersucht. Der Geruch von Desinfektions- und Fixiermitteln wird immer stärker, je weiter er sich dem Seziersaal nähert. Er öffnet die zweiflügelige Klapptür und allen Befürchtungen zum Trotz sieht er jetzt, am Nachmittag, nur zwei Leichen. Eine ist sein Patient, die andere ist bereits eröffnet. Die daran Tätigen kichern vor sich hin. Er schaut genauer hin und erkennt, dass sie offenkundig mit dem Mageninhalt des Verstorbenen hantieren: Sie legen seinen Namen aus den Buchstaben der Buchstabensuppe, seinem letzten Essen. Michael verlässt fluchtartig den Raum.

> ▶ Wer die Würde des anderen und seine eigene antastet – egal in welcher Situation, begibt sich auf den Weg zum Burnout.

Krankenhäuser stellen eine eigene Welt dar, aber es sind immer auch Betätigungsfelder, in denen Teams miteinander zurechtkommen müssen. Das fällt manchmal schwer (Tab. 6-3).

Probleme mit Teams (z. B. Team einer Station) in Krankenhäusern [58]   **Tab. 6-3**

• alle Mitglieder brauchen eine einheitliche therapeutische Konzeption, bei konzeptionellen Unvereinbarkeiten treten immer Dissonanzen auf • bevormundende Verwaltung • falscher Entscheidungsweg (zu lang, intransparent, zu direktiv) • fehlende Rückmeldungen • fehlende Supervision • Fehlentwicklungen sind möglich im Sinne kollektiver Blindheit • Kontakt untereinander zu eng oder intim oder zu oberflächlich • kontinuierliche Personalknappheit • Mobbing • Prinzip des Nach-Oben-Buckelns/Nach-Unten-Tretens • Patientenzahl zu hoch	• persönliche Widersacher (Rivalitäten oder Neid) • Team unpassend zusammengesetzt (Chemie stimmt nicht, Fachleute mit gleichem Wissen geballt, dafür fehlt es an anderer Stelle) • Team zu groß (Untergruppen bilden sich, keiner will mehr die Verantwortung im richtigen Maß übernehmen) • Team zu klein (keine ausreichenden Synergieeffekte, Ausfall auch nur eines Teammitgliedes führt zu unzumutbarer Belastung der anderen, man kennt sich zu gut) • unkooperative Kollegen und Krankenschwestern

Michael ist inzwischen in den höchsten Status eines Assistenzarztes der Klinik aufgestiegen: Er ist in der Ambulanz tätig. Das alles erinnert schon sehr an die Tätigkeit in einer eigenen Praxis. Heute ist Großkampftag, denn es ist Montag. Über das Wochenende haben nur diejenigen Patienten den Notdienst aufgesucht, die es wirklich nicht mehr ausgehalten haben. Alle anderen kommen heute. Das erklärt die fast 60 „Nummern", die Michael sieht, kurz vor halb 9 Uhr morgens. Jeder neue Patient bekommt zwei Nummern, alle Patienten, die wann und weshalb auch immer schon einmal da waren, bekommen eine Nummer. So ist das Prinzip, so war es und so bleibt es. Welche Herausforderung, immer wieder aufs Neue: keine physiologische Einteilung – alles auf einmal, um halb 9 Uhr.

Das Ganze findet in etwa 6 m² großen Kabinen statt, natürlich ohne direktes Licht, ohne Klimaanlage, ohne Schallschutz und ohne Ausweichmöglichkeit, eine typische Ambulanz eben – jeder Hund in Deutschland hat es besser.

Nicht zuletzt löst der Klinikalltag vielfach Minimaltraumen aus [58] – Ereignisse, die für sich genommen nicht der Rede wert wären, aber in der Zusammenschau und Vielfalt dann doch eine wichtige, Burnout ebnende Rolle spielen (Tab. 6-4).

Autoaggressionsakte werden bei Niedergelassenen tendenziell von der Selbstvorwurfs- in die Vorwurfskiste umgelagert, was sie zu Opfern macht. Für sich genommen sind diese Autoaggressionsakte erst einmal harmlos, aber in der Summe steckt die Kraft: Sie sind destruktiv und eine enorme Belastung. Das

Tab. 6-4 Burnout fördernde Umstände

Äußere Umstände	Innere Umstände
• schlechte Beleuchtung in Arbeitsräumen	• Selbstverletzungen („Ich bin so blöd, wie konnte ich das übersehen")
• lieblose Arztzimmer	• Selbsttadel („Warum habe ich das schon wieder vergessen")
• heruntergekommene und beschädigte Möbel	• Selbstabnutzungen („Immer wieder dasselbe")
• unübersichtliche Gänge	• Selbstzweifel („Ob ich das jemals lerne?")
• idiotische Abläufe	• Selbstbeschädigungen („Kollege XY kann das besser")
• optische Monotonie: keine Abwechslung in den Räumen oder an den Wänden	• Selbstkränkungen („Ich bin es nicht wert")
	• Selbstbeleidigungen („Ich Idiot")

bedeutet nicht, sich und seine Leistungen nicht selbstkritisch hinterfragen zu sollen. Es bedeutet, Gnade mit sich und Demut mit seinem Beruf aufzubringen.

Wer als Arzt im Krankenhaus bleibt

Es gibt gute Gründe für die Entscheidung, in einem Krankenhaus tätig zu bleiben [64]: Der eine möchte Karriere machen, ein anderer auf Nummer sicher gehen, es gibt regelmäßige Einnahmen, geregeltere Arbeitszeiten und man hat weniger Patientenkontakte. Meistens werden mehrere dieser Argumente ins Feld gebracht. Es gibt also zusammenfassend drei Hauptgründe für eine dauerhafte Kliniktätigkeit:

- Angst vor Veränderung
- Statusstreben
- Patientenkontakte vermindern oder Grenzwahrung sichern

7 Niedergelassene Ärzte

7.1 Der niedergelassene Arzt

Ein deutscher Allgemeinarzt arbeitet durchschnittlich 68,5 Stunden pro Woche [168]. Es gibt eine Faustregel: Die Arbeitszeit eines niedergelassenen Arztes ist fast doppelt so lang wie seine Sprechstundenzeit.
Zeichen der Unzufriedenheit mit dieser Situation können Fluchtversuche in Bereiche wie Sport oder Reisen sein, häufiger Personalwechsel und allgemeine Unlust, nach einem freien Wochenende die Arbeit in der Praxis wieder aufzunehmen.

> Ulla ist Dermatologin und in einer Kreisstadt niedergelassen. Ihre Praxis interessiert sie nicht so sehr, vorrangig spielt sie gern Golf und reist in der Welt herum. Ihr fachlicher Rat wäre erheblich häufiger gefragt, aber das Geld ist ihr nicht wichtig und sie ist froh, wenn sie übers Wochenende „den Laden dicht macht", wie sie sagt. In Gesprächen mit befreundeten Ärzten sagt sie immer wieder, sie würde die Praxis gern verkaufen, es würde ihr alles stinken, die Verwaltung, die Patienten und insbesondere ihre Arzthelferinnen. Sie wisse nicht warum, aber letztlich wären alle Helferinnen unfähig und sie müsse immer wieder neue suchen. In der Tat wechselt Ulla ihre Arzthelferinnen nahezu quartalsweise aus. Nur eine Kraft hat es einmal ein Jahr bei ihr ausgehalten und ging dann von sich aus.

Mitunter würde auch eine ausreichende Abgrenzung zwischen Praxis- und Privatbereich genügen, um unangenehme Grenzübertritte zu vermeiden und sich die notwendige freie Zeit zu verschaffen.

> Michael hatte sich entschieden, eine Wohnung nahe der Praxis zu suchen. Das bereut er schnell: Obwohl er Facharzt ist und wirkliche Notfälle in seinem Fachgebiet selten sind, klingelt es immer wieder um 7 Uhr morgens an der Privatwohnungstür – Patienten, die mal schnell vor ihrer Arbeit vorbeischauen wollen. Michael wird zusehends unzufriedener, auch weil andere

Patienten ihn während der Sprechstunde darauf ansprechen, warum er seinen Käse nicht im Fachgeschäft kaufe, sondern woanders, wer die Frau gewesen sei, mit der er neulich auf dem Straßenfest gesehen wurde usw. Wenn er in den Supermarkt geht, schaut dessen Leiter inzwischen immer weg. Er war sein Patient und kommt nicht mehr, warum auch immer. An der Kasse muss er nahezu regelhaft Smalltalk mit Patienten betreiben, deren Namen oder Krankheitsgeschichte er nicht kennt. Wie sollte er auch? Inzwischen konsultieren ihn etwa 2000 Patienten pro Quartal und täglich sind mehr als ein Dutzend neue Patienten dabei.

Michael entschließt sich, nochmals umzuziehen – diesmal 45 km entfernt von seiner Praxis. Diese Entscheidung hat er nie bereut. Als er einmal in seinem Stammtisch erwähnt, was er vorhat, kommen Unkenrufe aus den Kollegenmündern: „Das darfst du nicht, du musst in soundso viel Minuten in deiner Praxis sein können. Wenn das die KV mitbekommt." Michael ist es egal, ob sie es mitbekommt oder nicht.

Niedergelassene Ärzte in einer Vertragsarztpraxis sind in der Regel hoch unzufrieden (Tab. 7-1). Dieses Phänomen tritt weltweit auf: 46% der niedergelassenen Ärzte in den USA denken oft darüber nach, ihre eigene Praxis aufzugeben [178]. Es gibt jedoch nachweisbare Unterschiede zwischen den einzelnen Arztgruppen [152, 158] (Abb. 7-1).

Viele Ärzte müssen nach ihrer Niederlassung beispielsweise erkennen, wie stark ihre Wünsche und Vorstellungen von der Realität abweichen. Je stärker diese Dissonanz ist, umso größer wird die Gefahr von Burnout. Ärzte geben nur wenige Gründe für die Entscheidung zu ihrer Niederlassung an [64]:

- fachliche Entwicklungsmöglichkeiten
- Freiheit
- Garantie von Abwechslung und vielseitigen „Krankheitsbildern"
- gute Beziehungen zu den Patienten
- im Krankenhaus gescheitert (keine Chance für erwartete Laufbahn)

Tab. 7-1 „Wohlgefühl" der deutschen Vertragsärzte [152]   **Tab. 7-1**

resigniert oder unzufrieden mit der Arbeit	77,7 %
würde unter heutigen Umständen kein Vertragsarzt mehr werden wollen	58,2 %
würde eine ganz andere Berufsentscheidung treffen	37,1 %
spiele mit dem Gedanken, die Praxis aufzugeben	35,5 %
bin Burnout-gefährdet	27,7 %
will die Kassenzulassung zurückgeben	12,9 %

n = 170, im Jahr 1998

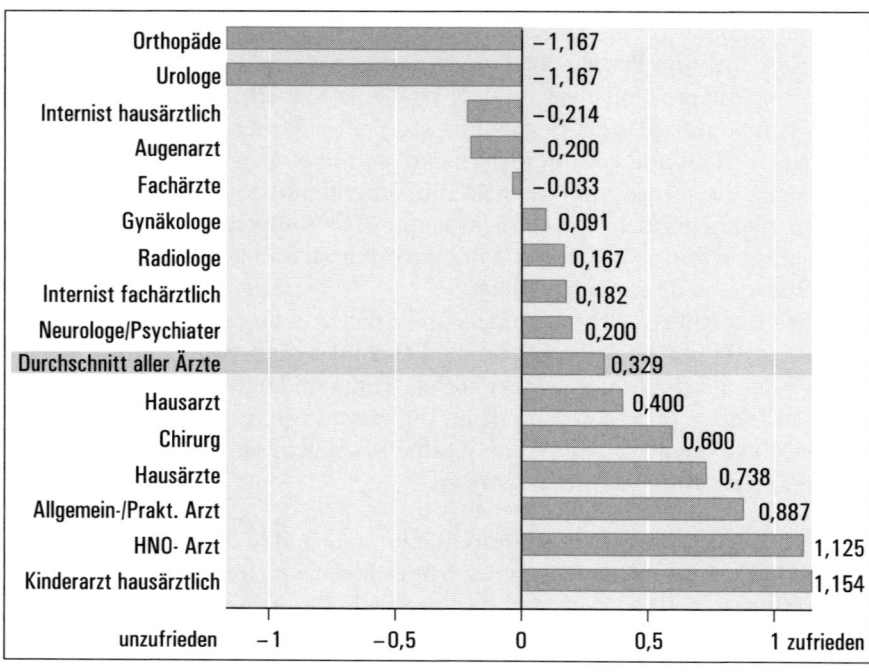

Abb. 7-1   Arbeitsunzufriedenheit nach Fachgruppen [aus 152]

- keinem Chef mehr dienen müssen
- persönliche Entwicklungsmöglichkeiten
- Selbstständigkeit

So wie bei der Entscheidung, im Krankenhaus zu bleiben, lassen auch hier wenige übergeordnete Kategorien erkennen:
- Ich will mehr haben (als bisher).
- Ich will selbst bestimmen.

Diese Kategorien können noch weiter abstrahiert werden auf Unzufriedenheit oder Anspruchshaltung einerseits und Machtwunsch andererseits. Diese Unzufriedenheit, sich ausdrückend über einen Satz wie „Mir langt es", hat aber mehr mit der Persönlichkeit des sich Niederlassenden zu tun als mit der Realität des Berufsalltags. Die logische Folge ist, dass es ihm als niedergelassenem Arzt dann auch bald in der Praxis „langt".
Das alles selbst bestimmen zu wollen liegt auch daran, dass Ärzte in der Mehrzahl Einzelgänger sind. Sie sind relativ teamunfähig oder gemindert teamfähig. Auch das ist für sehr viele Grund genug, sich aus der Klinik zu verabschieden: „Ich will selbst bestimmen" oder „Ich lass mir nichts sagen" muss endlich erfüllt werden.

Das Aufwachen kommt irgendwann in der Praxis, wenn in vielen Belangen andere das Sagen haben. Wer schließlich niedergelassen ist, merkt oftmals, dass seine Wünsche und Vorstellungen nicht der Realität entsprachen, und beklagt:

- ein zu geringes Einkommen (geringer als angenommen)
- das Ausgeliefertsein gegenüber Krankenkassen (quasi deren Angestellter)
- das Ausgeliefertsein gegenüber Sozialversicherungsträgern (keinen Einfluss auf die Vertragsgestaltungen)
- ein Gefühl des Kontrolliertwerdens (vorrangig durch Institutionen, die ursprünglich die Rechte der Ärzte stärken sollten)
- das Gefühl, juristisch eingeengt zu werden
- die deutlich erschwerte Möglichkeit, die eigenen Diagnose- und Therapievorstellungen mit einer zweiten oder dritten Seite besprechen zu können (volle Verantwortung tragen)

> ▷ Niedergelassene Ärzte erkranken häufiger an Burnout als ihre Kollegen in Krankenhäusern. Sie empfinden ihre Tätigkeit als hoch entfremdet.

Viele von Ihnen wollen keine Entlastung zulassen. Argumente werden gefunden, um zu untermauern, die Einstellung einer Vertretung sei nicht möglich:

- „Die Praxis wirft einfach nicht genug ab für zwei."
- „Die Patienten wollen nur von mir behandelt werden."
- „Ich ziehe mir doch nicht meine eigenen Konkurrenten heran!"

Bei diesen Argumenten sind folgende Gegenfragen zu stellen:

- „Wie viel Geld brauchen Sie"?
- „Was wird aus den Patienten, wenn Sie einmal im Ruhestand oder tot sind?"
- „Ich denke, die Patienten wollen nur von Ihnen behandelt werden?"

Der Vertragsarzt ist nur bezüglich seiner Privatpatienten ein Freiberufler. Als Kassenarzt unterliegt er unüberschaubaren Verordnungen, die er mit seiner Kassenzulassung widerstandslos und widerspruchsfrei zu unterzeichnen hat. Deshalb, weil er de facto Angestellter ist, können die Sozialgerichte urteilen, er habe keinen Anspruch auf angemessene Vergütung bestimmter einzelner Leistungen. Das bedeutet: Berufs- und Sozialrecht untersagen sehr weitgehend eine unternehmerische Tätigkeit des Arztes [154].

7.2   Arzt und Patient und wenig Puffer

Eine kleine Mathematikaufgabe: Niedergelassene Ärzte (außer Psychotherapeuten) bestellen im Normalfall zwischen acht und 24 Patienten je Sprechstundenstunde ein (zwei Ärzte mit der Frequenz von einbestellten 24 Patienten je Stunde kennt der Autor persönlich). Wenn ein Arzt nun statt der vorausgeplanten Dauer von 2,5–7,5 Minuten je Patient, aus welchen Gründen auch immer, 35 Minuten für einen einzelnen Patienten braucht, müssen wie viele Patienten warten und wie viel Zeit für sie verbleibt noch, damit nach 25 Minuten die Verzögerung behoben ist?

Diese Berechnung wird Sie vielleicht erschrecken – sie ist tägliche Realität der Arbeit als niedergelassener Arzt. Die Berufstätigkeit als Arzt besteht darin, einem Patienten nur dann wirklich gerecht werden zu können, wenn es auf Kosten anderer Patienten geht.

> ▶ Die Zeitnot ist ein zentraler Faktor in der Entwicklung von Burnout im
> ärztlichen Bereich.

Der Umgang mit diesem starken Stressor ist sehr unterschiedlich. Im Folgenden geht es um eine alltägliche Situation: Der Arzt realisiert, dass inzwischen eine Vielzahl von unangemeldeten Patienten auf seinen Rat oder eine Behandlung warten. Alle Patienten wollen unbedingt noch heute behandelt werden. Vier grundsätzliche Möglichkeiten, auf diese Herausforderung einzugehen, sind in Tabelle 7-2 aufgeführt. Burnout ist ein inaktiver, indirekter Versuch, mit Belastungen umzugehen.

Tab. 7-2   Vier Möglichkeiten im Umgang mit unangemeldeten Patienten

Modus	Aktiv	Inaktiv
Direkt	• Patienten nach Hause schicken • nur echte Notfälle behandeln, den anderen Termine geben • sich freuen, so beliebt zu sein	• es „locker" nehmen: die 20 schaffe ich auch noch … • Praxis oder Klinik verlassen
Indirekt	• mich mit den Mitarbeitern über die Belastung unterhalten • in innere Distanz zu den Patienten gehen, sie weniger empathisch beraten • Tee trinken und hoffen, der eine oder andere geht wieder …	• auf den Schreck einen Cognac, eine Zigarette oder was auch immer • krank werden (Burnout) • zusammenbrechen (Herzinfarkt, akuter Bandscheibenvorfall, Hörsturz, Appendizitis)

Zeitnot bestimmt das Verhältnis zwischen Arzt und Patient in der Praxis. Viele Ärzte fühlen sich überfordert und manche von ihnen ziehen die Notbremse:

> Michael kennen inzwischen viele Menschen, sein Ruf ist gut, die Praxis ist immer voll. Seine Umsätze sind überdurchschnittlich, aber er selbst fühlt sich mehr und mehr unwohl. Erstmals in seinem Leben ist er in der Lage, sich das ehrlich zuzugeben: So geht es nicht weiter. Er besucht Kurse und beschließt daraufhin, einen Assistenzarzt zu engagieren. Seine Anwesenheit reduziert er schrittweise immer mehr: War er jahrelang als Alleinkämpfer immer für seine Patienten da, ist er nun zunächst einen Tag pro Woche gar nicht mehr offiziell in der Praxis und bald einen weiteren halben Tag auch nicht. Den Patienten passt das gar nicht. Sie wollen „ihren" Doktor haben. Michael empfindet diese neue Freiheit zunächst als sehr angenehm, er weiß noch nicht, dass dieses Gefühl nicht lange andauern wird. Es kommen erste Negativkommentare von Kollegen, dass er gar nicht mehr da wäre. Das hat mit der Realität zwar nichts zu tun, belastet ihn dennoch.

Eine solche Notbremse ziehen Ärzte meistens spät, manchmal zu spät. Eine Vielzahl von Einflüssen bringt sie in die Situation, sich so verhalten zu müssen:

■ **Wahrnehmung:** Wer keine Belohnung mehr wahrnimmt, fühlt sich betrogen – vom Schicksal, von äußeren Faktoren oder von den Patienten als solchen. In einer entsprechend negativ getränkten Stimmung ist es dem Arzt dann auch nicht mehr möglich, andere Komplimentquellen zu erkennen oder zu kreieren.

■ **Überschätzung eigener Kompetenzen:** Je mehr Arbeit und Patienten, umso gebrauchter und beliebter – das gibt vielen einen Kick. Manche beschreiben es wie die Sucht des Schauspielers nach Applaus. Das eigene seelische Wohl wird dann oft nicht mehr wahr- und ohnehin nicht ernst genommen. Dass ein Arzt in dieser Situation das Wohl eines ihm anvertrauten Patienten ernst nehmen kann, ist fraglich.

■ **Sprechen ist ohne Nutzen für den Arzt:** Wer als Arzt niedergelassen ist, muss feststellen: Honorar wird fast nur für Sachleistungen und im weiteren Sinne für technische Leistungen bezahlt, aber nicht für Gespräche (das gilt für Krankenhausärzte genauso, nur bekommen sie es meistens nicht mit). Es ist eine echte Chuzpe, denn Menschen wollen angesprochen werden und sein, schließlich heißt es *Sprechstunde.*

■ **Schwierigkeiten und Unmöglichkeiten:** Öffentlich werden nicht erfüllbare Anforderungen kreiert, indem beispielsweise jeder Arzt in der Lage sein muss, einen Notfall zu behandeln. Jedermann im Gesundheitswesen weiß, dass Gynäkologen, HNO-Ärzte, Dermatologen, Orthopäden und viele andere aufgrund ihrer Ausbildung dazu zwar fähig sein sollten, es aber nicht sind. Alle wissen das, keiner sagt etwas.

> Michael ist niedergelassen. Von seinem Fach kennt er das meiste, von anderen das wenigste. Er ist weder in der Lage noch fühlt er sich so, dass er internistische oder chirurgische Notfälle behandeln könnte. Dennoch wird er im Rahmen seines Vertragsarztstatus dazu verpflichtet, Notdienste zu übernehmen. In all den Jahren seiner Niederlassung übernahm er keinen einzigen selbst. Er ist viel zu sehr eigenverantwortlich, als dass er dies sich und möglichen Akutkranken zumuten würde – ganz abgesehen davon, dass er nach Diensten ohne Ruhephase wieder in seiner Praxis tätig sein müsste.

■ **Eigenverantwortung:** Wer niedergelassen ist, erfährt volle Verantwortung für das eigene Tun. Nach oben zu delegieren entfällt mangels Ober- und Chefarzt. Das Bleiben der vollen Verantwortung beim Arzt belastet. Zudem hängen im Gegensatz zur Kliniktätigkeit die eigenen Einnahmen *direkt* vom eigenen Verhalten ab.

■ **Fragmentierungen:** Kommunikation spielt eine wesentliche Rolle für den Arztberuf. Mit der heute üblichen Gesprächstechnik werden die an sich homogenen Äußerungen des Patienten zerlegt in Einzelbeschwerden und das Welt- und Selbstbild des Patienten. Seine Ursprungs- und Zusammenhangsvermutungen werden ausgeblendet. Es schließt sich eine mehr oder minder rationale, oft umfangreiche Diagnostik an, die zur weiteren Datensammlung führt.

Wie außen, so innen. Wenn ein Arzt in ununterbrochener Folge analysiert und fragmentiert, was er am Patienten und damit an seinem Außen macht, steigt das Risiko stetig, dass er selbst fragmentiert [30]. Irgendwann muss er nahezu zwangsläufig unfähig werden, die Gesamtheit des Wesens Patient wahrnehmen zu können. Genauso wenig kann er sich noch als Gesamtheit spüren.

■ **Langzeitpatienten:** Sicher gibt es viele Langzeitpatienten, die dem Arzt ans Herz wachsen. Aber es gibt auch eine beträchtliche Zahl von Dauerpatienten, deren Behandlung der Arzt lieber gestern als heute abschließen würde [19]. Dafür existieren unzählige Gründe, aber es haben sich in einer wissenschaftlichen Untersuchung sechs typische Gedanken herauskristallisiert, die das begleiten (s. Kap. 5, Abb. 5-1). Nur einer davon kann als positiv bewertet werden (Punkt 2), die übrigen fünf sind oftmals durch das Hauptgefühl des Arztes solchen Patienten gegenüber gekennzeichnet: Aggression. Die Gefühle der Unfähigkeit oder Ohnmacht führen entsprechende Arzt-

Patienten-Beziehungen an. Am seltensten kommen Wohlgefühl oder Freude auf.

Also allein die Tatsache als solche, dass ein Patient einen Arzt wieder und wieder konsultiert, wirkt als Stressor. Das ist einer der Gründe, warum Ärzte bestimmte Dauerpatienten intuitiv so selten wie notwendig einbestellen.

8 Patienten und ihre Ärzte

8.1   Der Hilfe suchende Mensch

Die Beziehung zwischen Arzt und Patient ist eine besondere. Hier treffen sich zwei *Menschen,* die mit ihren grundsätzlichen, menschlichen Bedürfnissen [58] konfrontiert werden, gewollt oder ungewollt, bewusst oder unbewusst. Menschen wollen beispielsweise

- geliebt werden,
- erkannt werden,
- in Ruhe gelassen werden,
- selbst genießen,
- Macht ausüben,
- Wünsche erfüllt bekommen und
- festhalten (nicht loslassen).

Deshalb sind sie
- liebevoll,
- erkennend,
- Grenzen achtend,
- offen für das Schöne und Angenehme,
- stark,
- zielorientiert und
- treu.

Was der Patient erwartet

Am Anfang einer Arzt-Patienten-Beziehung steht neben dem an anderer Stelle besprochenen Machtgefälle auch ein Gefühlsgefälle zwischen „Arzt hat zu geben" oder „Arzt gibt" und „Patient nimmt" oder „Patient verlangt" oder „Patient braucht" und „Patient erwartet".

Die Entfernung vom Patienten zum Arzt ist größer als die vom Arzt zum Patienten. Das ist das typische Helfer-Hilfesuchender-Gefälle [58], genauso wie zwischen Lehrer und Schüler. Der Arzt wird vom Patienten nicht vorrangig als Mensch und als Individuum eingeschätzt, sondern immer auch als jemand, der heilt. So besteht die Gefahr, das Prinzip der Heilung mit dem *Menschen Arzt* zu verwechseln. Es folgen falsche Erwartungen an den Arzt selbst.

Ärzte sind konfrontiert mit Projektionen ihrer Patienten. Eine Projektion ist, den Arzt als Vater- oder Mutterfigur zu missbrauchen, andere sind eben benannte Heilserwartungen. Andererseits sind Ärzte Kritik, Desillusionierung und Missfallen ausgesetzt. So herrscht eine sehr dissonante Situation. Diese muss zur Verunsicherung der Ärzte *und* der Patienten führen. Verunsicherung, die bestehen bleibt, führt zur Überforderung.

Was sich ein Patient tatsächlich wünscht (s. Kap. 5, Abb. 5-2), sind vorrangig menschliche Qualitäten wie Empathie, Trost und Verständnis sowie Mitgefühl. Das von Ärzten hochgehaltene Fachwissen ist für Patienten erst einmal nur zweitrangig. Damit arbeiten Ärzte und Patienten aneinander vorbei: Was der eine gibt, will der andere nicht primär haben. Das ist auch das Problem der ärztlichen Fortbildung, die im Rahmen von Pflichtveranstaltungen ausschließlich Fachwissen updatet – was selbstverständliche Basis ist. Es wird gegen alle wissenschaftlichen Erkenntnisse noch immer davon ausgegangen, dass all die gewünschten Fertigkeiten außerhalb des Fachwissens jedem Arzt in die Wiege gelegt wurden und er sie irgendwie schön weiterentwickelt. Dass Pädagogik, Psychologie oder Erziehung getrennte Studiengänge sind und distinkte Berufsbilder darstellen, wird nicht wahrgenommen.

Die seelische Betreuung des Patienten durch den Arzt oder die Krankenschwester kommt im Zeitplan nicht vor; alle aktuellen Maßnahmen wie Case-Management oder Fallpauschalen (DRG-System) lassen ein intensives Gespräch nicht zu. So mancher Chefarzt wehrt sich vehement gegen entsprechende Vorschläge: „Wir operieren hier Hüften und keine Psychen!" Dabei gibt es eine Fülle von Untersuchungen, die auch Operationsverläufe und Heilungsprozesse nach Operationen in eindeutiger Korrelation zur seelischen Lage des Patienten nachweisen. Welches Potenzial wird hier vergeudet! Polemisch: Lieber acht statt zwei Wochen Wundnachbehandlung statt 20 Minuten empathisches Gespräch vor der Operation und zehn Minuten danach.

Zu viel Empathie oder Wie leicht Patienten Ärzte als grenzüberschreitend empfinden

Michael bittet die nächste Patientin ins Sprechzimmer. Eine Frau Anfang 30 nimmt Platz. Die Fachdiagnose ist offenkundig und ihm ist aufgrund der Diagnose und der Anamnese klar, dass die Frau andere Probleme haben muss. Er spricht sie an, sie verneint das zunächst, um im zweiten Anlauf herauszuplatzen: „Ich habe drei Kinder und ich bin seit wenigen Wochen allein, weil mein Mann mich verlassen hat. Dann wurde uns die Wohnung gekündigt und ich bin auch noch arbeitslos. Ich weiß nicht mehr ein noch aus." Michael wird immer trauriger, als er noch weitere Details hört. Schließlich kommen ihm einige Tränen. Das entsetzt die Patientin, sie murmelt etwas und verlässt fluchtartig den Raum und ward nie mehr gesehen.

Die Mehrzahl der Patienten kann mit Emotionsäußerungen eines Arztes schlecht umgehen. Sie verlangen von ihm die Quadratur des Kreises: Er muss fachlich versiert sein, sich voll und ganz für den Patienten interessieren und zugleich als neutrale Instanz auftreten.

Emotionen werden in der Praxis und in der Klinik oftmals ungern gesehen. Wer sich als Empathiefanatiker über gefühlskalte Ärzte beschwert, egal, ob als Patient oder Journalist, sollte erst einmal dieser Tatsache ins Auge schauen. Fast keiner will mit der emotionalen Ebene wirklich und intensiv konfrontiert werden. „Lassen Sie mich doch in Ruhe mit dem Psychokram", das ist ein Satz, welchen Ärzte auch hören müssen, wenn sie ihre Patienten auf mögliche seelische Zusammenhänge hinweisen wollen.

Patienten sind fast immer Fremde. Sie haben erst einmal mit dem Arzt nichts zu tun. Sie entstammen einer anderen Sippe, haben andere Ideen und Vorstellungen. Das einzige, was sie zum Arzt führt, ist eine ihnen bewusst gewordene oder vorgestellte Abweichung vom Normbild, die sie behandeln lassen wollen. Irgendetwas stört oder belastet sie und – das ist die Regel, nicht die Ausnahme – der Arzt soll das möglichst schnell wieder „wegzaubern". Auch der Arzt ist und bleibt ein Fremder und muss seine Scheu oder Angst vor dem fremden Patienten überwinden. Damit gehen in den seltensten Fällen Arzt oder Patienten bewusst um.

Es gibt recht einfache Übungen, wie das Händegeben in extremer Verlangsamung und mit großer innerer Aufmerksamkeit durchzuführen. Wer eine solche Übung macht, kann feststellen, wie stark seine Gefühle bei einer solch scheinbaren Banalität, dem Händedruck, sind. Das läuft in uns bei jedem Händedruck ab, aber unbewusst und rasant schnell und es geschieht während der Berufstätigkeit ununterbrochen, es wirkt und kann Kräfte nehmen.

Zu wenig Empathie

Die Balance zwischen zu viel und zu wenig Empathie ist oft schwierig zu halten. Einerseits ist es notwendig, dem Patienten sein Leiden zu lassen; Krankheit hat auch die Qualität eines Eigentums und kann keinem Menschen abgenommen werden. Andererseits braucht es ehrliche, dem Patienten einen Gewinn bringende Empathie. Der Patient ist der Leidtragende. Mag es kurzfristig angenehm sein, mit dem eigenen Leid nicht konfrontiert zu werden, ist es auf Dauer unehrlich und zu stark distanziert.

Manche Ärzte wenden Energie auf, um menschlicher Nähe im Sinne von Empathie zu entkommen. Sie haben Probleme, sich einzulassen, es macht ihnen Angst. Diese abwehrende Energie ist die Willenskraft, die, ähnlich einem Muskel, erschlafft, wenn sie zu oft gebraucht wurde, ohne wieder aufgebaut zu werden. Solche fluchtartige Abgrenzung dient dazu, die eigene Betroffenheit in Grenzen zu halten:

- Es gibt Ärzte, die in gut geführten Pflegeheimen konsiliarisch tätig sind und dabei nichts an sich heranlassen. Sie vermeiden es, traurig zu werden, übersehen aber scheinbar, was das Leben vielen Menschen über viele Jahre zumutet.
- Einer Mutter sagen zu müssen, dass ihr Kind einen schweren Herzfehler hat und wahrscheinlich daran sterben wird, ist beispielhaft eine andere Situation, die Ärzte zum seelischen Abblocken führt.
- Die Aufklärung über eine wahrscheinlich lebensbeendende Erkrankung mag diese kurze Liste abschließen.

Viele Ärzte fangen erst gar nicht an zu weinen, andere tun es erst unter dem Zwang von Burnout. Zu wenig Empathie bedeutet auch, *über* die Erkrankung zu sprechen statt *mit* dem Patienten.

Zu wenig Empathie wirkt sich auf den Arzt selbst aus. Seine Abschottung macht in der Regel nicht vor ihm selbst halt, sodass er seine eigenen Gefühle immer schwerer wahrnehmen kann. Das ist eine wichtige Komponente auf dem Weg zu Burnout.

> ▷ Mangelnde Empathie einzelner Ärzte vermindert auch das Ansehen der Ärzteschaft. Bei Empathie geht es um ein Schwingen um die Mitte: Zu viel ist falsch und zu wenig genauso.

8.2 Der unmündige Patient und der unmündige Arzt

In diesem Theater von Sein und Schein treffen Arzt und Patient auf gleicher Ebene zusammen. [64]

Unmündiger Patient

Im Berufsalltag sind Ärzte weit davon entfernt, mit mündigen Patienten zu tun zu haben. Täglich wird der Arzt mit unmündigen Patienten konfrontiert (Tab. 8-1). Dies ist kombiniert mit der sehr hohen Anspruchshaltung deutscher Patienten. Sie liegt im internationalen Vergleich an der Spitze. Die gefühlte Zufriedenheit mit dem deutschen Gesundheitswesen ist denkbar schlecht: 84% der Bevölkerung geben ihm ein schlechtes Urteil. Das Gefühl trügt, objektiv sieht es anders aus [126].

Unmündiger Arzt

Was ist der Zielauftrag bei der ärztlichen Tätigkeit? Gesundheit! Diese ist bei vielen Erkrankungen nicht, jedenfalls nicht stabil oder definitiv zu erreichen. In Analogie zur Psychotherapie müsste deshalb am Anfang jeder neuen Behandlung das Behandlungsziel mit dem Patienten geklärt werden: Was will der Patient? Was ist er bereit, dafür selbst zu tun? Ist das Ziel realistisch?

> ▶ Wenn der Arzt weiß oder zu wissen glaubt, dass Gesundheit nicht erreicht werden kann, muss er darüber mit dem Patienten sprechen. Ansonsten haben Patient und Arzt andere Zielvorstellungen, was zu Reibungen führt, die sich vermeiden lassen.

Tab. 8-1   Was einen unmündigen Patienten ausmacht[1] [64]

- autoritäre Befehlsgeber auf Arztseite sind willkommen
- braucht einen Rezeptaushändiger
- Compliance mangelhaft
- delegieren der unbekannt bleibenden Kosten an die Krankenkasse (das entspricht der Anonymisierung der wirtschaftlichen Aspekte von Krankheit)
- egozentrisch
- fordernd
- geht gern in Opferposition
- infantile Nehmer-Position
- ist ein Objekt (des Arztes)
- sucht einen Geber-Arzt (Vater-/Mutter-Ersatz)
- verlangt selbstverständlich sofortige und volle Zuwendung
- will die Verantwortung für seine Gesundheit und Gesundwerdung abgenommen bekommen

[1] siehe auch Kapitel 5, Tabelle 5-5

Das mag so manchen Patienten frustrieren, vielleicht wechselt er sogar den Arzt, um die ihn von allem erlösende Botschaft „Sie werden wieder ganz gesund" zu hören. Aber der Gewinn, eine Arzt-Patienten-Beziehung ehrlich anzufangen, ist größer als der vermeintliche Verlust. Ein unmündiger Arzt geht nicht auf den Zielauftrag ein.

Nun stellen Sie sich vielleicht die Frage, was bei lebensbedrohlichen oder lebensbeendenden Erkrankungen zu sagen sei. Wenn Sie den Gedanken der Eigenverantwortlichkeit für den Patienten konsequent fortführen, ist auch dann dem Patienten die Wahrheit mitzuteilen. Der Arzt kann nämlich nicht wissen, was alles sonst noch für den Patienten zu erledigen ist und wie viel Zeit er dafür braucht – und der Arzt weiß auch nicht, wie viel Zeit dem Patient exakt noch bleibt. Dieser Art der Aufklärung versuchen viele Ärzte mit dem Argument auszuweichen, man dürfe dem Patienten nicht die Hoffnung nehmen.

Darum geht es nicht. Wunder gibt es, allerdings selten. So wäre eine Aussage wie „Daran werden Sie sicher sterben und Ihnen bleiben statistisch noch sechs Monate" brutal und unethisch. Aber eine Aussage wie „Sie sind wirklich sehr schwer krank. Wir alle tun unser Bestes, damit es einen guten Ausgang nimmt. Vielleicht ist es sinnvoll, sicherheitshalber bestimmte Dinge zu richten" ist möglich.

Bei der Regel, das Therapieziel gemeinsam festzulegen, sind vorrangig nicht lebensbedrohliche Erkrankungen gemeint: Dabei muss dem Patienten ohne Wenn und Aber die Wahrheit in menschlicher Form mitgeteilt werden, was immer mit aufbauenden und Hoffnung gebenden Inhalten verbunden werden kann – der Kern muss jedoch wahr und klar sein.

> ▷ Erfolg bedeutet Zielerreichung. Um Erfolg zu haben, also ein Ziel erreichen zu können, müssen beide, Arzt und Patient, das Ziel kennen.

Gegenübertragung

Jeder Arzt kennt das Phänomen von Energie nehmenden Patienten (s. Kap. 5, Tab. 5-5). Sie lösen im Arzt Gegenübertragungsmechanismen aus [58]. Hier drei Beispiele:

- Der Patient wirkt vollkommen hilflos – der Arzt organisiert vieles für ihn und telefoniert herum oder füllt Bögen für den Patienten aus. Inhalt der Gegenübertragung: Ich muss helfen.
- Der Patient stellt sich als lieb und harmlos dar – der Arzt belohnt ihn und gibt ihm „goodies" wie die größere Medikamentenpackung oder das längere Gespräch. Gegenübertragung: Ich belohne dich.
- Der Patient zeigt seine große Bewunderung für die fachlichen Qualitäten des Arztes – der Arzt fühlt sich geschmeichelt und nimmt sich besonders viel Zeit. Gegenübertragung: Du hast es verdient.

Komplizenschaft der Symptomatophilie

Es gibt Menschen, die langweilt ihr Beruf als Arzt: „Ich habe immer dasselbe zu tun.", „Ich behandle nur vier Erkrankungen." Wer so argumentiert, orientiert sich offenkundig nur am Symptom, am Offensichtlichen der Diagnose. Er kann oder will nicht annehmen, dass hinter jeder Diagnose ein Mensch steht, dessen höchst interessante und individuelle Lebensgeschichte irgendwann zu eben jenem scheinbar langweiligen Symptom führte.

Andererseits wollen viele, auch die meisten Patienten, eine „normale Erkrankung", die „normal ist" und „schnell" wieder „weggeht". Auch sie tragen ihren Teil dazu bei, dass bei manchen Ärzten Langeweile aufkommen kann, da sie als Patienten sich selbst nicht genau anschauen und auch nicht genau angeschaut werden wollen.

Patienten sind die Komplizen der Ärzte und umgekehrt. Beide helfen einander in der Verdrängung, helfen sich beim Verschweigen und beim Wegschauen [64]. Wer kennt als Arzt nicht die Situation, dass der Patient eigentlich auf seine Sucht angesprochen werden sollte und beide, Arzt und Patient, froh sind, wenn es nicht geschieht.

> ▸ Ärzte werden durch die Krankheit des Patienten immer auch zu Mitbetroffenen, wobei das dadurch entstehende Gefühl vollkommen verdrängt werden kann. Erst einmal kann der Arzt auf diesem Weg die kranke Seite dem anderen zuschieben und sich selbst scheinbar raushalten. Was er verschiebt, sind seine eigenen Ängste. Auf Dauer gelingt das selten – im Burnout werden sie mit ihren Ängsten konfrontiert, endlich! Und das ist alles andere als sarkastisch gemeint. Denn die heilende Kraft des Arztes liegt in seiner Wunde.

Allmacht

Nicht wenige Patienten erwarten auch heute vom Arzt gottgleiche Eigenschaften, wie vollkommene Sicherheit, Entscheidungskraft, Menschlichkeit ohne persönliche Betroffenheit und Klarheit sowie Entschlossenheit.

Ein Arzt ist jemand, der dem Patienten das Tor zur ewigen Jugend und zum ewigen Leben öffnen soll. Schade nur, dass dies kein Mensch leisten kann. Die Sehnsucht nach Erfüllung von unangetasteter Gesundheit und makelloser, unvergänglicher Schönheit besteht jedoch nach wie vor und wird auf den einzelnen Arzt projiziert.

Irgendwann muss die Enttäuschung kommen – und dann wird auch diese nicht mit sich selbst ausgemacht, sondern auf den Arzt projiziert: Auf einmal ist er der Raffgierige und der Ausnutzer. Wer ganz nach oben projiziert wird, fällt nach der Projektion tief.

Bevor es soweit ist, will fast kein Patient beispielsweise von Erkrankungen eines (seines) Arztes etwas wissen. Das nähme dem Arzt den Nimbus des Unangreifbaren. Mir klingt noch in den Ohren, wie mir einer meiner eigenen Patienten anlässlich einer einfachen Erkältung vorwurfsvoll sagte: „Aber Sie sind doch Arzt. Sie werden doch nicht krank!" Das Bild des Heilers wird auf jedem Weg verteidigt, es darf nicht durch einen banalen Schnupfen zerstört werden.

Aktionismus

Ärzte *lernen* Aktionismus: Patienten wollen, dass ihnen aktiv geholfen wird, und viele Situationen, erst recht Notfallsituationen, erfordern auch tatsächlich rasche Aktivität. Es ist nahezu unvorstellbar, dass ein (somatischer) Arzt auch nur einen halben Tag seine Sprechstunde ausübt und kein einziges Rezept ausstellt. Aktionismus ist ihm eingeschliffen. Der Patient will praktisch immer eine Hilfe, die er untrennbar mit einer *Handlung* des Arztes verbindet, d. h., der Patient verlangt eine Handlung vom Arzt. Auch ein Rezept ist eine Handlung. Zumindest zu diesem ist der Arzt nahezu verdammt. Die Diskussion, „dass aber heute nichts notwendig ist", scheut der Arzt. Er weiß aus vielen Versuchen, die er früher in dieser Richtung unternahm, auf welche Ablehnung das beim Patienten stößt. Nichthandeln hat also unerwünschte Wirkungen auf den Arzt.

Es ist ein Nährboden für Stereotypie im Handeln: sozusagen ein Rezept nach dem anderen. Das führt zu Agonie und damit nach einer anfänglichen Entlastung zur Belastung.

Umgekehrte Rollenverteilung

Stellen Sie sich einen Arzt vor, der für eine Rechtsberatung einen Anwalt aufsucht. Und dieser Anwalt nutzt einen Teil der Beratungszeit, sein Herz über die Anwaltskammer und andere berufstypische Dinge auszuschütten. Wie wird sich der Arzt fühlen? Genauso wie sich Patienten fühlen, die sich beim Arzt anhören müssen, wie stark dessen Honorare gesunken sind oder wie aufgebläht die Verwaltung sei.

Selbst wenn ein Arzt im Beisein des Patienten einen abgelehnten Kurbescheid so kommentiert, dass der Unmut des Arztes über die Versicherung oder den Träger laut wird, interessiert das den Patienten nicht wirklich. Dafür kam er nicht in die Praxis.

In solchen Situationen kehrt der Arzt letztlich die Rollenverteilung um. Der Patient ist mit der Rolle des Führenden überfordert und sie konterkariert sein Anliegen. Dieses immer wieder vorkommende ärztliche Verhalten demontiert letztlich nur dessen Position und ist ein Hinweis auf Burnout.

Unverantwortlichkeit

Der Staat kümmert sich erst seit dem Beginn des 19. Jahrhunderts um die Gesundheit seiner Bürger. Zuvor war sie Privatsache. Damals, vor 200 Jahren, begann der Staat zu realisieren, dass er in der aufkommenden Konkurrenz zu anderen Staaten unbedingt viele kräftige und gesunde Bürger braucht. Ab diesem Moment fühlte er sich für das Wohl der gesamten Bevölkerung verantwortlich und übertrug dann mit Bismarck Jahrzehnte später das finanzielle Risiko auf seine Bürger nur indirekt mittels Krankenkasse zurück. Mit der wachsenden Bewusstheit über Krankheit und Gesundheit wuchs die gesellschaftliche Bedeutung der Ärzte; eine hohe individuelle Bedeutung hatte sie schon immer. Auch weil Gesundheit menschheitsgeschichtlich erstmals wirklich beeinflussbar wurde, wuchs die Bedeutung der Ärzteschaft [190].

Der Staat kümmerte sich deshalb auf einmal um die Gesundheit der Bürger, weil er etwas davon hatte oder von seinen gesunden Bürgern wollte. Was heute selbstverständlich erscheint, ist es nicht.

> ▷ Die Gesundheit ist so wie ein Eigentum, das man selbst zu bewachen hat, was einem das Schicksal gibt oder nimmt. Die individuelle Gesundheit hat mit dem Staat nichts zu tun und auch nichts mit anderen Menschen, schließlich auch nichts mit Prozenten, die vom Lohn abgezogen werden.

8.3   Der mündige Patient und der mündige Arzt

Ein Patient kann erst dann mündig sein, wenn ihm ein mündiger Arzt gegenüber steht. Statt dessen tragen Ärzte die Maske des Könners, der die Gesundheit managt, damit die Patienten nicht beunruhigt werden.

Wenn ein Arzt gefragt wird, *was* er in seinem Beruf einsetzt, dann berichtet er meistens von Verfahren und Techniken. Er könnte aber beispielsweise *sich* einsetzen. Jeder Mensch, jeder Arzt und jeder Patient trägt den Archetypus des Heilers in sich. Wären sich Arzt und Patient dessen bewusst, würde der Arzt vielleicht ein wenig demütiger seinen Beruf ausüben und der Patient könnte selbstbewusster auftreten. Das bedeutet wahre Eigenverantwortung, sie ist instrumentell und inhaltlich.

Eine wesentliche Motivation, den Arztberuf zu ergreifen, ist die eigene Verwundung oder Krankheit. Das gilt für alle Ärzte, auch ohne Burnout. Burnout hat bei jedem auch die Note: Augen zu vor der eigenen Verwundbarkeit. Es ist leichter, sich mit den Störungen der anderen auseinander zu setzen als mit der eigenen Kränklichkeit. Wie an anderer Stelle erläutert, sind Medizinstudenten kränker als der Durchschnitt aller Studenten. Das ist ein Gutteil der Unmündigkeit des Arztes. Lieber will er nicht an tief liegende Probleme seiner Persönlichkeit erinnert werden. Dies würde allerdings seine Empathiefähigkeit, seine Sensibilität und seine Intuition erhöhen – es wäre also für Arzt und Patient von großem Vorteil, wenn der Arzt über sich selbst besser Bescheid wüsste.

Der eigenverantwortliche Patient [64]   Tab. 8-2

Ein mündiger Patient ist ein eigenverantwortlicher, erwachsener Mensch, der …
● Achtung für den Arzt, Entwicklungen der Gesellschaft und der Gesundheitsbranche hat.
● Ärzte als Lehrer für ihr Wissen über ihren Körper und ihre Seele annimmt.
● Ärzte in ihrer gesellschaftlich wichtigen Funktion annimmt.
● das Bezahlbare will (wenn er das Beste will, zahlt er zu).
● das Schema verlässt: So wenig wie möglich zahlen, so viel wie möglich nehmen.
● den Arzt schätzen lernt als einen Menschen, der ihm hilft.
● die Anspruchshaltung auf dem Level eines Kindes aufgibt.
● die grundsätzliche Erkenntnis hat: Nicht der Arzt, die Therapie oder eine Klinik sind für meine Gesundheit verantwortlich, sondern ausschließlich ich selbst.
● die Haltung aufgegeben hat, der Staat, die Kasse, der Arzt werden es schon richten.
● die Kosten kennt, die er verursacht (dazu gehört die Offenlegung durch ihm zugängige Arzt-, Krankenhaus- und Laborrechnungen).
● die Projektionshaltung des Neides über die angeblich zu hohen Einnahmen von Ärzten aufgegeben hat.
● die Verantwortung für seinen Körper ernst nimmt und diese nicht dem Arzt (oder der Krankenschwester) zuschiebt.
● einen Teil der Macht des Arztes bekommt – und ihm einen Teil seiner Ohnmacht abnimmt.
● Kostenbewusstsein entwickelt (nicht der andere zahlt, sondern ich bin auch immer der andere).
● Krankheit und Gesundheit und Heilung als menschlich essenziell versteht (ihre Basisvermittlung gehört in Kindergärten, Schulen, Elternorganisationen).
● seine eigene Projektion zurücknimmt: Er selbst ist verantwortlich für seine Gesundheit und sonst niemand, die anderen können nur die Strukturen schaffen, in denen er selbst gesundet – oder eben nicht.
● Verantwortungsbewusstsein für das Ganze zeigt.

Für den Patienten wäre der Vorteil, dass er in der Verletztheit des Arztes seine eigene wiedererkennt und damit keine unrealistischen Heilserwartungen hat. Zudem wäre dies ein wesentliches Argument für den Patienten, seine eigene Gesundheit eigenverantwortlicher zu gestalten (Tab. 8-2). So wäre Medizin als wechselseitiger Vorgang begreifbar.

Die Aufgabe des Patienten ist also, erheblich mehr Eigenverantwortung für sein eigenes Wohl zu übernehmen. Das hat nichts mit Fitness und Gesundheitsför-dermaßnahmen zu tun. In der Realität fällt es vielen Patienten schwer, in die Ei-genverantwortung mit all den dann spürbaren Konsequenzen einzutreten. Das heißt eben auch, eine bequeme Position aufgeben zu müssen, die dadurch ge-kennzeichnet ist, Opfer zu sein, der Kleine, der Schwache, der von der Krank-heit Heimgesuchte, der Ausgenutzte, der Unwissende. All das entbindet einen Patienten davon, zu sagen: „Es ist meine Verantwortung und nicht die des Arz-tes. Das ist mühsam, aber ich tue es. Denn ich selbst entscheide und ich selbst ertrage die Folgen meiner Entscheidungen in voller Verantwortung."

Mündigkeit im Geben und Nehmen

Das Leben besteht aus Geben und Nehmen. Nur wenige Beziehungen, wie die von Eltern zu ihren Kindern oder innerhalb einer Ehe, sind nicht auf Ausgleich ausgerichtet. Sie können auch lange Zeit asymmetrisch verlaufen. Der eine gibt mehr als er nehmen kann oder bekommen wird.

Eine solche Beziehung besteht zwischen einem Arzt und seinem Patienten nicht. Der Arzt gibt sein Fachwissen, hoffentlich seine Empathie sowie seine Zeit und als Niedergelassener auch direkt die von ihm unterhaltenen Struktu-ren. Der Patient nimmt dieses Angebot und kommt dadurch in eine *Schuld* dem Arzt gegenüber. Diese Schuld muss ausgeglichen werden. Dies geschieht praktisch nie auf gleicher Ebene: Der Patient kann den Arzt nicht mit irgend-welchen, ihm möglichen eigenen „ärztlichen" Leistungen bezahlen. So ist ein Ausgleich nicht möglich; der kann nur über Geld erfolgen.

Vielmals schwingt in der Diskussion um die Bezahlung des Arztes mit, er sei ein sozial tätiger Mensch und deswegen habe er auf eine hohe Bezahlung zu verzichten. Als nähme ein hoher Ausgleich für die ärztliche Leistung dieser ihre Qualität. Diese Einstellung ist üblich. Soziale Berufe gehören „historisch" zu den schlecht bezahlten. Das gehört hinterfragt.

> ▶ Allein der soziale oder mitmenschliche Inhalt der ärztlichen Tätigkeit be-gründet nicht, sie gering zu bezahlen. Im Gegenteil, da die ärztliche Leistung sehr hochwertig ist, nicht selten lebensverbessernd oder lebensrettend, muss sie hoch bezahlt werden. Ansonsten krankt die Beziehung zwischen Arzt und Patient an einem starken Ungleichgewicht zwischen Geben und Nehmen.

Ärzte haben inzwischen das Gefühl, regelhaft mehr zu geben als sie bekommen. Dieses Ungleichgewicht ist einer der Hauptgründe, dass sich bei ihnen Burnout im großen Umfang entwickeln konnte.

Wie kam es geschichtlich dazu, dass sich die Idee verfestigte, soziale Dienste seien mit dem Dank des Nehmenden bereits entlohnt? Wahrscheinlich hängt es damit zusammen, dass sich menschheitsgeschichtlich soziale Leistungen stark aus der Kirche und dem Glauben entwickelten; der Arzt, der zugleich Priester war, oder auch heute noch Nonnen als Krankenschwestern. Der Verdacht liegt nahe, dass viele Menschen des 21. Jahrhunderts die Säkularisierung der Menschheit und der Medizin noch nicht verinnerlicht haben.

In unserem Gesundheitssystem wird grundsätzlich indirekt bezahlt. Die Schuld, durch ärztliches Tun das Leben gerettet, verlängert oder verbessert bekommen zu haben, wird nicht direkt vom Nutznießer getilgt, sondern von dessen Versicherung; entweder solidarisch oder über Einzelvertrag. Die Ärzte empfinden (Opfer-Haltung!) die Leistungsträger als Verwaltungskosten fressende, anonyme Institutionen, denen sie ausgeliefert sind und die ihnen zustehendes Geld vorenthalten, z. B. über Prachtbauten und überbordende Verwaltungsausgaben bei Krankenkassen. So fehlt ein als gerecht wahrgenommener Ausgleich der Schuld, in die der Patient gekommen ist. Gerecht wäre, wenn der Patient in adäquater Weise *selbst* mit dem Arzt zum Ausgleich kommt. Das bedeutet im Klartext, dass der Patient einzel- und eigenverantwortlich die Liquidation des Arztes bezahlen muss. Wie er dann im Innenverhältnis mit seiner eigenen Versicherung sein Kostenrisiko vermindert oder überträgt, wäre seine Sache. In anderen Ländern funktioniert das.

Es gibt Millionen Menschen, die nicht eigenverantwortlich tätig sein können, wie Demenzkranke oder Kinder. Für diese gilt es, sozial angemessene Lösungen zu finden. Das alles ist ein wichtiger Schritt zu einer Neuaufstellung des Ärztestandes – eine der zentralen Forderungen, die von den an Burnout leidenden Ärzten für die ganze Ärzteschaft abgeleitet werden muss.

Grenzwahrung

Beim Verhältnis zwischen Arzt und Patient ist es unabdingbar, dass beide ihre Grenzen wahren. Viele Ärzte haben damit Schwierigkeiten. Beides, sich zu sehr zu öffnen wie sich zu sehr zu verschließen, sind unpassende Reaktionen. Es kommt darauf an, im *richtigen* Moment „Nein" sagen zu können. Wer damit Schwierigkeiten hat, erkennt das vielleicht daran, dass er häufig Patienten ohne Termin behandelt, auch wenn die Praxis voll ist und der Patient nichts Akutes hat. Er erkennt es auch an Schwierigkeiten, dem Patienten ein Rezept oder eine Bescheinigung zu verweigern.

Macht verstehen und annehmen

Ärzte müssen kontrollieren, vorrangig den Krankheitsverlauf. Kontrolle bedeutet Macht. Ein Machtgefälle entsteht in einer Arzt-Patienten-Beziehung immer, ohne Ausnahme. Dies ist ein zentraler Faktor beim Verständnis von Burnout. Selbst wenn der Patient selbst Arzt ist, in der Rolle als Patient besteht ein Machtgefälle zu seinen Ungunsten. Und sei es, dass seine Krankenversicherung Rezepte nur dann zahlt, wenn sie von einem Kollegen ausgestellt wurden. Patient und Arzt können nie wirklich auf einer Augenhöhe sein. Das relativiert die Forderung der „partnerschaftlichen" Beziehung untereinander. Sie ist nur dann wirklich realistisch, wenn der Arzt den Patienten auf annäherungsweise seinen ärztlichen Wissensstand bringt, damit der Patient die bestmögliche Entscheidungsgrundlage hat. Dieses Ziel ist unerreichbar, da die Zeit und teilweise das Verständnis dafür nicht reichen können. Etwas zu wissen, was andere nicht wissen, aber brauchen können, schafft die Macht der Überlegenheit. Paradoxerweise wird in Verhandlungen von der Ärzteschaft nach außen hin erheblich zu wenig Macht demonstriert.

Offenheit und Vorurteilsfreiheit

Wie fühlt sich und wie reagiert ein Arzt, wenn ihm ein Patient sagt, *weshalb* er eine bestimmte Erkrankung oder ein Symptom hat? In der Regel wird diese Deutung innerlich vom Arzt verworfen, sobald sie seinem Fachwissen widerspricht; erwünscht ist sie ohnehin nur ausnahmsweise.

Michael sitzt in der kleinen Kabine in der Frauenambulanz. Eine Patientin kommt herein mit einem prallen Knoten zwischen den Augenbrauen. Michael tastet den Knoten, der derb und praktisch nicht zu verschieben ist. Er fragt die Patienten, wie lange sie das habe. Sie sagt: „Herr Doktor, das habe ich etwa sechs Wochen, nachdem ich aus dem Italienurlaub zurückkam, bekommen. Wissen Sie, da ist ein Wurm drin." Michael stutzt: Italien und Hautwürmer? Es kommt ihm ziemlich merkwürdig vor, bisher hatte er so etwas den Tropen zugeordnet. Die Patientin fährt fort: „Ich bin da gestochen worden, hier in die Mitte der rechten Wange. Und danach ist der Wurm bis hier hochgekrabbelt." Michael kramt in seinem Wissen um merkwürdige Zoonosen, ihm fallen keine passenden ein. Aber: Er schließt nicht aus, dass die Patientin recht hat. Und sie hat recht: Ein bestimmter Wurm namens Dirofilaria hat sich tatsächlich auf den Weg gemacht, von der Einstichstelle über die Wange und Nase bis zur endgültigen Stelle. Seiner Offenheit hat er zu verdanken, dass unter den richtigen Bedingungen operiert wurde und der Wurm isoliert und wunderbar fotografiert werden konnte – „der Fall" wurde von ihm publiziert.

Unabhängig von Parasiten ist die Deutung des Patienten das Zentrale: Er gibt damit sein Bild von sich und der Erkrankung preis, er öffnet sich soweit, dass er dem Arzt Einblick in seine Welt gibt. Das ist erst einmal zu respektieren – und wenn der Arzt offen dafür ist, kann er vielleicht die Symbolbedeutung und damit den hohen Wert der individuellen Krankheitssicht erkennen; dem Patienten hilft das mehr als anderes.
Für den Verlauf der Heilung ist es von großem Vorteil, wenn Arzt und Patient eine deckungsgleiche Erklärung für die Erkrankung haben. Das gilt genauso, wenn Ärzte an Burnout leiden und so zu Patienten werden.

Lernaufgaben für Ärzte

1. Ärzte müssen ihre persönlichen Interessen und Werte erkennen, nennen und verteidigen, wenn sie persönliche und berufliche Befriedigung anstreben.
2. Ärzte vermissen oft eine Art „Belohnung" für ihre Tätigkeit. Vielleicht ist es ratsam, das eigene Gefühl, mitmenschlich gehandelt zu haben, als die wirkliche Belohnung anzunehmen [32].
3. Ärzte sollten ihre Hemmungen überwinden, im Gespräch mit Patienten an deren Eigenverantwortung zu appellieren, auch wenn dieser Hinweis manchmal mit einem sofortigen Arztwechsel „honoriert" wird [182].
4. Patienten werden mehr und mehr aktive Konsumenten, ob das der Ärzteschaft und den Politikern passt oder nicht [47]. Wichtig ist, sich auf diese neue Seite des Berufes einzustellen, ohne die alten Werte zu verletzen. Beides, Arztsein als Berufung und intime Handlung am Menschen und Arztsein als Leistungsanbieter, muss heute in einer Person vereint werden. Das hängt von der individuellen Erkrankung, dem individuellen Zielauftrag und der individuellen Arzt-Patienten-Beziehung ab.
5. Die Ärzteschaft muss sich mit neuem ärztlichem Verhalten auseinander setzen. Dazu gehört, dass sich der einzelne Arzt mit der politischen, gesellschaftlichen und sozialen Bedeutung seines Tuns beschäftigt. Dazu gehört auch, dass die Patienten in Mündigkeit angenommen werden.
6. Ärzte müssen lernen, sich selbst mehr zu erlauben [67], z. B. zuzugeben, wenn sie ratlos oder fachlich unsicher sind, oder sich das Nein zu gestatten.

9 Ärzte, das Gesundheitswesen und die Gesellschaft

9.1 Das Arztbild: Werte, Wünsche und Wirklichkeit

Die Schwäche der Ärzteschaft ist nicht zuletzt auch darin begründet, dass sie keine homogene gesellschaftliche Gruppe darstellen, mit klar definierten Interessen. [190]

Renommierte Fluggesellschaften wollen gute Piloten, deshalb suchen sie sich entsprechende Kandidaten in harten Tests aus. Diesen bezahlen sie eine hervorragende Ausbildung und einen ebensolchen Lohn. Als Arbeitgeber stellen sie das gesamte Arbeitsgerät, die Kleidung und sorgen dafür, dass sie, wenn sie unterwegs sind, in besten Hotels auf Kosten der Fluglinie übernachten. Piloten haben auf das teure Fluggerät zu achten, aber ganz besonders auf die Menschen, also die Passagiere und Mitarbeiter, für deren Leben sie Verantwortung tragen. Mit 50 bis 55 Jahren werden die Piloten aus dem Dienst im Flugzeug genommen, sie erhalten eine sehr gut dotierte Abfindung oder eine andere, adäquate Beschäftigung.

Im Gesundheitswesen läuft das anders. Wie sich das für die „Passagiere" und „Fluglinien" in diesem System langfristig auswirkt, bleibt abzuwarten; wie es den „Piloten" geht, lesen Sie seit acht Kapiteln.

Werte

Ärzte sind in der für sie unangenehmen Phase, ihr mythisches Erbe verloren zu haben (sie sind *in diesem Sinne* keine Heiler mehr) und sich noch nicht sicher neu positioniert zu haben. Ihnen wird die undankbare Aufgabe zugewiesen, die sozialen und Werte verändernden Folgen des gesellschaftlichen Umbruchs und der Modernisierungen durch ihre Person und die Art ihrer Tätigkeit zu überbrücken. Die sich schleichend und wirksam vollzogenen Veränderungen im Arztberuf geschahen, ohne die davon am meisten Betroffenen wirklich einzubeziehen und ihnen eine akzeptable Alternative zu bieten. Den Ärzten ist der Vorwurf nicht zu ersparen, das auch zugelassen zu haben [136].

> ▶ Ärzte müssen lernen, dass die Abwesenheit von Krankheit heute nicht mehr das alleinige Ziel sein kann. Die Forderungen haben sich so verschoben, dass Gesundheit, Wohlgefühl, Glück und Zufriedenheit für den Patienten bedeutsamer sind. Noch suchen sie ihre Rolle im Spagat zwischen einem sich weiter aufopfernden Helfer und den zukunftsorientierten „Verbrauchern" von Gesundheitsdienstleistungen. Wenn Ärzte diesen Spagat nicht aufgeben, wird deren Burnout-Quote weiter steigen, denn diese Aufgabe ist so nicht lösbar.

Nicht nur der gesellschaftliche Wertewandel macht dem einzelnen Arzt zu schaffen, es besteht auch ein innerer Wertestreit. Hat er den Beruf vorrangig ergriffen, um zu helfen, wird aber die Rolle des Arztes über reines Fachwissen definiert, kollidieren Wunsch und Wirklichkeit.

Letztlich kann er sich zurzeit seine Rolle aussuchen, als Dienstleister oder Leistungserbringer, als Kostenverursacher im Gesundheitswesen oder als Behandler. Das Problem ist, alle diese Rollen befriedigen nicht.

Intentionen

Noch 1970 war es in den USA für mehr als 80 % der angehenden Ärzte wichtig, mit dem Beruf eine sinnvolle Beschäftigung für ihr Leben zu erreichen. 1998 waren es nur noch 40 %. Ursache oder Wirkung? Gegenläufig entwickelten sich die Zahlen für die Berufsintention „finanziell sehr gut dastehen" von 39 % auf 74 % [172]. Vielleicht spiegelt der Wunsch nach hoher Bezahlung schlicht wider, dass die Bezahlung *nicht mehr gut* ist.

Auch heute noch wird vom Arzt eine weitere Intention zur Berufsergreifung erwartet – Selbstlosigkeit. Mit ihr werden Ethik und Moral gleichgestellt. Die Selbstliebe, die Sorge um sich selbst, wird weiterhin als etwas Unmoralisches, Egoistisches angesehen. Auf diesem seit langem überholten Konstrukt basieren teils perfide Machtspiele zwischen der Öffentlichkeit und den Ärzten:

> ▶ Wer sich als Arzt nicht selbst opfert, ist angeblich ein schlechter Arzt. Tatsache ist: Ein guter Arzt ist, wer an sich denkt und dadurch die körperliche, geistige und seelische Kraft aufbaut und behält, um anderen helfen zu können.

Die Reihenfolge muss grundsätzlich lauten: Erst ich (als Arzt), dann der Patient. Anders herum kommt es auf Dauer zu einer Schieflage, die dem Patienten schadet [80].

Wirklichkeit

Die Medizin ist abhängig von makroökonomischen und -sozialen Veränderungen. Die nach wie vor verbreitete Ansicht, Medizin sei und müsse apolitisch sein, hat ihre Berechtigung am Krankenbett, aber nur da. Als Arzt, erst recht als Vertragsarzt, kann man nicht in einem politikfreien Raum arbeiten.

Einige Zahlen

Ärzte in Deutschland haben nach wie vor Dienste von 24 Stunden Dauer und länger. Sie leisten im Jahr über 50 Millionen Überstunden ohne Freizeitausgleich und ohne Bezahlung. Damit erhalten Sie ein offenkundig nicht funktionierendes System künstlich am Leben. Das deutsche Gesundheitssystem hat das höchste Versorgungsniveau von 14 untersuchten westlichen Ländern und bewegt sich bei den Kosten im Mittelfeld [25]. Der Verdacht liegt nahe, dass Ärzte einen guten Teil dieser Differenz zahlen.

In den USA wurde nachgewiesen, dass 1997 die Ärzte bezüglich *jedes* Aspektes ihrer Berufstätigkeit weniger zufrieden waren als noch 1986 [177]. Zwei Drittel der kanadischen Ärzte beklagen eine zu hohe Arbeitsbelastung.

Anerkennung

An kaum einen Beruf werden höhere Erwartungen geknüpft als an den des Arztes – von ihm selbst und von außen [1]. Noch immer ist der Arztberuf der in Deutschland angesehenste, mit scheinbar uneinholbarem Abstand vor allen anderen. Der Beruf der Krankenschwester liegt auf Platz 2 bei 56% Ansehen und der des Geistlichen oder Pfarrers mit 34% auf Platz 5 der abgefragten Berufe. Auf den Plätzen 3 und 4 finden wir Polizist und Hochschulprofessor, am Ende der Skala Offizier, Journalist, Buchhändler, Politiker, Fernsehmoderator und Gewerkschaftsführer.

Alles scheint in Ordnung, aber der Schein trügt, zumindest ein wenig. Die Beliebtheit des Arztes nimmt stetig ab (Abb. 9-1). Sie ist in Ostdeutschland mit 77% höher als im Westen mit 70%. Die Verminderung der gesellschaftlichen Anerkennung ist Teil eines Kreislaufs (Abb. 9-2).

Ob sich die Statusverminderung nur im Arztbild der Medien (Tab. 9-1) widerspiegelt oder von den Medien hauptsächlich mitverantwortet wird, ist nicht klar. Das Arztbild in Presse, Rundfunk und Fernsehen wird auf jeden Fall schon lange nicht mehr als ausgewogen empfunden [29].

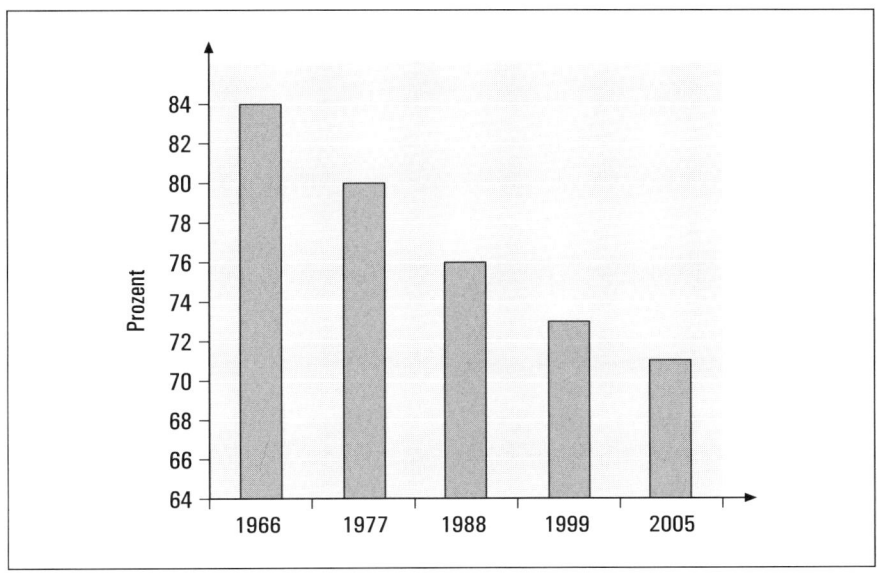

Abnahme des gesellschaftlichen Status der Ärzte [4] **Abb. 9-1**

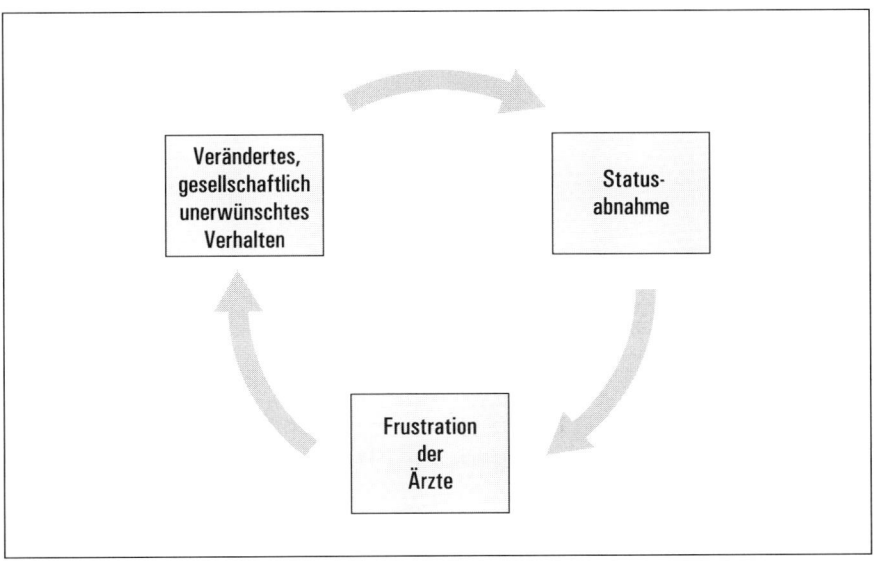

Zusammenhang von Erwartungen und Frustrationen **Abb. 9-2**

Tab. 9-1 Das Arztbild in den Medien heute

• Abrechnungsbetrug	• Kunstfehler
• Abzocker	• Luxusmedizin-Betreiber
• Anbieter unnötiger Leistungen	• Pfründe verteilen und sichern
• Apparatebediener	• Selbstsucht
• Arroganz	• Skandale
• Geldgier	• Vergangenheit der Ärzteschaft im Nationalsozialismus
• Handlanger der Apparatehersteller	
• Handlanger der Pharmaindustrie	

Verkitschung (Arztserien) mit folgenden Arzteigenschaften:

• beziehungsfähig	• liebevoll
• eloquent	• schön
• erfolgreich	• wissend
• geliebt	• wohlhabend
• helfend	

Neben den Medien gibt es von vielen Seiten her Angriffe auf eine ursprünglich einigermaßen intakte Arzt-Patienten-Beziehung: soziale, politische, standespolitische und ökonomische – viele Baustellen oder sogar Kriegsschauplätze gleichzeitig [42]. Ein Beispiel ist das in den USA bereits auf weiter Flur eingeführte Case-Management, das den Ärzten von Krankenkassen vorschreibt, wie Kranke zu behandeln sind und wie lange das dauern darf.

Das verursacht zusätzlichen Stress, ist menschenverachtend und es führt nachgewiesen zu Burnout bei Ärzten [141]. Es entspringt einem mechanistischen Menschenbild und entfernt den Arzt weiter davon, Heilung zu vermitteln. Er wird unter dem Etikett der Qualitätssicherung zu einer entmündigenden, schematischen Arbeit gezwungen, welche das Individuelle jedes Patienten, jeder Erkrankung und jeder Arzt-Patienten-Interaktion verleugnet.

Nahezu egal, worum es geht, Ärzte treten trotzdem in einer Art defensiver kollektiver Identität auf [80]. Wenn Ärzte einmal etwas lauter, aggressiver erscheinen, fällt das sofort (unangenehm?) auf. *Es ziemt sich nicht.*

9.2 Schöne neue Gesundheitswelt (Pervertierungen)

Es ist pervers, dass die, die ganz unten auf der sozialen Angesehenheitsskala stehen, Politiker nämlich, denen, die ganz oben stehen, ihre Leitlinien vorschreiben und vorschreiben dürfen. Sie setzen Deckelung durch oder Fallkostenpauschalen, set-

zen in Deutschland europäische Gerichtsurteile zum Wohl der Ärzte nicht durch und manches mehr. Nur eine eigene Verantwortung, von Angesicht zu Angesicht einem kranken Menschen gegenüber, die tragen sie nicht. [nach 190]
Allein die Ärzte subventionieren das System mit zehn Milliarden Euro, indem er-brachte Leistungen nicht vergütet werden. [88a]

Gesundheit ist heute auch Ego-bezogener Selbstzweck. Der Zweck, für die *Gemeinschaft* gesund zu sein, tritt mehr und mehr in den Hintergrund; nur die Bezahlung der Kosten, die soll solidarisch bleiben. Deshalb machen die zunehmende Individualisierung und der zunehmende Bewusstheitsgrad die Bevölkerung selbst Schritt für Schritt verantwortlich eben auch für ihre Gesundheit. Damit ist für den *Einzelnen* der Arzt noch wichtig und wertvoll, das erklärt seine hohen Sympathiewerte. Aber für das *Gemeinwohl* wird seine Bedeutung sinken, sofern er sich weiter in den Sumpf hineinziehen lässt, ausschließlich ein purer Anbieter zu sein. Die Gefahr ist, dass er dabei übersieht, zu differenzieren. Es gibt Erkrankungen, Befindlichkeitsstörungen, Wissensdurst, kosmetische Beeinträchtigungen und einige Grundkategorien mehr, weswegen ein Patient den Arzt konsultiert. Die Situation heute ähnelt der vor dem 19. Jahrhundert: Der Patient ordert die Leistung, die ihm passt oder die er zahlen kann. Gesundheit verkommt zur Ware – und der Arzt damit automatisch zu einem Anbieter – wie jemand, der Schuhe verkauft. *Eine* Auswirkung sind die zunehmenden IGeL-Leistungen und die vielen ärztlichen Angebote im Sinne von Wellness, Fitness usw. [190].
Viele Ärzte sind seelisch-geistig noch in der alten Situation verhaftet, während die neue immer manifester wird. Das macht ihnen Probleme – bis hin zum Burnout. Es existieren somit Entwicklungen, welche die Ärzte tangieren oder initiieren und die von ihnen zugleich als pervers empfunden werden. Ein Aspekt dabei ist auch der Missbrauch der Sprache, dem Ärzte gefolgt sind. Durch die ununterbrochene Nutzung von Worthülsen manifestieren sich falsche Vorstellungen von dem, was wahr ist (Tab. 9-2).

Arztsein

Arztsein bedeutet heute, in vieler Hinsicht nicht mehr Herr im eigenen Hause zu sein. Nun könnte man sagen: Vertrauen ist gut, Kontrolle ist besser, auch in der Medizin. Aber so funktioniert das nicht. Kontrolle können nur die ausüben, die dieselbe Verantwortung tragen wie diejenigen, die kontrolliert werden sollen. Genau diese Selbstverständlichkeit wird zunehmend außer Acht gelassen. [190]

Ein Arzt wird niemals ein normaler Leistungserbringer sein. Das liegt vorrangig nicht an ihm, sondern an der Komplexität seines Berufes. Ein Patient wird keine wirkliche Souveränität entwickeln und deshalb kein „Kunde" im übli-

Tab. 9-2 Missbrauch des Inhaltes und der Sprache

- Absicherungsmedizin: Schutz vor juristischen Verfolgungen
- Analyse statt Übersicht
- bedarfsgerechte Zulassung: quasi staatlich reglementierte Berufsausübung, in bestimmten Regionen einem Berufsverbot gleichkommend
- Deckelung: Verbrämung der Tatsache, dass Ärzte Angestellte der Versicherungen sind und dass sie damit auch ohne individuelle Bezahlung Leistungen zu erbringen haben
- Entfremdung zwischen Arzt und Arzt und zwischen Arzt und Patient
- Fallpauschale: Missachtung der Individualität jedes Menschen
- Fluchtverhalten: sterile Arbeitsbedingungen, wo keine Sterilität nötig ist
- „Gesundheitskasse" für eine Versicherung, die Folgen von Krankheit monetär regeln soll und diese Kosten nur teilweise übernimmt
- „Gesundheitsministerium" für eine Bundesbehörde, welche Krankheiten und vorrangig Krankheitskosten kontrollieren soll
- „Gesundheitspraxis"
- „Gesundheitsreform" für rhythmisch wiederholte Versuche, die finanziellen Aspekte bei der Verwaltung von Krankheitskosten in den Griff zu bekommen; in der Regel nicht dauerhaft wirksam
- IGeL für Leistungen, welche von den Versicherungen nicht bezahlt werden; als gäbe es andere als individuelle Leistungen im Gesundheitswesen
- Konzentration auf das Symptom: Wahrnehmung der Erkrankung und nicht des kranken Menschen
- Korrumpierung der ärztlichen Tätigkeit durch Fließband-Tätigkeit (2,5 Minuten je Patient)
- Kreieren von Erkrankungen durch Gauß'sche Normwertverlagerungen oder -festlegungen
- „Oberaufsicht" durch Menschen, die erheblich weniger Ahnung von Medizin haben als die Ärzte
- Pathologisierung von passageren oder banalen Umständen
- Schaffen der Realität von Krankheits*bildern* – weg vom Ganzen
- Übertechnisierung
- Verlust an dienenden Qualitäten

chen Sinn werden können. Je nach Krankheit und Krankheitsausprägung fehlt dem Patienten sogar jegliche Souveränität. In diesen zahlreichen Situationen kann ein Arzt nicht als Dienstleistender auftreten, bei dem irgendwelche Diagnostik- und Therapieleistungen eingekauft werden.

Wenn die Verordnungskosten davongaloppieren, wird der Arzt in die gesellschaftliche Verantwortung genommen – von einer Gesellschaft, die seine Leistungen mehr und mehr bürokratisiert und degradiert [96]. Verantwortung hat er – vor Ort für den einzelnen Patienten. Er ist übrigens der letzte, der mit großem zeitlichen Abstand über die allgemeinen und seine eigenen Verordnungskosten informiert wird; er kann im Moment der Verordnung überhaupt nicht übersehen, was die anderen Kollegen gerade tun oder lassen. Wer einen Arzt als Verursacher von Kosten missversteht, degradiert damit vorrangig nicht ihn, sondern den Patienten, der so zum „Kostenfaktor" wird, einem Buchhaltungswert gleich [98].

Ärzte sollten sich nichts vormachen: Das Wenigste können sie kausal erklären. Selbst wirklich segensreiche Erkenntnisse wie der Zusammenhang zwischen Magengeschwüren und Helicobacter pylori erklären ein *Symptom,* dessen Behandlung zur Abheilung führt. Warum aber dieser Keim nicht bei jedem Menschen vorkommt oder entsprechend wirkt, kann noch nicht erklärt werden. Ähnlich ist die Lage bei anderen Erkrankungen, deren Behandlung heute gut möglich ist – wirklich befriedigen kann das nicht. Aus dieser Unzufriedenheit wurde ein medizinischer Verifizierungswahn geboren, der bei weitem nicht nur Nutzen bringt.

Krankheit und Leid werden als bekämpfenswert bewertet. Die fehlende Bereitschaft, sich damit auseinander zu setzen, verhindert ein weitergehendes Verständnis für den Sinn von Erkrankungen. Deshalb wird ihnen der Status als Feind gegeben. Was einem eine Erkrankung sagen will oder kann, spielt keine Rolle. Dabei hat sie ein Mensch hervorgebracht. Krankheit ist ein wesentlicher, d. h. zum Wesen des Menschen gehörender Teil. In diesem Zusammenhang hat invasive Diagnostik einen bestimmten Effekt: Sie nimmt einer Erkrankung das „Heilige". Invasiv sind fast alle Untersuchungen oder Behandlungen, die über den verbalen Arzt-Patienten-Kontakt hinausgehen (z. B. Biopsien oder Ultraschall [das Invasive dieser Methode wird als solches schon nicht mehr erkannt]).

> ▶ Die Dissonanzen zwischen Arzt und Patient begannen zeitlich mit der Verbreitung von grenzüberschreitender Diagnostik. Diese birgt die Gefahr, dem Ganzen die Kunst zu nehmen. Einen Ultraschallkopf kann (scheinbar) jeder auf den Bauch halten. Invasive Diagnostik ist sicher ein Segen, aber sie verlangt nach Gegenmaßnahmen im Mitmenschlichen.

Fortbildung des Arztes

Verbindliche Richtlinien wie die der Bundesärztekammer sind erst einmal verlockend oder werden als fachlich notwendig definiert oder als gesellschaftlich gefordert. Dass dies nicht nur richtig ist, zeigen folgende Beobachtungen:

- Wirklich neue Erkrankungen sind sehr, sehr selten. Die Menschen wissen um das, was Menschen entwickeln können.
- Dem Patienten wirklich helfende, therapieweisende Neuentwicklungen gibt es wenige. Die pharmazeutischen Fortschritte der letzten Jahrzehnte

sind entweder nur bei Krankheitsraritäten wirksam oder sie sind geringer, als deren Werbung weismachen möchte.

● Für Patienten sind die fachlichen Qualifikationen des Arztes grundsätzlich wichtig, sie richten ihr Augenmerk aber auf dessen menschliche Qualitäten.

Fachliche Fortbildungen sind auch im Sinne von Wiederholungen unbestritten notwendig. Es besteht jedoch die Möglichkeit, mit fachlichen Zwangsfortbildungen unerwünschte Effekte zu erzielen:

● Es könnte der Eindruck entstehen, es täte sich wirklich etwas.
● Es wird davon abgelenkt, dass Fortbildungen an einer anderen „Front", der persönlichen, mindestens ebenso dringend notwendig wären.
● Fortbildungen sind ein Wirtschaftsfaktor für die Fortbilder. Dieser Effekt wird verschwiegen.
● Einrichtungen, welche die ärztliche Fortbildung kontrollieren, werden in ihrer Existenz und Notwendigkeit bestätigt.
● Neue *Diagnostik,* die oft keinen essenziellen Fortschritt der Behandlung mit sich bringt, wird gefördert.

Jede Richtlinie ist eine Einschränkung, ohne Ausnahme. Sie schränkt immer den Handlungs- und damit auch den Geistesspielraum des Arztes ein. Die protegierte evidenzbasierte Medizin verkennt in ihrem Anspruch, Grundlagen für ärztliches Handeln zu geben, dass Medizin weit mehr als Naturwissenschaft ist. Die Medizin ist zu einem Gutteil Erfahrung und Gefühl, Einmaligkeit einer Interaktion von Ich und Du. Nicht zuletzt ist diese evidenzbasierte Medizin selbst nicht evidenz-basiert [151].

Wer Fortschritte des ärztlichen Tuns auf den sturen und mit Punkten bewerteten Zwang zu fachgebundenen Fortbildungen beschränkt, zeigt, wie beschränkt er ist: Die *Wirkungen* des Arztes haben weniger mit seinem Wissensstand als mit dem Stand seiner Persönlichkeitsentwicklung zu tun. Selbst wer sich als Arzt gewissenhaft fortbildet, kann in wichtigen Bereichen seines fachlichen Wissens hinterherhinken.

Einige Ärzte geben irgendwann auf, sich weiter um echte Fortbildung zu kümmern, um sich nicht dadurch beruflich zu erschöpfen. Dem wurde durch die Einführung von Zwangsfortbildungen nur scheinbar ein Riegel vorgeschoben; es ist kein Problem, dabei nur körperlich anwesend zu sein. Hierhin gehört auch die zunehmende Technikgläubigkeit: Statt sich auf seine eigenen Erfahrungen und sein Wissen zu verlassen, wird scheinbar widerstandslos vieles der Technik – das sind nicht nur Apparate – übereignet. Die Technisierung der Medizin, auch das unbedingte Fördern der Gerätemedizin, ist letztlich anachronistisch.

Nochmals: Fachliche Fortbildung ist unbedingt notwendig und selbstverständlich. Aber sie ist nur die Basis, ein Recht des Patienten. Persönliche Fortbildung ist mindestens so dringend notwendig, ein weiteres Recht des Patienten.

Krankenkassen

Die Krankenkassen wurden ursprünglich geschaffen, um *kurzfristig* die Gelder zu verwalten, die von der Bevölkerung eingezogen werden. Damit sollten alle notwendigen medizinischen Leistungen garantiert werden, vorrangig natürlich für die Menschen, welche diese Leistungen selbst nicht bezahlen konnten. Diese Rolle hat längst untergeordnete Bedeutung für die Krankenkassen. Was blieb, war ihr Name – selbst der nicht mehr unbedingt. Sie sind sich längst Selbstzweck, haben eigene Produkte, eine „corporate identity", für die sie Agenturen viel Geld zahlen. Sie haben einen eigenen zumindest ausgeprägten Lenkungswillen und topp bezahlte Manager. Und sie haben keine wirkliche, persönliche Verantwortung zu tragen für kranke oder sterbende Menschen, sie sind in diesem Sinne verantwortungslos. Sie diktieren denen, die Verantwortung tragen, was diese machen dürfen und was nicht und wie viel sie dafür verdienen [190]. Ein Problem für die Ärzteschaft ist, dass die Politik die Leitungsmacht im Gesundheitswesen den ursprünglichen Geldverwaltungseinheiten zuschreiben will. Manche behaupten, die Politik wolle möglichst geräusch- und reibungslos die Verantwortung für dieses inzwischen heiße Eisen so schnell als möglich loswerden. Statt den Bürgern und Patienten die ihnen seit weit über 100 Jahren stark verminderte Eigenverantwortung zurückzugeben, werden Machtstrukturen aufgebaut, welche das System festigen. Damit wird vorgegeben, die Menschen könnten weiterhin die Verantwortung für ihre Krankheiten delegieren.

> ▶ Die zunehmende Individualisierung unserer Gesellschaft macht *noch* vor dem Gesundheitsbereich Halt. Es ist viel bequemer und scheinbar sicherer, diesen Bereich in der Verantwortung der Gemeinschaft zu belassen. Auf Dauer wird das nicht funktionieren.

Trotzdem muss auch zukünftig die Gemeinschaft die Kosten tragen, welche der Einzelne wirklich nicht tragen kann; das wird seltener sein und in geringerer Höhe als bisher.

9.3　Wer die Macht hat

Die Veränderung muss im Kopf der Ärzte beginnen und erst dann in den Strukturen. Eines Tages wird nur noch ein klares Nein gegen die Vorgaben der hohen Politik und ihren Zumutungen für die Ärzteschaft übrig bleiben – sonst nichts. [154]
Wer die Ökonomie kontrolliert, kontrolliert das System – es ist nicht einzusehen, dass Ärzte auf diese Kontrollfunktion freiwillig verzichten sollten. [154]

Tab. 9-3   Was Ärzten „Macht" verschafft

● Angestelltenstab (auch Arzthelferinnen)	● imposante Praxisräume oder -ausstattung oder -lage
● Anzahl der Eingriffe	● Kittel
● Anzahl wissenschaftlicher Publikationen	● Medienpräsenz (Rundfunk- und Fernsehauftritte)
● Apparate (Medizintechnik)	● Mitgliedschaft bei den Rotariern, im Lions Club, im Golfclub
● Auto	● Netzwerk mit wichtigen Persönlichkeiten
● Bestenlisten („Die 100 besten Ärzte Deutschlands")	● prominente Patienten
● Erwähnung in der Boulevardpresse	● Schreibtischgröße, allgemein: Ausstattung der Praxis oder Klinik
● Formulare	● Schwierigkeit der Eingriffe
● gesellschaftlicher Status	● Titel
● Größe der Klinik (Bettenzahlen)	● Zeitdruck
● Hierarchie: Höhe in der Karriereleiter	
● höchste Spezialisierung („Wenn Sie das haben, müssen Sie zu dem")	

Eliten scheitern stets an sich selbst, an inneren Querelen und nicht an äußeren Widerständen. Das demonstriert auch die Ärzteschaft. Sie verhindert damit ihre Macht nach außen, wo sie sinnvoll wirken könnte. Mit der Macht gibt es ein Problem: Sie hat einen schlechten Ruf, der nicht gerechtfertigt ist, denn Macht kann notwendig sein. Sie wird gebraucht und kann sinnvoll eingesetzt werden, anderen zu helfen. Etymologisch hat Macht mit etwas machen zu tun – es ist die sprachliche Wurzel für die individuelle Handlungssouveränität. Jeder Mensch will seine Ziele erreichen, Selbstwirksamkeit demonstrieren und spüren. Das ist ein machtvoller Inhalt. Es gibt vieles, was dem Arzt und der Gesamtheit der Ärzteschaft Macht verschafft (Tab. 9-3).

Macht ist eine der drei Grundmotivationen des Menschen; die anderen beiden sind Leistung und Anschluss, was soziale Kontakte bis zur Liebe meint. Nahezu jede Handlung des Menschen lässt sich auf eine dieser drei Grundmotivationen zurückführen [24]. Diese Grundmotivationen wirken über Zwischenstufen, bis sie sich konkret ausdrücken lassen wie: „Ich bin Arzt, weil ich helfen will". Dieses Motiv zur Berufsausübung stützt sich wahrscheinlich vorrangig auf die Anschluss-Grundmotivation. Eine Äußerung wie „Meine Patienten fahren am besten, wenn sie meinen therapeutischen Ratschlägen folgen" zum Beispiel ist auf die Macht-Grundmotivation bezogen. Das verhindert nicht das Gefühl der Machtlosigkeit beim Arzt, während er tatsächlich Macht ausübt.

Ärzte geben oft als Hauptmotivation an, Wirkung auf Menschen erzielen zu wollen. Wirkungen gehören zur Motivationsklasse der Macht. Wer wirken will, baut in aller Regel ein Gefälle zwischen sich (dem Wirkenden) und dem

Anderen (dem Wirkungsempfänger – das ist bei Ärzten der Patient, nachrangig die Krankenschwester oder die Arzthelferin) auf. Das Gefälle entspricht einer ungleichen Beziehung. Einer hat mehr zu sagen als der andere. So wird aus der scheinbaren Liebe zum Menschen Machtausübung. Das ist dann erträglich, wenn der Arzt seine Macht ohne jeden Zweifel zum Wohl des Patienten einsetzt und dabei auch sein persönliches Wohl beachtet. Einer möglichst empathischen Zuwendung zum Patienten widerspricht dies ebenso wenig.

> ▷ Wer Burnout bekommt, muss Macht abgeben und stellt fest, immer weniger davon in der Hand zu haben. Burnout ist praktisch das Gegenteil von Macht oder die Verhinderung der Machtausübung.

Bei Burnout werden auch die Auswirkungen der Anschluss- und Leistungsmotivation gemindert. Während des Burnout-Prozesses wird das Ausleben der eigenen Motive und Wünsche immer schwieriger. Da sie aber zu den sehr schwer veränderbaren Persönlichkeitsanteilen gehören, arbeiten sie *im* Menschen weiter. Deren Energien werden nicht mehr abgeleitet oder in beruflichen Bahnen wirkungsvoll und zielgerichtet genutzt, sondern sie stauen sich. Die Folgen bei Burnout sind immer autoaggressive bis autodestruktive Vorgänge, oftmals durch Lethargie oder Depressionen verbrämt. Auch Suchtverhalten gehört hierher.

Was der einzelne, an Burnout leidende Arzt mit sich selbst übt, macht die Ärzteschaft im Großen: In ihr rumort und wühlt es voller Macht und Aggressionen auf vieles, aber sie kommt (noch?) nicht wirkungsvoll in die Tat. Wichtige ihrer Ziele erreicht sie nicht. So wie der einzelne niedergelassene Arzt und indirekt jeder Arzt in einem Krankenhaus mit Kassenzulassung die tatsächliche Macht an die Krankenkasse abgegeben hat, weil er dies angeblich musste, lässt sich die Ärzteschaft im Gesamten die Macht von den Kassen, Verbänden, der Pharmaindustrie und der Politik abnehmen.

In der Regel wird diese Tatsache mit Schuldvorwürfen garniert: die bösen Kassen, die blöde Politik, die unverschämten Patienten usw. Die Täter sind scheinbar klar und ihnen wird Schuld zugewiesen. Es macht aber keinen Sinn, erst recht nicht über Jahrzehnte, bestimmte Zielgruppen mit Schuldvorwürfen zu überhäufen. Der Geschädigte muss definieren, wie sein Gegenüber aus der Schuld herauskommt. Wer jemand anderen zu lange in der Schuld belässt, wird selbst schuldig.

Ein Grundproblem ist: Der einzelne Arzt fühlt sich zu schwach, es mit dem System aufzunehmen. Wenn er erwartet, dass Entwicklungen weitergehen, auf die er keinen Einfluss hat, sinkt sofort seine Motivation. Es ist das Aufgeben vor dem Tun. Mit dieser Einstellung fuhren die Verhandlungspartner der Ärzte sehr gut: Sie diktieren nahezu, was sie möchten. So werden Ärzte aber niemals erleben, dass sie stark sind und die Führung in ihrem Beruf und in dem System, deren zentrale Figuren sie sind, zurückerlangen können – eine Führung, die sie sich seit mehreren Jahrzehnten Schritt für Schritt haben nehmen lassen, an-

fangs noch materiell vergoldet. Ärzte ließen sich viel aus der Hand nehmen
[96] und zu viel zu, so

- diverse Entscheidungen von Versicherungen (z. B. Kuren), die dann auch
  noch getroffen werden von Mitarbeitern, deren Ausbildung und Wissen in
  keiner Weise an das ärztliche Niveau heranreicht,
- Positiv- und Negativlisten für Medikamente,
- fluktuierende Bezahlung im Nachhinein,
- Bezahlung im ersten Schritt nach Punkten – welche Währung das auch immer sein mag,
- Höhe der erlaubten Verordnungen,

um nur einige Beispiele zu nennen.

Es gibt seriöse Berechnungen, die verfolgen, was geschähe, würden nur wenige
Prozent der Ärzte ihre Kassenzulassung zurückgeben: Bereits bei 6% würde
das eine Art Massenbewegung nach sich ziehen und zum Kippen der Gesund-
heitsversorgung führen.

Ärzte müssen erheblich stärker in die politischen Entscheidungen integriert
werden, die ihr Berufsleben beeinflussen. Wer die Kontrolle delegiert oder aus
der Hand gibt, hat Probleme [149].

10 Ärzte und ihr Privatleben

Das Arztsein ist eine der wenigen gesellschaftlich anerkannten Möglichkeiten, die eigene Familie zu vernachlässigen oder zu verlassen. [79]

10.1 Ehe und Familie

80% der Arztfrauen sagen über ihre Männer, sie kämen nach ihrer Praxis oft ausgelaugt nach Hause. Wenn diese Männer befragt werden, sagen 78%, sie kämen meist nicht ausgelaugt daheim an. Die Übereinstimmung ist mager, ein Symbol dafür, in welchem Zustand viele Arztehen sind [131]. Es ist auch ein Zeichen dafür, wie wenig Selbstgefühl Ärzte zulassen.

Gestresste Ärzte können in der Regel ihren Ärger nicht auf Patienten begrenzen. Ihre Kollegen, Mitarbeiter und ihre Familie werden mit hineingezogen. Arztehen sind gefährdet – ihre Scheidungsquote ist fast 40% höher als die der Allgemeinbevölkerung [167]. Umso wichtiger ist es, rechtzeitig seine emotionale Kompetenz zu trainieren oder auszubilden. Glückliche Paare achten sehr viel genauer und empfindsamer auf die eigenen Emotionen und die des Partners. Sie wissen meistens, wie sich der andere gerade fühlt und haben das Potenzial, darauf angemessen zu reagieren. Unglückliche Paare missinterpretieren die Gefühlssignale häufig; ein typisches Beispiel ist, Traurigkeit als Feindseligkeit einzuschätzen [53]. Die privaten Beziehungen von Ärzten sind oftmals genau das Gegenteil von dem, was wir aus Arztromanen kennen [nach Vincent in 58]:

- Der Arzt kann seiner Frau sein Hilfsbedürfnis weder nennen noch danach verlangen.
- Der Arzt richtet nicht erfüllbare Ansprüche an sich.
- Er hat einen erhöhten Alkohol- und Drogenkonsum.
- Er verfolgt suizidale Gedanken.
- Er verursacht bei seiner Frau emotionale Probleme, die aus Belastungen in seinem Berufsumfeld herrühren.
- Er wird als autoritär empfunden.
- Er kümmert sich zu wenig um seine Frau und die Kinder (bzw. die Ärztin kümmert sich zu wenig um ihren Mann und die Kinder).
- Es gibt Verständigungsprobleme mit ihm.

Burnout wird einem Betroffenen ab und zu erst dann bewusst, wenn ein kritisches, akutes Lebensereignis, wie Partnerschaftskrisen oder der Tod eines nahen Verwandten, eintritt. Solche Akutereignisse sind im Querschnitt erheblich schwächer Burnout-wirksam als alltägliche Belastungen [192]. Sie lassen Burnout aber an die Oberfläche kommen.

H. K. ist ein Einzelkämpfer, der sich von niemandem etwas sagen lässt. Seit seiner Niederlassung vor über 20 Jahren hat er seinen Weg beschritten. Seine Allgemeinmedizinpraxis war zunächst die einzige vor Ort, heute gibt es sechs weitere. In den Anfangsjahren musste H. K. so viel arbeiten, dass ihn seine Kinder zu Hause fast nie sahen. Er macht sich heute deshalb heimlich Vorwürfe. Urlaub wäre finanziell ohne weiteres möglich gewesen, aber H. K. wollte sich nichts aus der Hand nehmen lassen und kämpfte weiter. Nach einigen körperlichen Zusammenbrüchen entschied er sich vor etwa zehn Jahren, eine Assistenzärztin einzustellen. Den damit erreichten zeitlichen Freiraum nutzte H. K. weiterhin ausschließlich beruflich. Er begann, ein Computerprogramm für Ärzte zu entwickeln und zu vertreiben. Nun ist er in einem zweiten Beruf unentbehrlich. Entbehrlich war er schließlich für seine Frau: Sie ließ sich von ihm scheiden, seine Kinder sieht er nun noch seltener als früher.

10.2 Sozialer Rückzug

Jeder von uns lebt in einem sozialen Netzwerk. Hierzu gehören alle Menschen, die
- emotionale oder
- praktische oder
- geistige oder
- impulsive Hilfe geben.

Zu Burnout gehört der soziale Rückzug. Zur Behandlung ist es deshalb erforderlich zu erkennen, bei welchen der vier genannten Gruppen des sozialen Netzwerks individuell der größte Rückzug stattfindet. Dann ist danach zu suchen, in welchem Detail am leichtesten und schnellsten dieser wieder rückgängig gemacht und auf ein ausgeglichenes Niveau gebracht werden kann. Ein soziales Netzwerk besteht aus Menschen, konkret aus (Ehe-)Partner, Kindern, Eltern, Verwandten, Freunden, Bekannten, Nachbarn, Arbeitskollegen, Mitarbeitern, Vorgesetzten, Vereinsmitgliedern, Reisebekanntschaften, Brieffreunden, Chat-Kontakten, Postboten, Friseur, Ärzten, Fußpfleger und vielen anderen.
Für die Heilung von Burnout sind soziale Kontakte hilfreich. Dabei ist ausschließlich wichtig, *wie* der Betroffene den sozialen Kontakt wahrnimmt, er-

lebt, nutzt und einschätzt. Es sind also keine wissenschaftlich festzuhaltenden Kriterien, welche die individuelle Bedeutung eines sozialen Kontaktes voraussagen könnten. Wichtig ist, die möglichen sozialen Kontakte zu aktivieren. Dabei ist zu beachten, dass es soziale Kontakte gibt, die Stressreaktionen verstärken können. Selbst ein Überangebot von Hilfe kann belasten.

> ▶ Obwohl sozialen Kontakten eine große Bedeutung für den Weg aus Burnout zukommt, nutzen die meisten Ärzte sie zu wenig. Ihnen fällt es schwer, selbst um Hilfe zu bitten. Sie müssten zunächst innerliche, eher unbewusste Ansprüche aufgeben wie den eigenen Omnipotenzanspruch oder die Einzelkämpfer-Mentalität.

Es besteht das Problem, nicht unterscheiden zu können, ob Partnerkonflikte tatsächlich Burnout fördern oder ob an Burnout Erkrankte dazu neigen, zeitgleich Probleme mit ihnen Nahestehenden zu haben. Meine Erfahrungen sind: Wer in von Liebe getragenen Beziehungen lebt, bekommt nur im Ausnahmefall Burnout. Wenn sich Burnout entwickelt hat, sind der Partner und die Familie auf Dauer damit oft überfordert: Je fundierter die Partnerschaft ist, umso schwächer ist Burnout und umso leichter kommt der Betroffene wieder heraus.

11 Ärzte, ihre Süchte und ihre Todessehnsucht

11.1 Sucht

Ein Alkoholiker ist jemand, der mehr trinkt als sein Arzt. [58, 80]
10–15% der Ärzte sind irgendwann einmal in ihrem Leben substanzabhängig. 80% der substanzabhängigen Ärzte tragen arbeitsbedingte Spannungen mit sich selbst und mit dem Alkohol, Nikotin oder den legalen und illegalen Drogen aus. [146]
Leberzirrhose ist bei Ärzten eine dreimal häufigere Todesursache als in vergleichbaren Gruppen.

Alkohol ist das beste Lösungsmittel. Er löst Führerscheine, Ehen und Beziehungen und letztlich den Körper auf. Niemals löst er hingegen die Probleme, welche bei Burnout gelöst werden müssten.
Im Folgenden wird in der Bewertung zwischen den unterschiedlichen Suchtmitteln nicht unterschieden, da das übergeordnete Prinzip sehr ähnlich ist. Auch wird nicht differenziert zwischen Abhängigkeit, Missbrauch und Sucht, da in der Mehrzahl der wissenschaftlichen Burnout-Literatur eine solche Differenzierung fehlt.

Häufigkeit und Ausprägung

Verlässliche Daten für die Häufigkeit suchtkranker Ärzte liegen für Deutschland zwar nicht vor [104], was zeigt, wie hier mit dem Thema umgegangen wird, es gibt jedoch aussagekräftige Zahlen aus internationalen Studien:

- 48% der männlichen und 38% der weiblichen Medizinstudenten trinken zu viel Alkohol (das Problem stellt sich also nicht erst mit der ärztlichen Berufsausübung ein).
- 93% der Assistenzärzte trinken Alkohol, mehr als 60% von ihnen zu viel.

- Etwa 35% der männlichen und 19% der weiblichen Assistenzärzte konsumieren regelmäßig Cannabis und 13% bzw. 10% nutzen Aufputschmittel [83].
- Auch bei Krankenschwestern ist Alkoholismus gegenüber der Allgemeinbevölkerung deutlich gesteigert.

In keiner Berufssparte wird mehr Alkohol getrunken als im Gesundheitswesen. Hinsichtlich des Drogenkonsums gibt es vergleichbare Untersuchungen zum Suchtverhalten von Pharmazeuten und Zahnärzten: Hier existiert keine Prävalenz für einen erhöhten Drogenverbrauch.
Es gibt allerdings noch andere Suchtformen als die bereits genannten (Tab. 11-1).

> ▶ Sucht, insbesondere Alkohol- und Drogenabhängigkeit sowie Nikotinsucht, hat immer eine individuelle Vorgeschichte und Bedeutung. Aber sie hat auch eine zentrale Bedeutung, die lautet: „Ich sterbe langsam." Sucht in diesem „klassischen Sinn" ist protrahierter Suizid. Wer süchtig ist, gibt Kontrolle auf. Das, was ihm außen im Beruf *nicht* taugt und er unbedingt vermeiden will, übt er in pathologischer Weise in sich selbst aus.

Süchte **Tab. 11-1**

Abenteuer	Kritiksucht
Arbeiten (Workaholic)	Leistung
Bauen	Mode
Bekehrung	Nachahmen
Datenerfassung	Profilierung
Eifer-Sucht	Profit
Erfolg	Protzen
Erlebnis	Putzen
Essen (Fresssucht)	Rache (Rachsucht)
Fernsehen	Rekord
Fitness	Sauberkeit
Fortbildung	Schlafen
Gefallen	Sehn-Sucht
Genuss	Sex
Haben (Hab-Sucht)	Spiel (Spielbank)
Herrschen (Herrsch-Sucht)	Streiten (Streitsucht)
Hungern (Magersucht)	Therapie
Ich	Unterwerfung
Internet	Verehrung
Katastrophen	Vergnügen
Konsum (Kaufrausch)	Wetten
Kontrolle	

Arbeitsleistung

Viele Ärzte kennen Kollegen, die nur alkoholisch austariert arbeiten können.
Auch Aufputschmittel sind durchaus üblich, um längere Dienste zu überstehen. Das trifft erst recht auf invasiv tätige Ärzte wie Chirurgen zu.

> Michael ist mal wieder konsiliarisch tätig, weit weg von seiner Praxis, in einer Klinik. Der Chefarzt und er mögen sich und vertrauen einander. Michael wird zum Chefarzt gerufen, der ein privates Gespräch sucht. Schließlich kommen sie auf Alkohol zu sprechen. Der Chefarzt sagt so beiläufig, seine Leberwerte seien vollkommen normal, obgleich er doch recht regelmäßig Whisky tränke. Michael berichtet von einem Patienten, der als Alkoholiker bis zu seinem Tode normale Leberwerte hatte. Daraufhin meint der Chefarzt, er hätte das extra einmal getestet und eine dreiviertel Flasche Whisky an einem Abend konsumiert. Als er am nächsten Tag seine Werte kontrollieren ließ, seien sie im Normbereich geblieben. Michael denkt sich: Wenn ich auch nur die Hälfte dieser Menge zu mir nehmen würde, wäre ich halb tot. Beide schwenken auf ein anderes Thema über.

Umgang mit süchtigen Kollegen

Fast jeder Arzt wird versuchen, seine Sucht zu verheimlichen – und seine Kollegen werden ihm dabei oftmals helfen, entweder weil sie selbst davon betroffen sind oder damit nicht konfrontiert werden möchten. Denn dieses Eingeständnis gefährdet die Kassenzulassung und den Arbeitsplatz und kann den wirtschaftlichen und sozialen Ruin bedeuten. Meldungen erfolgen meistens erst dann, wenn Gewissheit besteht, dass Hilfe möglich ist und nicht nur Sanktionen drohen.

Offiziell macht die Kammer, wenn ein abhängiger Arzt entdeckt wird, eine Meldung an die entsprechenden Behörden, die dann mehr oder weniger automatisch die Approbation entziehen [127]. Tatsächlich sieht das anders aus: Zu einem Entzug der Approbation aufgrund manifester Suchtprobleme kommt es innerhalb einer Ärztekammer lediglich alle zwei Jahre einmal, dieser Vorgang ist also selten.

Viele Ärztekammern haben zwar strukturierte Interventionsprogramme entwickelt, aber nur im Ausnahmefall gibt es die Chance, zur Überbrückung finanzieller Notlagen Mittel aus einem Hilfsfonds zu bekommen. Das sollte überdacht werden, denn etwa zwei Drittel aller Ärzte sind auch sechs Monate nach einer stationären Entzugstherapie stabil [104].

Ganz anders ist die Situation in den USA. Dort gibt es Programme, welche die Wiedereingliederung von Ärzten fördern. In einer Studie [56] litten 37% der betroffenen Ärzte an Erkrankungen aus dem psychiatrischen Formenkreis, Drogenmissbrauch (außer Alkohol) wurde bei 45% und reiner Alkoholmissbrauch bei 7% der Ärzte nachgewiesen. Bei 60% der Ärzte wurde eine Doppeldiagnose gestellt. Alles in allem litten jeweils 17% der Ärzte unter Alkoholmissbrauch, Drogenmissbrauch außer Alkohol und bipolaren Störungen, 25% an Depressionen sowie 8% an posttraumatischen Störungen.

Die höchste Abususrate im Sinne des Drogenmissbrauchs zeigen Anästhesisten. In Florida stellen sie 5,6% aller Ärzte, aber 25% aller Ärzte mit Drogenmissbrauch. Sie haben also ein fast fünffaches Risiko im Vergleich zu anderen Ärzten. Offensichtlich bestimmt hier das „Angebot" die „Nachfrage" [70].

Auch prospektive Studien über 30 Jahre belegen, dass Ärzte häufiger als die Allgemeinbevölkerung an Drogen- und Alkoholmissbrauch erkranken [37].

Abwehrmechanismen

Typische Abwehrmechanismen eines Arztes gegenüber einem Kollegen, den er wegen seiner Sucht oder einer anderen Frage aufsucht, sind Bemerkungen im Sinne einer Meinungsbildung wie: „Aber Herr Kollege, Sie kennen das doch! Da ist man abends etwas abgespannt und ein, zwei Gläschen Wein sind doch üblich!" Daneben gibt es noch

- das Bagatellisieren (das eine „Bierchen" mal so zwischendurch),
- das Verleugnen (Contenance bewahren und weiterarbeiten),
- das Verschieben (Was kann ich dafür, dass mein Beruf so anstrengend ist, die Patienten immer anspruchsvoller werden und ich mich entspannen muss?).

11.2 Suizid

Suizid ist die zweithäufigste Todesursache bei Medizinstudenten. [199]
6,5% aller Ärztinnen versuchen sich irgendwann im Laufe ihres Lebens zu suizidieren.
Der häufigste Grund für vorzeitigen Tod bei Ärzten ist Selbstmord. [60]
Die Hälfte dieser Suizide hat einen direkten oder indirekten Bezug zur Sucht.

Die tatsächliche Suizidquote dürfte bei diesem heiklen Tabuthema bei Ärzten noch höher sein als offiziell bekannt. Nicht ohne Grund suizidieren sich die meisten Ärzte zu Hause (bei Frauen 84%), also nicht öffentlich. Die Zahlen schwanken: Im Vergleich zur Gesamtbevölkerung wird die Quote für Ärzte als zwei- bis dreimal so hoch und für Ärztinnen als fünf- bis sechsmal so hoch angegeben [167].

In einer Metaanalyse wurde kürzlich festgestellt, dass Ärztinnen ein um den Faktor 2,27 gegenüber der Allgemeinbevölkerung erhöhtes Suizidrisiko haben und Ärzte ein um den Faktor 1,41 erhöhtes Risiko [163].

26 % der weiblichen und 22 % der männlichen Psychiater oder Kinderpsychiater haben immer wieder Suizidgedanken [103].

Bei Ärzten zwischen 25 und 39 Jahren werden Depressionen als ein brauchbares Indiz für Suizid in 26 % aller Todesfälle angegeben. Das ist dreimal so hoch wie im Bevölkerungsdurchschnitt [165].

Suizide kommen bei Landärzten häufiger vor als in der Stadt. Bevorzugte Methoden sind (berufsgruppenspezifisch) Vergiftungen (Tabletten, Infusionen, Narkosegase) oder via chirurgischem Instrumentarium. Mit ihrem Suizid wurden die Ärzte durchschnittlich knapp 49 Jahre, die Ärztinnen knapp 53 Jahre alt.

Ärzte suizidieren sich am ehesten zwischen 30 und 50 Jahren, Ärztinnen ab einem Alter von 50 Jahren [101].

Ärztinnen leben etwas gesundheitsbewusster als Ärzte. Ihre Lebensqualität liegt im Durchschnitt über der ihrer männlichen Kollegen [92]. Sie sind psychisch nicht gefährdeter als die Ärzte – ihre insgesamt etwas höhere Lebensqualität und die im Vergleich zu Männern nicht erhöhten Werte für Depressivität scheinen ausgleichend zu wirken [92]. Aber: Im Vergleich zu anderen Frauen ist ihre Suizidrate extrem erhöht.

> ▶ Ohne Geschlechtsbevorzugung gibt es *versteckte Suizidversuche:* Bei 60 Arbeitsstunden pro Woche liegt die Herzinfarktrate etwa doppelt so hoch wie bei 40 Stunden. Diese Zahl kann nur protrahierten Selbstmördern Grund sein, weiter zu viel zu arbeiten.
>
> ▶ Arztsein und dabei Burnout zu entwickeln entspricht der Reise des Helden, der in den Kampf (Arztsein als solches) zieht, verwundet wird (Burnout) und dann geheilt werden kann … wenn er sich nicht vorher umbringt.

Es gibt Betroffene, die aufgrund von Burnout so schwach sind, dass sie nicht mehr in der Lage sind, Hilfe zu suchen. Denen zu helfen ist fast unmöglich. Suizidalität bei Ärzten ist schambesetzt und wird selten offen diskutiert. Behandelnde Ärzte gehen mit ihren suizidalen Kollegen scheuer und schonender um als mit anderen Patienten, was aber letztlich zu deren Schaden ist.

12 Was Ärzte fühlen und wie sie es umsetzen

12.1 Ärztliche Ängste

Wer kennt ihn nicht, den souveränen Arzt, der in jeder Situation die Ruhe bewahrt, immer die richtigen Entscheidungen trifft, ausschließlich für seine Patienten lebt – und das bei eloquenter Seriosität? Wir alle kennen ihn: aus Romanen und Fernsehserien. Die Wirklichkeit sieht anders aus: Ärzte haben viele Ängste, darin unterscheiden sie sich nicht von anderen Menschen. Aber sie sprechen selten darüber – vielleicht soll der Nimbus des Unangreifbaren und des Alles-im-Griff-Habens nicht gefährdet werden. Ihre Ängste sind zu einem Gutteil berechtigt [167]. Ärzte haben

- Angst, angeklagt zu werden,
- Angst, bloßgestellt oder blamiert zu werden,
- Angst, einem Patienten zu viel Schmerzen zuzufügen,
- Angst, einen Fehler zu begehen,
- Angst, einen Patienten falsch zu führen, sodass der an Suizid denkt,
- Angst, einen Patienten zu schädigen,
- Angst, einen Patienten zu verstümmeln,
- Angst, etwas nicht zu wissen,
- Angst, etwas Wichtiges zu übersehen,
- Angst vor so stark sinkenden Einnahmen, dass eine wirtschaftliche Schieflage droht,
- Versagensangst.

Es wäre sinnlos und unmöglich, sich der eigenen Ängste entledigen zu wollen. Angst führt auch zu vorsichtigem Verhalten!

> ▷ In der Realität nehmen viele Ärzte ihre eigenen Ängste nicht oder nicht mehr wahr. Das ist eine Begleiterscheinung von Burnout bereits im Anfangsstadium. Würden sie wahrgenommen werden, böte das die Chance, rechtzeitig einzugreifen.

Wer Burnout in einem fortgeschritteneren Stadium hat, leidet oftmals an einer anderen Angst: Es ist die krankhafte Angst vor der Angst. Nur die Vorstellung von eigenen Ängsten macht bereits Angst. Diese pathologische Angstreaktion kann auf wenige Umstände beschränkt bleiben oder sich mehr und mehr ausbreiten, bis hin zur generalisierten Angststörung, einer dringend therapiepflichtigen Erkrankung. Schon zuvor, wenn die Angst vor der Angst beginnt, belasten die körperlichen und seelischen Angstreaktionen. Diesen folgen in der Regel Vermeidungsreaktionen, die, wenn sie Kollegen, Patienten oder Mitarbeitern auffallen, eher auf Unverständnis stoßen, da ihnen ja nicht bekannt ist, was dahinter steckt.

So wie Stress eine wesentliche Basis für Burnout darstellt, ist nach meiner Beobachtung Burnout eine wesentliche Basis für pathologische Angstreaktionen und umgekehrt.

12.2 Ärztliche Lebensmuster

Wer mit eigenem Burnout zu tun hat, dem werden die folgenden Aussagen bekannt sein:

- Ich kann es nicht.
- Ich kann nicht mehr.
- Ich halte es nicht aus.
- Ich mag nicht.
- Ich will's nicht wissen.
- Ich muss perfekt sein.
- Ich will mich nicht einlassen.
- Ich will weg hier.

Verhaltenstherapeuten nennen das Persönlichkeitsmuster. Sie verwenden diese Sätze marginal in ihrer MULP-Makroanalyse (*M*edizinische, *U*mwelt-, *L*ern- und *P*rogrammbedingungen eines Patienten oder Klienten), wenn ein neuer Patient zu ihnen kommt. NLP-ler (NLP = neurolinguistisches Programmieren) nennen ähnliche Persönlichkeitsanteile „core beliefs" und versuchen, einzelne dieser Überzeugungen in Trance zu erkennen. Ich nenne sie Lebensmuster, arbeite ohne Trance und in Vielzahl mit ihnen [24].

Das menschliche Verhalten wird, wie bereits in Kapitel 9 beschrieben, von den drei Grundmotivationen Anschluss, Leistung und Macht gesteuert. Diese speisen konkrete Motive, wie beispielsweise das Ziel, die umsatzstärkste Praxis der Stadt zu führen oder der menschlichste Facharzt weit und breit zu sein. Damit die vollkommen abstrakten Grundmotivationen in de facto unendlich viele, konkrete Motive übersetzt werden können, braucht es einen Vermittler, eine Art Schaltstelle: die Lebensmuster als die verbale Konkretisierung von Grundmotivationen. Diese Lebensmuster werden größtenteils in der Kindheit gebildet und wirken ein Leben lang. Solange sie nicht konkret bearbeitet werden, bleiben sie unbewusst. Sie haben die Tendenz, sich schnell von der Situation, während der sie gebildet wurden, auf alle möglichen anderen Situationen oder Kontexte zu übertragen. Das macht sie so wirksam und umfassend einflussreich.

Bevor ein Arzt ein konkretes Motiv findet, wie „Ich will jetzt die neuesten Laborgeräte anschaffen", wirkt in ihm ein Lebensmuster, beispielsweise „Ich muss der Beste sein" – und das basiert auf einer Grundmotivation wie der *Leistung*. Ein zweites Beispiel: Der Arzt bildet sich über Maßen fort und führt dabei seine Praxis einwandfrei weiter. In ihm mag ein Lebensmuster tönen wie „Ich muss *es* (oder alles) wissen". Die zugehörige Grundmotivation wäre die der *Macht*.

Es gibt drei grundsätzliche Wege ins Burnout (Abb. 12-1) (s. auch Kap. 2). Nicht immer erreicht der Betroffene seine Ziele, das muss ihm nicht klar sein, da Menschen ihre wirklichen Ziele oftmals nicht kennen. In diesem Fall wird er immer unzufriedener, ohne dass er weiß warum. Es kommt auf Weg 1 zur Handlungswiederholung, meistens ohne große Änderungen und mit erneutem Misserfolg. Das entspricht der anfänglichen Hyperaktivität bei Burnout (Phase 1). Auf Weg 2 verändert der Mensch sein Verhalten, ohne seine Effek-

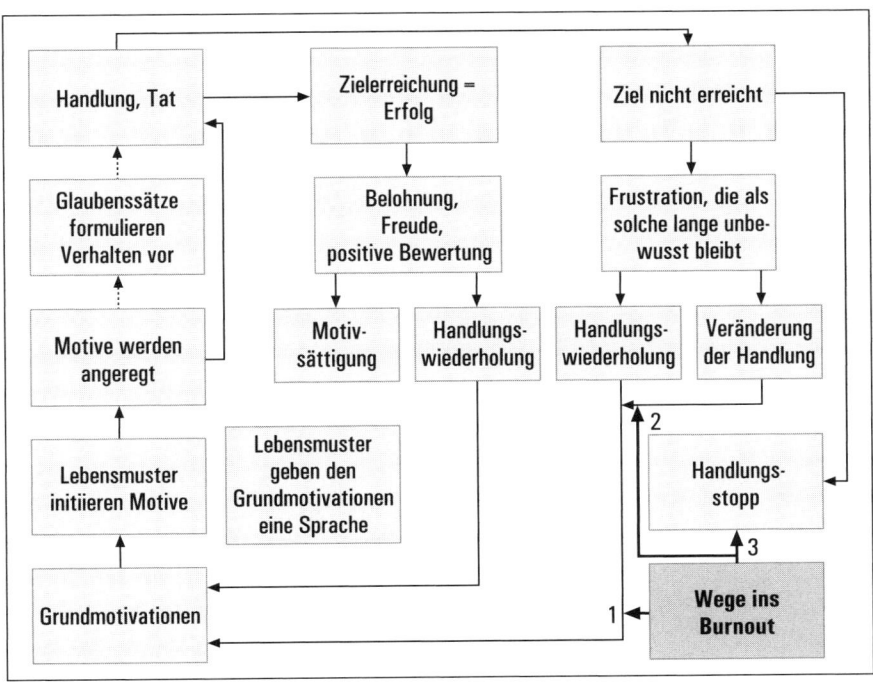

Wege ins Burnout

Abb. 12-1

tivität ausreichend zu verbessern. Das entspricht der zunehmenden Handlungsunfähigkeit bei Burnout (Phase 2). Weg 3 bedeutet das Aufgeben, er versucht es nicht mehr, seine Ziele zu erreichen. Das entspricht der Burnout-Phase 3 (Passivität).

> ▶ In jedem Fall sind Lebensmuster ein wichtiges Glied in der Handlungskette des Betroffenen. In den meisten Fällen wirken sie sich bei Burnout verstärkend, unterhaltend oder auch auslösend aus. Der Kreislauf des menschlichen, immer zielgerichteten Verhaltens kann durch Lebensmuster empfindlich gestört werden. So wird der Kreislauf nicht nur empfunden, wenn das Ziel nicht erreicht wird, sondern auch, wenn der Weg dorthin zu schwer ist, die Belohnung trotz erreichtem Ziel ausbleibt oder anders ausfällt als erwünscht bzw. bei anderen negativen Nebenwirkungen.

Die individuelle Persönlichkeit ist der hauptsächliche Faktor für die Entwicklung von Burnout. Lebensmuster sind strukturelle Anteile der Persönlichkeit. Sie zu beeinflussen, ist sehr schwer. Wie wirkt sich das im Alltag aus?

Michael ist Ende 20 und sicher in der Klinik etabliert. Man munkelt, er werde eine Universitätskarriere machen. Das meint wohl auch Professor J. S., der ihn nach seinem eigenen Ruf auf den Lehrstuhl an eine andere Universitätsklinik fragt, ob er als Oberarzt mitgehen möchte. Michael hadert. Nach längerer Überlegung, die im Nachhinein wenig fundiert erscheint, sagt er dem Professor ab. Heute weiß Michael, dass das ein Fehler war – eine Weichenstellung in seinem Leben. Er blieb an der Klinik und wurde zwei Jahre später erneut, diesmal von Professor T. S., gefragt, ob er als Oberarzt mit an eine andere Universitätsklinik gehen wolle. Erneut sagte Michael Nein. Auch diese zweite große Chance für eine Universitätslaufbahn hat er sich selbst vertan.

Warum hat Michael so gehandelt? Weil er einem seiner führenden Lebensmuster folgte, das lautet: „Ich bin es nicht wert, Großes zu leisten."
Das Lebensmuster als solches bestimmt das Spektrum des menschlichen Verhaltens. Nehmen wir an, einem Arzt sei das Muster „Ich zeige mich nicht" eigen und vor ihm läge die Aufgabe, beim Ärztestammtisch eine Laudatio über einen verdienten Kollegen zu halten. Das Lebensmuster ist ihm nicht bewusst und damit erst einmal nicht zugänglich. Was ihm klar ist, ist der daraus resultierende Glaubenssatz, der etwa lautet: „Ich kann nicht vor einer Gruppe sprechen." Wie wird er sich verhalten? Er versucht vielleicht, den Job wieder loszuwerden oder er macht es und vergeht dabei vor Angst. Ihm wäre aber – und nochmals: das läuft unbewusst ab! – auch möglich gewesen, aus dem Lebensmuster (sich nicht zeigen zu wollen) das zu tun, was fast alle Schauspieler und viele Sänger tun, wenn sie dasselbe Muster leben: Sie zeigen sich nicht, *indem* sie in eine Rolle schlüpfen, in die Rolle der Königin der Nacht oder des Mephis-

to. Sie stehen nicht als Privatpersonen auf der Bühne, sondern als Menschen, die ein Amt ausüben; und Arztsein bedeutet auch, ein Amt innezuhaben. Hätte er sich für diese Variante entschieden, wäre er ein gefragter Redner und würde sich darüber freuen, den Auftrag für eine Laudatio erhalten zu haben.

> ▶ Seine eigenen Lebensmuster für sich einzusetzen, bedeutet eine Art der Selbstliebe.

Lebensmuster wirken umso stärker, je weniger sie uns bewusst sind. Sie sind so etwas wie die Graue Eminenz unseres Denkens, Handelns und Fühlens – und sie wirken heimlich [24, 94] (Tab. 12-1).

Die heimlichen Bedeutungen des Berufes herauszufinden, erleichtert die Strategie gegen Burnout erheblich. Die Lebensmuster, aufgrund derer der Beruf ergriffen und vorangetrieben wurde, sind so stark, dass die einzige Chance darin besteht, sie zum Verbündeten zu machen. Dagegen vorzugehen ist in der Regel frustrierend. Muster wollen erfüllt und nicht abgewürgt werden. Sie lassen sich

Beispiele für ärztliche Lebensmuster **Tab. 12-1**

Ich tue es für dich/euch Ich tue es aus Liebe	● dem Vater oder der Mutter (oder einem der Großeltern) nacheifern oder ● der heimliche Wunsch der Eltern, selbst Arzt sein zu wollen
Ich muss gehorchen	● der Wunsch der Eltern, dass ihr Kind diesen Beruf ausübt
Ich will bewundert werden	● der Wunsch, gesellschaftlich hochanerkannt zu sein
Ich will es haben	● die finanziellen Vorteile oder den Status des Berufes anstreben
Ich will ganz hoch hinaus	● als Chef einer Klinik oder einer Praxis das Sagen haben
Ich darf nicht aufgeben	● den einmal eingeschlagenen Weg ohne Rücksicht auf den Verlust der Gesundheit weitergehen
Ich kann alles Mir sagt niemand was	● ein Forum für Omnipotenzansprüche gefunden haben
Ich muss es schaffen	● durchhalten, koste es, was es wolle (sogar über Burnout mein Leben)
Ich stehe über allem	● die Position des Halbgottes auskosten wollen
Ich muss es tun	● Gutes tun, wenn man mit Ärzten als Kind viel Schlimmes erlebt hat

nicht verbieten. Lebensmuster können aber zu einem selbst bestimmten und selbstbewussten Leben genutzt werden.

Wie der an Burnout leidende Arzt konkret reagiert, hängt also von der Ausprägung der Situation und von seinen individualspezifischen Reaktionstendenzen ab. Wichtig ist, dass der Betroffene erkennen lernt, wie er tatsächlich auf welche Belastungen reagiert. Wenn das in sein Bewusstsein dringt, ist ein wichtiger Hebel erreicht, individuell und konkret *umzulernen*.

Die Wahrnehmung der dem Verhalten zugrunde liegenden Lebensmuster ist eine Möglichkeit zur Genesung. Die Persönlichkeit als solche ist nur in so geringem Umfang zu ändern, dass es viel mehr Sinn macht, sich nach seiner Persönlichkeit zu richten als zu versuchen, diese zu ändern.

Mit dieser in innerer Achtsamkeit stattfindenden Reflexion und Erkenntnis wird es möglich, anders auf dieselben Umweltbedingungen zu reagieren oder sie zumindest anders zu bewerten. Die bewusste Reflexion ist Grundvoraussetzung, um in den verändernden Prozess der gezielten Anwendung eigener Lebensmuster übergehen zu können. *Ein* wichtiger Schritt für den betroffenen Arzt ist, sich einzugestehen, dass er Burnout hat: *Ich kann nicht mehr!*

In Konsequenz bedeutet das auch, fremde Hilfe zuzulassen – gleichgültig, ob als freundschaftlicher oder partnerschaftlicher Ratschlag, als Coaching-Maßnahme oder als Therapie. Dieser erste Schritt ist eine große Hürde in der Behandlung von Burnout bei Ärzten und in anderen Berufsgruppen weniger ausgeprägt.

12.3   Delegieren der Verantwortung

Burnout wird oftmals in einer Wenn-dann-Beziehung mit einer Schuldfrage verknüpft, z. B.:

- „Weil mein Chef so ein Ekel ist, geht es mir so schlecht."
- „Weil die Bezahlung immer geringer wird, habe ich Burnout bekommen."
- „Weil meine Eltern mir keine wahre Liebe entgegenbrachten, bin ich nun am Boden."
- „Weil mein Partner mich nicht unterstützt, komme ich nicht mehr auf die Füße."
- „Weil ich so viele Überstunden machen muss, kann ich nicht mehr."

Burnout eignet sich zu gut, um die Schuld im Außen zu suchen und sich weiterhin nicht mit sich selbst intensiv auseinander zu setzen. Aber auf Dauer muss sich der an Burnout Leidende mit sich selbst, seiner Persönlichkeit, seinen menschlichen Kompetenzen und Schwächen, seinen Wünschen und Enttäuschungen, kurzum mit allem, was dazu geführt hat, befassen.

12.4 Ent-Täuschung

> ▶ Der Weg aus dem Burnout beginnt mit dem Verzicht auf die Täuschung, den Beruf in angedachter Weise ausüben zu können. Der Weg aus dem Tal beginnt also immer mit einer Ent-Täuschung.

Er beginnt mit der Erkenntnis, ein Lebensmuster wie „Ich kann alles" nicht erfüllen zu können, weil es de facto lautet: „Ich schaffe es nicht."
Um solch eine Enttäuschung zu vermeiden, werden oft letzte Energien mobilisiert, um ein Ziel anzustreben, das so nicht erreichbar ist. Die Vorstellung davon, wie der Beruf als Ärztin oder Arzt ausgeübt werden kann, mit welchem inhaltlichen, strukturellen und auch materiellen Erfolg, ist übermächtig. Die Spannung zwischen diesen Wünschen und der Wirklichkeit – eben auch der eigenen Persönlichkeit – wird immer größer. Fast immer hat deshalb das Eingeständnis, es so nicht zu schaffen, die Note einer persönlichen Niederlage.
Einen anderen Standpunkt einzunehmen, nämlich auf anderem Weg den Beruf ausüben zu können, dann vielleicht mit weniger Einnahmen, Prestige oder auch als Angestellter, fällt schwer. Das fallweise auch notwendige Eingeständnis, überhaupt den falschen Beruf ergriffen zu haben, fällt oftmals erst an der tiefsten Talsohle, die Burnout in der Lage ist zu bilden.

13 Ausweg aus dem Arztsein?

13.1 Fluchtversuche innerhalb des Arztseins

Wenn Burnout droht, manchmal auch schon vorher, versuchen die Betroffenen instinktiv zu fliehen. Drei grundsätzliche Chancen bieten sich ihnen dafür: die Flucht in sich (was zur Selbstverleugnung und Verleugnung der Krankheit beiträgt) und die Flucht innerhalb oder außerhalb ihrer klinischen Tätigkeit. Am häufigsten wird die Variante gewählt, die ärztliche Tätigkeit beizubehalten und trotzdem zu fliehen (Details s. Kap. 2.3, Die drei Phasen von Burnout). Diese Flucht verläuft über den Geist als *Gedankenflucht*, über den Körper als *Körpermanipulation* und über das Verhalten als *Ablenkung durch Tätigkeiten*. Immer wieder ist der erste Fluchtversuch der, scheinbar unangreifbar zu werden [167], wie über Arroganz, Unnahbarkeit oder den Gebrauch einer Laien unverständlichen Fachsprache.

Die Aufgabe seiner Praxis oder der Stelle in einer Klinik und dann folgend eine neue, inhaltlich sonst gleiche Berufstätigkeit (als angestellter Arzt oder in einer anderen Klinik) wird selten gewählt. Das hat gute Gründe. Grundsätzlich ist einem Arbeitsplatzwechsel unter Fortführung des Berufes als Lösungsversuch zuzustimmen. Dies führt aber nicht selten vom Regen in die Traufe, da sich nur Marginalien ändern. Führt der Versuch nicht zum gewünschten Ergebnis und bleiben die Beschwerden, weil sie eben grundsätzlicher Art sind, stehen ein Berufswechsel oder die Berufsunfähigkeit an. Diese Entscheidung ist eine Ultima Ratio. Es gibt immer wieder Ärzte, die vorgeben, sich auf ihre Berufsunfähigkeitsrente zu „freuen". Sie freuen sich zu früh. Abgesehen davon, dass die Mehrzahl der selbstständigen Ärzte in Deutschland eine solche Versicherung außer über die Ärzteversorgung nicht hat, müssen sie erst einen mehr oder minder demütigenden Weg durch die Instanzen gehen, und wenn sie den gewonnen haben, untersagen ihnen die Versicherungskonditionen eine Vielzahl vielleicht noch möglicher Tätigkeiten. Dadurch haben sie noch mehr Angst, Neues zu wagen.

> ▶ Viele Fluchtversuche enden im Burnout, wenn nicht Wesentliches erkannt und bearbeitet wird.

13.2 Fluchtversuche außerhalb der Patientenbetreuung

I had enough blood, trauma, crying, and dying. [60]

Die Enttäuschung ist groß, wenn Außenstehende – und Innenstehende – erfahren, jemand ist nicht mehr als Arzt tätig. Er wird von Freunden und Verwandten unter anderem hören:
- „Wie konntest Du das nur tun!"
- „Bei Dir sind wohl die Sicherungen durchgebrannt!"
- „Wie kann man so einen sicheren Job aufgeben!"

Das trifft ihn vielleicht; aber mehr noch trifft es an Burnout erkrankte Ärzte, wenn sie die Kommentare der Patienten, die sie vielleicht mehr als einmal verwünscht haben, hören:
- „Wie konnten Sie nur aufhören!"
- „Wir vermissen Sie so sehr!"
- „Ihr Nachfolger ist nicht annähernd so gut wie Sie!"
- „Ohne Sie ist das ganze Ärztehaus nichts mehr wert!"
- „Ich bin so traurig, dass Sie nicht mehr da sind!"

Langsam schwant ihm, wie beliebt und wie gut er war: Dieses Schicksal trifft die Mehrzahl der Ärzte mit Burnout, die ihren Beruf aufgegeben haben. Sie erkennen zu spät, wie viel Gutes sie getan haben, wie weit weg von alldem sie aber sind. Nun suchen sie die *„Seitenstraße des Glücks"*.
Viele Ärzte, auch ohne Burnout, argumentieren, sie könnten nur eines, nämliche Patienten behandeln, sie seien insofern echte Fachidioten. Das trifft leider auch deshalb zu, weil ärztliche Tätigkeiten außerhalb von Klinik und Praxis in unserem Land rar gesät sind; zumindest für Ärzte, die gewisse Zeit in einer Klinik oder niedergelassen tätig waren. In den USA ist das anders. Wer dort den patientenzentrierten ärztlichen Beruf, aus welchem Grund auch immer, nicht mehr ausüben kann, kann auf eine Reihe von öffentlichen und stiftungsähnlichen Angeboten ausweichen, welche Ärzte in Kursen fortbilden, damit sie dann z. B. als ärztliche Direktoren Kliniken (ohne Patientenkontakte) leiten. In Deutschland werden solche Programme nicht angeboten und betroffene Ärzte müssen selbst sehen, wo sie bleiben. Das erinnert mich an eine Zeile eines Liedtextes, die lautet: Dumm, dümmer, am dümmsten: Die Kosten, welche die Gesellschaft für die Ausbildung eines Arztes zahlt, die Kosten, die durch die Berufsaufgabe eines Arztes entstehen und die dessen Berufsunfähigkeit kontinuierlich produziert, sind sehr hoch. Wie dumm, dem nicht in einer Win-win-Situation entgegenzusteuern.

Tab. 13-1   Nischen für Ärzte [64]

● Unternehmensberatung	● Gutachtertätigkeit
● Beratungsstelle	● Betriebsarzt (eingeschränkt)
● Coaching	● Medizingeschichte
● Schularzt	● Fächer wie Physiologie
● Verwaltung	● medizinisches Management
● Ärztekammer	● medizinischer Redakteur
● Kassenärztliche Vereinigung	● Sachbuchautor
● Versicherung	

Wer weiterhin als Arzt berufstätig sein will und kann, sucht die Seitenstraße seines Glücks und findet sie vielleicht auch; einige Beispiele dafür sind in Tabelle 13-1 aufgeführt.

14 Burnout bei Zahnärzten, Krankenschwestern und Arzthelferinnen

14.1 Burnout bei Zahnärzten

Die wissenschaftlichen Erkenntnisse über Burnout bei Zahnärzten sind von zentraler Bedeutung für die allgemeine Erkenntnis von Burnout bei Ärzten. Je nach Studie haben zwischen 7,4% und 10,6% [12, 89, 133] aller Zahnärzte manifestes Burnout. Aber 83% aller Zahnärzte beklagen ihren Beruf als besonders stressig [12, 187]. Da diese Zahlen in verschiedenen Studien mit sehr geringer Schwankung wiederholt bestätigt werden, kann festgehalten werden:

> ▹ Zahnärzte haben sogar weniger Burnout als die Allgemeinbevölkerung [73]. Sie leiden markant seltener an Burnout als Humanmediziner, obgleich sie beruflichen Stress ähnlich hoch beklagen [2]. Es liegt also nicht am Stress als solchem, nicht an seiner Quantität, sondern an dessen Inhalt und Qualität.

Für Human- und Zahnmediziner gibt es ähnliche Voraussetzungen für die Zulassung zum Studium oder für die Niederlassung. Auch die Qualitätssicherungsmaßnahmen, die rechtlichen Grundlagen und die Arten der Abrechnung sind vergleichbar. Im strukturellen Außen können die Gründe für das bei Zahnärzten seltene Burnout also nicht liegen.

Haben Zahnmediziner eine auffallend andere Persönlichkeit als Humanmediziner? Konkret: Spielt bei Ihnen die Persönlichkeitseigenschaft des Neurotizismus eine signifikant geringere Rolle? Dazu gibt es eine wichtige Studie, die den Myers Briggs Type Indicator nutzte [12], einen weltweit sehr häufig eingesetzten (validen) Test zur Erkennung von Persönlichkeitsprofilen. Er geht auf die Jung'sche Theorie zurück und untergliedert in

- Extraversion – Introversion (Energiehaushalt des Menschen),
- Sensorik – Intuition (Wirklichkeit und Wahrnehmung),
- Denken – Fühlen (Entscheidungsfindung),
- Bewerten – Aufnehmen (Lebensstil).

Diese Studie erbrachte bei Zahnärzten die Häufung eines bestimmten Persönlichkeitstyps für Burnout, der sehr introvertierte Menschen beschreibt: Sie müssen etwas „bewiesen" bekommen, um es zu glauben. Sie gehen nicht intuitiv vor und sind in diesem Sinne „verkopft". Sie denken über die Welt nach und fühlen weniger nach. Sie bewerten gern und können schwerlich wertfrei wahrnehmen. Es sind Persönlichkeiten, die logische Argumente bevorzugen, nichts als gesichert annehmen, was nicht wissenschaftlich bewiesen ist, analysieren (d. h. zerlegen), sich der Familie und der Arbeit sehr verpflichtet fühlen, engagiert sind, auf Regeln pochen. Ihr Leben ist begleitet von Schuldgefühlen, Verpflichtungen und dem, was man tun sollte.

Statistisch sind die zwei Faktoren *Introversion* und *Bewertung* am meisten mit Burnout verbunden. Aus der Literatur ist bekannt, dass diese beiden Faktoren auch verbunden sind mit Sucht im Sinne von Substanzmissbrauch und mit koronarer Herzkrankheit. Sie sind typisch für Neurotizismus. Das bedeutet, wer als Zahnarzt Burnout bekommt, hat ähnliche Persönlichkeitseigenschaften wie ein Humanmediziner.

Unterschiede zwischen Zahnärzten und Humanmedizinern

Um die Bedeutung dieser Ergebnisse richtig einzuordnen, werden in Tabelle 14-1 die Tätigkeiten der Zahnärzte aufgeführt, die sie von Humanmedizinern unterscheiden.

Ein weiterer wesentlicher Unterschied scheint mir der zu sein, dass Humanmediziner in der Geschichte der Menschheit immer auch die Heiler waren. Zahnärzte stammen von Dentisten, von Handwerkern ab. Ihnen wurde nie die Fähigkeit zugesprochen, Heilung zu vermitteln. In diesem Sinn ist Zahnheilkunde vielmehr ein hoch entwickelter *technischer Beruf.*

Ein Aspekt für die Auslösung von Burnout ist die Depersonalisation, die bei operativ tätigen Zahnärzten (Oralchirurgen, Wiederherstellungschirurgen) größer als beim Durchschnitt ist. Operativ Tätige haben eine höhere Risikoquote ihrer Eingriffe und behandeln schwerwiegendere Erkrankungen.

Die 2,5 % der besonders stark von Burnout betroffenen Zahnärzte arbeiteten meistens weiter, was vielen auch längere Zeit möglich ist [65].

> ▶ Es bleibt festzuhalten: Burnout ist auch ein Reaktionsphänomen der Ärzte auf immer selbstbewusstere und mehr fordernde Patienten. Die Ärzte haben bisher keine ausreichenden Maßnahmen ergriffen, den erheblich stärkeren menschlichen Herausforderungen ihres Berufes gewachsen zu sein – weder materiell noch immateriell.

Tätigkeiten eines Zahnarztes   Tab. 14-1

- behandelt Menschen, die zumindest bei Karies die Eigenverantwortung für ihre Erkrankung annehmen könnten
- behandelt vorrangig als dass er redet
- findet fast immer eine Lösung (Füllung, Inlay, Krone, Brücke, Gebiss), die in der Regel technischer Natur ist
- hat – obgleich das im persönlichen Gespräch oft bestritten wird – erheblich weniger intensiven oder intimen Kontakt mit seinen Patienten
- hat regelhaft mit bekannter Angst zu tun, d. h. eingeschüchterte Patienten sind offiziell bekannt
- hat einen erheblich höheren Anteil an Privateinnahmen
- hat erheblich weniger Diskussionsbedarf über die Diagnose (Karies ist Karies)
- hat fast keine Dauerpatienten, die er über Jahre wöchentlich behandelt
- hat höhere Einnahmen pro Patient
- hat im Schnitt eine erheblich geringere Patientenzahl pro Tag
- hat mit einer Handvoll von Erkrankungen zu tun, die eine überwältigende Mehrheit von Patienten mitbringt (Karies, Parodontose)
- hat wenige Patienten, deren Erkrankung mit seelischen Problemen zusammenhängt („Die Prothese sitzt noch immer nicht, Herr Doktor")
- muss erheblich seltener über die bei ihm längst selbstverständliche Zuzahlung der Patienten diskutieren
- muss in wenigen Fällen den Patienten weiterschicken, stößt also nur selten an eigene Fähigkeitsgrenzen
- muss markant weniger verbale Kontakte pflegen, denn der Patient kann während der Behandlung praktisch nicht reden
- nutzt mehr Technik und ist dadurch stärker vom Patienten distanziert
- ist nahezu nie beruflich mit Tod oder starkem Leiden befasst

14.2 Burnout im Krankenpflegebereich

Kürzungen im Krankenhausbereich haben störenden Einfluss auf die Effektivität des gesamten Gesundheitssystems [113] inklusive der höheren Patientensterblichkeit (s. Kap. 2, Weitreichende Auswirkungen von Burnout). Sie haben in der Regel das Ziel eines anderen Zeitschlüssels der Patientenversorgung. Zeitmangel ist einer der Hauptfaktoren für die Entwicklung von Burnout bei Krankenpflegekräften.

Ausbildung und Berufsstart

Werden eher unklare Erwartungen an die Rolle als Krankenschwester geknüpft, ist dies mit erhöhten Burnout-Raten verbunden. Bereits Schwestern-
schülerinnen sind mit ihrem Beruf recht unzufrieden [59]. Bei Krankenschwestern lässt sich dasselbe Phänomen beobachten wie bei Ärzten: mangelnde Einweisung in den Praxis- bzw. Klinikalltag. Wer von der Schwestern-
schule kommt, kennt das tägliche Klinikleben oftmals besser als der gerade ap-
probierte Arzt – und dennoch gibt es Dinge, die bis zu diesem Zeitpunkt nicht
klar wurden [186]. Je höher die Ausbildung, desto eher muss sich die Schwester
um das *seelische* Wohl des Patienten kümmern, ist der Ausbildungsstand geringer, ist sie überwiegend für das *körperliche* Wohl zuständig – beides kann Burnout verursachen.

Berufstätigkeit

Den Beruf der Krankenschwester[1] zeichnet vorrangig eine beziehungszentrier-
te Sorge um den Anvertrauten [39] aus. Für Schwestern ist es oftmals zunächst
unmöglich, für sich selbst zu sorgen, stattdessen steht die Sorge für den anderen an erster Stelle. Die Umkehrung dieser Gewichtung führt zu Schuldgefühlen [41]. Wer sich belastet fühlt, wird eher krank und verlässt irgendwann die
Arbeitsstelle [28].

Einige Zahlen oder Immer weniger wollen es machen

Die Zahl der sich in Ausbildung befindenden Krankenschwestern sinkt stetig:
von 65 641 im Jahre 1987 in den alten Bundesländern auf 55 310 im Jahre 1992
in den alten und neuen Bundesländern zusammen.
Gerade im Bereich der krankenpflegenden Berufe sind die Zahlen dramatisch:
Von 100 die Ausbildung beginnenden Schwestern beenden sie 77. Und von denen, die dann tatsächlich an einer Klinik zu arbeiten beginnen, kündigen
knapp 40% im ersten Berufsjahr ihre Stelle [167].
Die Frequenz, mit der Krankenschwestern die Stellen wechseln, ist erheblich zu
hoch, ebenso die Häufigkeit der endgültigen Berufsaufgabe [14]. Zufriedenheit
mit dem Beruf und der konkreten Arbeitsstelle wirken wesentlich dagegen.

---

1 Wegen der besseren Lesbarkeit wird im Folgenden Krankenschwester geschrieben,
   wenn zugleich Krankenpfleger gemeint sind.

40% der im Krankenhaus tätigen Krankenschwestern haben erhöhte Burnout-Werte. Die Unzufriedenheit mit dem Beruf ist viermal höher als beim Durchschnitt aller Angestellten [3].

Stress im Beruf

Stress im Krankenhaus hat sehr viele verschiedene Facetten, auch im Hinblick auf die Pflege [87, 91, 156, 167, 186] (Tab. 14-2).

Stress verursachende Faktoren im Krankenhaus   **Tab. 14-2**

- Angehörige wollen die Pflege beeinflussen
- unfreundliche und konkurrierende Beziehungen und Konflikte der Krankenschwestern oder -pfleger untereinander
- grundsätzliche Art der Arbeit
  - Anordnungen
  - ausbleibende Heilung
  - Beschäftigung mit und Erleben von langen Leiden, Krankheiten, Tod
  - Erwartungen und Enttäuschungen
  - fehlender Dank (nicht immer, aber z. B. bei dementen Patienten)
  - mangelnde Kontinuität (Entlassung oder Verlegung unterbrechen einen physiologischen Verlauf)
  - Notwendigkeit von emotionalem Einsatz (bei fraglicher Antwort)
  - Papierkrieg
  - Schichtdienst
  - ständige Beantwortung ärztlicher Fragen[1]
  - Telefon klingelt ständig[2]
  - Tod eines Patienten, wenn sie nicht da sind (sich also nicht verabschieden können)
  - überbordende Verwaltungstätigkeiten
  - Umgang mit Chronizität von Erkrankungen
  - undankbare Tätigkeit: gesund und weg oder tot und weg
  - Unterbezahlung
  - Unvorhersehbarkeit
  - Zeitdruck
  - Zeitmangel
  - zu viel Verantwortung bei zu wenig Einfluss
- körperliche berufstypische Belastungen
- Mitleid mit Patienten und deren Leid
- Patienten
  - aggressive Patienten
  - gewalttätige Patienten
  - kriminelle Handlungen (Misshandlungen, Anmache)
  - mangelhafte Compliance
  - moribunde Patienten

Fortsetzung   **Tab.**

- Patienten
  - Patient erinnert an einen Verwandten oder Freund
  - Patient löst Gefühle wie Schuld oder Zweifel aus
  - suizidale Patienten
  - weinende Patienten
- Probleme mit dem Management, den Vorgesetzten
- Schwierigkeiten mit den Verwaltungsstrukturen
- Probleme mit den Ärzten
  - Abwerten/Schlechtmachen durch Ärzte
  - Ärzte besuchen die Patienten nicht (wichtige Anweisungen fehlen dadurch)
  - fehlende Anerkennung und fehlender Respekt durch Ärzte
  - Konflikte mit Ärzten
  - mangelhafte Beziehung und/oder Kommunikation
  - mangelnde Erfahrung der Ärzte (und Ausbügeln deren Fehler)
  - Therapieunklarheiten oder -schwierigkeiten
  - unangemessene Lebensverlängerung Sterbender[3]
- Unsicherheit über Bestand der Beschäftigung
- unzureichende Besetzung der Station
- zu wenig Zeit zur Kommunikation mit Patienten

[1] Das ist auch ein Kompliment für die Krankenschwestern und -pfleger. Die Patienten fragen sie bei weitem nicht nur, weil der Arzt sich keine Zeit nimmt, sondern weil sie darauf hoffen, von ihnen eine verständliche und sanftere, menschlichere Antwort zu bekommen.

[2] Warum dann viele Schwestern auch noch ihr privates Handy mit sich herumtragen, bleibt deren Geheimnis.

[3] Dieses Argument, das an Euthanasie erinnern mag, verkneifen sich die Ärzte. Allerdings sind Ärzte mit Burnout tendenziell eher bereit, Euthanasie als mögliches Verhalten zu ventilieren [75].

> ▶ Die quantitative Arbeitsüberlastung mit Zeitdruck und zu hoher Patientenzahl ist der Faktor mit der stärksten Korrelation zur emotionalen Erschöpfung bei Krankenschwestern.

Wenn dann noch mangelnde Unterstützung durch Angehörige oder den Partner dazukommt oder Stress mit eigenen Kindern, rückt Burnout bedrohlich nahe. Das gilt auch, wenn Krankenschwestern berufliche Probleme mit nach Hause und in den Schlaf nehmen.

Krankenschwestern, die älter als 50 Jahre sind, und solche mit rotierenden Arbeitszeiten (Schichtdienst) sind am anfälligsten für Stress [139]. Bezüglich des Stressempfindens gibt es Unterschiede zwischen ausgebildeten Krankenschwestern und Hilfskräften. Erstere berichten von mangelhafter Unterstützung durch Kollegen als größtem Stressfaktor, während die Hilfskräfte die körperlichen Anstrengungen und den Umgang mit schwierigen oder dementen Patienten als vorrangig Stress auslösend bezeichnen [91]. Eine gute Ausbildung verschiebt also die Stressfaktoren. Ein geringer Ausbildungsstand führt schneller zum Gefühl mangelnder eigener Ressourcen. Aber die Häufigkeit von Burnout ist in beiden Gruppen vergleichbar.

Auch Krankenschwestern leiden unter der zunehmenden Komplexität der Berufstätigkeit im Gesundheitswesen [174]. Die Parallelität mit den Aussagen der Ärzte fällt auf: Es scheint letztlich wenige Unterschiede zwischen Burnout bei Ärzten und bei Krankenschwestern zu geben. Auch bezüglich der empfundenen Belastungen sind die Unterschiede zu den Ärzten gering. Die helfende Tätigkeit als solche ist offenbar belastender oder eingreifender als die Funktion, in der man in diesem Bereich tätig ist.

Es gibt typische, aus den Inhalten der Tätigkeit resultierende Zeichen für emotionale Erschöpfung und Depersonalisation bei der Pflegekraft:

- räumliche Distanzierung: die Türklinke bleibt in der Hand
- Kontakt mit Patienten so kurz wie möglich
- Stereotypisierung der Patienten: „Die Prostata auf Zimmer 8 braucht noch einen Katheter"
- Schuldzuweisung für eigene Probleme an den Patienten: „Wenn der wollte, müsste ich ihn nicht mehr umbetten"
- Kontaktverlust, z. B. ins Bettenmachen oder Tablettenzusammenstellen fliehen

Widersprüchliche Untersuchungsergebnisse

Es gibt auch Untersuchungen, die den Belastungswert von Krankenschwestern als fast genau dem Bevölkerungsdurchschnitt entsprechend nachwiesen [37]. Zwar hatten Menschen mit hohem Patientenkontakt tatsächlich auch die erwartete höhere emotionale Erschöpfung als die mit wenig Patientenkontakten, aber sie hatten auch deutlich niedrigere Werte für Depersonalisation. Schwestern auf einer Intensivstation waren weniger von Burnout betroffen als Schwestern auf Normalstationen [35]. Intensivschwestern haben erheblich weniger verbalen Patientenkontakt und vielleicht auch weniger Einmischung von Angehörigen zu verarbeiten. Die Intensivstation ist noch so etwas wie ein Heiligtum.

Berufsumfeld: Kollegen und Mitarbeiter

Das Dilemma, in dem eine Krankenschwester stecken kann, ist, zugleich für den Patienten und den Arzt da sein zu müssen. Krankenschwestern orientieren sich weniger an den Ärzten, sondern an den Stationsschwestern und der Pflegeleitung. Andererseits verwechseln die Patienten die Krankenschwester insofern mit dem Arzt, als dass wichtige fachliche Fragen oft der Krankenschwester oder dem Pfleger gestellt werden und nicht dem Arzt. Damit sind die nichtärztlichen Helfer überfordert; mag das den einen oder anderen anfangs noch stolz machen, wird es bald zur sinnlosen und Kraft kostenden Farce.

Wer als Krankenschwester selbst Burnout hat, wird eher andere Krankenschwestern seelisch missbrauchen, z. B. über Beschimpfungen oder Mobbingversuche. Unter Burnout leidet die zwischenmenschliche Kommunikation [153]. Burnout wird von einer zur nächsten Krankenschwester kommuniziert, quasi übertragen [11].

Michael fällt es nach Jahren des zunehmenden Burnout immer schwerer, bestimmte Tätigkeiten auszuüben, wie beispielsweise das Operieren. Seine Nervosität und Belastung wird von den Patienten, die selbst aufgeregt sind, nicht wahrgenommen. Auch seinen Arzthelferinnen, vor denen er seine Burnout-Symptome verbergen kann, wird nicht klar, was in ihm vorgeht. Heute operiert er wieder einmal und versucht, seine Gefühle so gut es geht zu beherrschen. Seine assistierende Arzthelferin wird dafür immer nervöser und zittert sozusagen mit ihm mit. Sie hat die Angst des Arztes übernommen. Schließlich muss sie den Raum verlassen.

Krankenschwestern und Patienten

Die treffendste Vorhersage für die Entstehung von Burnout gelingt über das Ausmaß der emotionalen Erschöpfung der Krankenschwester. Diese wiederum hat direkten Einfluss auf die Zufriedenheit des Patienten und seinen Krankenhausaufenthalt. Die Patientenzufriedenheit ist der wesentliche Faktor der Heilung und der Hauptindikator für die Funktions- und Leistungsfähigkeit des Gesundheitssystems im Ganzen wie auch von Gesundheitszentren und Praxen oder Krankenhäusern. Krankenschwestern mit weniger Stress geben den Patienten mehr angenehm empfundene Interaktionen.

Wichtig ist, dass die Patienten die von Krankenschwestern empfundene Depersonalisation [172] nicht als Unzufriedenheit mit der Art der Pflege „übersetzen". Denn Burnout führt zur suboptimalen Patientenversorgung [76], welche damit entsprechend häufig wie Burnout selbst ist. Aufgrund der Patientenkommentare können Krankenschwestern oder Ärzte emotionale Erschöpfung bei sich selbst ablesen, aber nicht, wie stark depersonalisiert sie sind und handeln [191].

Wenn Krankenschwestern mit Zynismus reagieren, wird das vom Patienten eher wahrgenommen als bei einem Arzt. Zynismus jedoch führt zu einer geringeren Patientenzufriedenheit [108].

Die Beziehung zum Patienten wird durch Stressmanagementprogramme verbessert. Die heutigen Herausforderungen für Krankenschwestern verlangen auch nach Fähigkeiten der emotionalen Intelligenz [124].

> ▷ Mit der Anzahl der einer Schwester zugewiesenen Patienten steigt proportional das Risiko für emotionale Erschöpfung und Berufsunzufriedenheit. Es muss erkannt werden, dass im Gesundheitswesen mit und für *Menschen,* die darüber hinaus noch geschwächt sind, gearbeitet wird. Diese Arbeit ist grundsätzlich anders als die Produktion eines Automobils [175].

Burnout betrifft selbstverständlich auch in Altenheimen Tätige [112]. Es gibt einen signifikanten Zusammenhang zwischen der vom Pflegepersonal an Heimbewohnern ausgeübten physischen und psychischen Aggression und der wöchentlichen Arbeitszeit sowie zwischen „seelischer Grausamkeit" und Depersonalisation [55], beides gehört letztlich zusammen.

Privatbereich

Ein wesentlicher Aspekt, weshalb Krankenschwestern leichter an Burnout erkranken, ist der, dass sie in der eigenen Familie oder der Nachbarschaft oder innerhalb ihres Freundeskreises als *die* Ansprechpartner für alle medizinischen Probleme angesehen werden. Familiäre Stressfaktoren können eine wichtigere Rolle als die Belastungen am Arbeitsplatz spielen.

Burnout-Prävention

Unrealistische Erwartungen können Burnout den Weg ebnen: Nicht wenige Krankenschwestern glauben, sie seien nur dann gute Krankenschwestern, wenn sie in jeder Lage fähig sind, „schlechte" Gefühle zu handhaben, am „besten", wenn sie keine negativen Emotionen ihren Patienten gegenüber entwickelten [173]. Das scheint eine für alle sozialen Berufe typische Fehleinschätzung zu sein und erfordert wieder und wieder gegen die normalen menschlichen Reaktionen und damit *für* ein größeres Burnout-Risiko zu arbeiten.
Jede Burnout-Prävention [99] hat den Vorteil, zugleich die Gesundheit der Krankenschwestern zu steigern (was konkret zu deutlichen Einsparungen für den Arbeitgeber führt) und die Patientenzufriedenheit zu erhöhen (was deren Genesung zugute kommt) [191]. Je mehr Verantwortung – bis zu einem vernünftigen Maß natürlich – auf Krankenschwestern übertragen wird, desto größer ist die Berufszufriedenheit und desto geringer das Niveau von Burnout [159]. Ziel ist, voll präsent zu sein – ohne innere Widerstände und ohne Bewer-

tungen (denn Bewertungen sind auch Widerstände) [39]. Krankenschwestern ist geholfen, wenn sie lernen, bei sich die Zeichen für verminderte Empathie zu erkennen [82]. Für einen solchen Fall können sie Strategien nutzen, um sich zu revitalisieren, ein guter Schutz vor Burnout. Das institutionelle System sollte entsprechende Rahmenbedingungen schaffen [123] (s. Kap. 15). Solche unterstützenden Maßnahmen sind eng verbunden mit der Zufriedenheit am Arbeitsplatz. Ein weiterer wesentlicher Faktor für Zufriedenheit ist die soziale Unterstützung, d. h. ein funktionierender Kommunikationsfluss zwischen den Menschen auf emotionaler, unterstützend-helfender, informierender und instrumenteller Ebene. Dazu gehören flache Hierarchien und Vorkehrungen, eine funktionierende Kommunikation zwischen Krankenschwestern und der Verwaltung sowie den Ärzten zu sichern. Je besser die soziale Unterstützung, je ausgeprägter das Empowerment, umso weniger wird die Berufstätigkeit als stressig empfunden und die Zufriedenheit mit der Tätigkeit als Krankenschwester steigt [14].

Gegen Burnout hilft auch Krankenschwestern die persönliche Unterstützung durch einen Supervisor, durch Kollegen, Partner und Freunde.

14.3 Arzthelferinnen und Burnout

Über Burnout bei Arzthelferinnen gibt es bisher keine wissenschaftlichen Studien. Es ist einer der Wunschberufe von jungen Frauen – und es scheint so, dass sie, wenn überhaupt, erst nach längerer Tätigkeit im Beruf Burnout entwickeln: Sie werden gleichgültig und desinteressiert, fühlen sich emotional erschöpft und distanzieren sich vom Patienten. Aber Burnout bleibt letztlich dennoch die Ausnahme.

Wenn wir uns Tabelle 14-3 anschauen, fällt die Mehrzahl der Faktoren auf, bei denen die Realität der Berufsausübung die Erwartungen sogar übertrifft. Das ist ein markanter Unterschied zu Ärzten und Krankenschwestern. Nur in wenigen Bereichen werden die Erwartungen nicht erfüllt; das reicht meistens nicht, um Burnout zu verursachen. Es ist denkbar, dass Arzthelferinnen deshalb den Beruf oder die Stelle wechseln, weil ihr Chef (ihre Chefin) Burnout entwickelt – und sie es dann nicht mehr aushalten.

Der Beruf der Arzthelferin ist immer wieder mit Stress verbunden, daran besteht kein Zweifel. Aber Stress allein reicht eben nicht für Burnout aus. Stress – das zeigten schon die Erkenntnisse bei den Zahnärzten – darf nicht mit Burnout verwechselt werden. Im Gegenteil: Je deutlicher vorhandener Stress empfunden und bewusst wird, umso geringer ist das Risiko für Burnout. Und das gilt offenbar auch für Arzthelferinnen.

Auch hier spielen die sozialen Aspekte am Arbeitsplatz eine wesentlichere Rolle als die fachlichen, ob Burnout entwickelt wird. Wenn der Chef und das Team

Erwartungen und Realität bei Arzthelferinnen [68] Tab. 14-3

Inhalt	Erwartung	Realität
hohe Verantwortung	52	97
interessante Tätigkeit	64	95
häufige Kontakte mit Menschen	78	98
Helfen	69	96
sinnvolle Tätigkeit	45	83
nützlich für die Gesellschaft	12	78
sicherer Arbeitsplatz	14	57
Frauen geschätzt	19	52
viel Freizeit	4	13
Aufstiegschancen	5	1
hohes Einkommen	2	9

sich verstehen, wird in aller Regel kein Burnout bei den Arzthelferinnen entstehen. Anders sieht es aus, wenn das Team nicht harmoniert oder der Arzt größere seelische Probleme hat.

15 Institutionelles Burnout

Der Hauptgrund, um einen Arbeitsplatz zu verlassen, ist Unzufriedenheit mit der Stelle. Der Hauptindikator für diese Unzufriedenheit ist seelische Erschöpfung. [106]
Wer als Personalverantwortlicher seine Mitarbeiter halten möchte, sollte deshalb dafür sorgen, dass sie emotional ausgeglichen arbeiten können.

15.1 Spezifische Ursachen für institutionelles Burnout

Grundsätzliches

▶ Institutionelles Burnout beschreibt das Phänomen, dass in bestimmten Einrichtungen, wie beispielsweise dem Gesundheits- und Bildungssystem (Schulen), Burnout in verschiedenen Arbeitsbereichen und Hierarchieebenen überdurchschnittlich häufig auftritt.

Wenn Mitarbeiter, die unter Burnout leiden, längere Zeit im Unternehmen (in der Klinik) bleiben, sorgen ihre Stimmungen auch bei (noch) nicht Betroffenen für ein emotional instabileres Arbeitsumfeld, das sich unter anderem durch folgende Symptome zeigt [167]:
- hohe Fluktuation
- kurze durchschnittliche Beschäftigungsdauer
- Krankenschwestern scheiden aus der Klinik aus, nehmen den Beruf überhaupt nicht mehr auf (21 %) oder suchen sich einen Arbeitsplatz außerhalb des Krankenpflegebereichs (23 %)
- Ärzte verweigern in immer größerem Maß, sich nach dem Studium in einer Klinik weiterzubilden; sie nehmen stattdessen eine nichtkurative Tätigkeit auf

Für Krankenhäuser als Organisationen ist unter anderem charakteristisch, dass

- ein Einzelner fast keine Chance hat, rasch etwas zu verändern,
- für Papierkorbergebnisse ein hoher Aufwand betrieben wird,
- Informationen nur zäh fließen,
- Verwaltungsformalitäten ohne Bezug zum Arbeitsziel belasten,
- Formblätter für jeden einzelnen Laborwert kreiert und entsprechend ausgefüllt werden,
- Krankenschwestern ihre Arbeitszeiten berechtigt einhalten, während es für einen Arzt „ethisch" ist zu bleiben, bis er nicht mehr gebraucht wird – aber er wird immer gebraucht.

Hierarchie

Konkurrenz, Rivalität und Hierarchie [64] in Kliniken können das Arbeitsklima stark belasten und durch die Art und Weise, wie Organisationen geführt und weiterentwickelt werden, wird Burnout gefördert. Hier geht es darum, die richtige Balance zwischen der Höhe der den Mitarbeitern übertragenen Eigenverantwortung und der hierarchischen Führung zu finden. Die übliche Stringenz der militärischen Hierarchie im ärztlichen Bereich hingegen ist kontraproduktiv und schafft eine Basis für Unzufriedenheit und Burnout.

Abläufe

Es gibt Organisationsabläufe in Krankenhäusern, die Burnout besonders intensiv fördern, z. B. Aufnahmestationen. Sobald es dem Patienten dort besser geht, wird er verlegt: Dadurch werden das Krankenpflegepersonal und die Ärzte von den „Belohnungen" über den weiteren Gesundheitsfortschritt des Patienten quasi abgeschnitten.

Sinn

Auch für ein Krankenhaus lohnt sich die Frage nach dessen individuellem Sinn. Bei der Beantwortung helfen Allgemeinplätze wie „Wir helfen Patienten" kaum weiter. Die Positionierung auf dem Markt erfordert eine Antwort mit hochindividuellem Inhalt und Charakter. Wurde diese Positionierung einmal festgelegt, kann der individuelle Sinn der Klink erheblich besser verteidigt werden, was nicht selten Ausgaben und Einsparungen an falscher Stelle erspart bzw. verhindert. Vorrangig ermöglicht es eine wertvolle, tiefe Übereinkunft mit dem Pflegepersonal und den Ärzten.

Rationalisierungen

Rationalisierungen am Arbeitsplatz Krankenhaus werden anhand einer mechanistischen, technischen und pragmatischen, also scheinbar objektiven Einschätzung abgewickelt. Diese läuft dem übergeordneten Sinn eines Krankenhauses zuwider. Hier soll leidenden Menschen geholfen werden, was eine menschliche Sicht erfordert und eine Organisation, die organisch, sozial, subjektiv und visionär ausgerichtet ist.

> ▶ Sobald Rationalisierungen im Gesundheitswesen das vorrangige Ziel sind – und dass sie das sind, daran besteht kein Zweifel –, werden die ebenfalls zentralen emotionalen Aspekte vernachlässigt. Das verursacht Unzufriedenheiten im Bereich der Helfenden wie im Bereich der Leidenden [83].

Indikatoren für institutionelles Burnout

Burnout ist in Wirtschaftsunternehmen wie in Kliniken ein faszinierendes Phänomen: Es existiert nicht! Das heißt: Jeder im Unternehmen oder der Klinik weiß davon, fast keiner spricht darüber und die oberen Hierarchieebenen negieren schlichtweg das Problem. Die Art des Umgangs mit dem Phänomen Burnout ist unprofessionell und bezogen auf den einzelnen Betroffenen missachtend.

Ich wurde vor kurzem von einer Redakteurin gebeten, für die Hauszeitschrift eines sehr großen Unternehmens in der Computerbranche einen Artikel über emotionale Kompetenz und Burnout zu verfassen. Ich lieferte ihn ab und hörte erstaunlich lange nichts mehr. Dann folgte eine E-Mail von der Redakteurin mit der Bitte, sie abends zu Hause anzurufen. Bei dem Gespräch erfuhr ich, dass der Chef des Unternehmens der Redakteurin mit Rauswurf gedroht hatte, sollte sie diesen Artikel abdrucken: „Bei uns gibt es so etwas nicht" und „Psycho…" waren seine Worte.

15.2 Präventive und kurative Maßnahmen gegen institutionelles Burnout

Viele größere Unternehmen haben Betriebspsychologen. In Kliniken sucht man das vergebens. Als ob das Medizinstudium oder die Tatsache, als Arzt zu arbeiten, die Kraft vermittelte, alle seelischen Probleme selbst zu lösen. Welch fataler Irrtum das ist, zeigt Burnout bei Krankenhausärzten. Wie schwer ein anderer ärztlicher Kollege davon betroffen ist, bekommt die Ärzteschaft meistens nicht mit; das hat sowohl mit der Maskerade des Betroffenen wie mit den Scheuklappen seiner Kollegen und der Institution zu tun.

Es gibt individuelle und institutionelle Bewältigungsstrategien für Burnout [130]. Individuelle Strategien verlangen ausschließlich den Einsatz des Betroffenen, seinen Mut und seine Bereitschaft, auch die eigenen Grenzen zu akzeptieren. Institutionelle Strategien richten sich an die Klinik, an den Mitarbeiterstamm, an weisende Stellen wie Behörden. Hier sind Veränderungen der Rahmenbedingungen Ziel im Sinne einer gesundheitsfördernden und Burnout abbauenden Neugestaltung. Gerade in dem komplizierten Geflecht einer Klinik mit verschiedenen, teils nicht erkennbaren und unvorhersehbaren Einflüssen und Ebenen erreicht man das Ziel gewöhnlich *nicht* durch nur *eine* Intervention.

Um Stress wie auch Zufriedenheit der Mitarbeiter positiv zu beeinflussen, wirken kluge Personalentscheidungen, aber auch organisatorische und strukturelle Maßnahmen.

Wenn Organisationen oder Institutionen Untersuchungen zu Burnout veranlassen, werden nach einer gründlichen Bestandsaufnahme die Ergebnisse offiziell gewürdigt, um sie dann oft doch zu vergessen. Das ist natürlich sinnlos: Denn sinnvolle, durchgesetzte Maßnahmen, die in irgendeinem Bereich einer Institution wie einer Klinik ansetzen, bewirken immer auch weitreichende Impulse an ganz anderer Stelle. Maßnahmen gegen institutionelles Burnout hätten nur Gewinner – die Patienten, die Mitarbeiter und die Finanzen.

Diese Maßnahmen haben Kernziele wie beispielsweise die *Vorhersehbarkeit,* d. h. vorhersehbare Dienstpläne, vorhersehbare Reaktionen von hierarchisch höherer Position im Falle eines Streits oder vorhersehbare, klare Arbeitsabläufe. Vorhersehbarkeit schafft innere Ruhe und baut Ängste ab. So ist die Balance zwischen genügend Freiraum und Struktur zu finden, *was* zu den unausgesprochenen Erwartungen des Mitarbeiters gehört. Für Kliniken wie für alle anderen Arbeitgeber gilt: Erst wenn die individuellen Erwartungen des Arbeitnehmers mit den institutionellen Strukturen in Einklang zu bringen sind, wird ein effektiver und produktiver Wohlklang entstehen.

> ▶ Der niedergelassene Arzt leidet übrigens an einer Sonderform des institutionellen Burnout. Er ist als Vertragsarzt so fest in das System eingebunden, dass er einen Quasi-Angestellten-Status innehat. Das Thema, mit welchem er als Arzt im Krankenhaus konfrontiert war, setzt sich fort: Er ist nicht frei.

Weitgehend frei sind Ärzte, die ausschließlich privat liquidieren. Ich kenne solche Kollegen – aber sie sind keine Klienten von mir und bekommen nur sehr selten Burnout, sie legen alle ihnen wesentlichen Bedingungen ihrer Berufstätigkeit selbst fest.

Neben der Steigerung der emotionalen Kompetenz in Institutionen (s. Kap. 16) gibt es eine Reihe weiterer Ansätze, um institutionelles Burnout zu verhindern oder zu vermindern [35, 50, 57, 167, 172, 191]. Mit diesem großen Spektrum an Maßnahmen, die in Tabelle 15-1 zusammengefasst sind, könnte der Entstehung von Burnout weitgehend entgegengewirkt werden.

Ich ahne Unkenrufe, all das sei unbezahlbar. Ich versichere Ihnen: Burnout ist viel teurer!

Tab. 15-1   Maßnahmen gegen institutionelles Burnout

Arbeitsplatzgestaltung (räumlich)	● Arbeitsräume müssen Vorschriften entsprechen. Dabei „Basics" wie Geräuschpegel, Enge, Lichtverhältnisse beachten. Das gilt auch für Arbeitsplätze, die nur kurz oder stundenweise benutzt werden
Arbeitsplatzgestaltung (inhaltlich)	● Arbeitslast gleichmäßig verteilen ● individuelle Ideen zulassen ● Jobrotation, sofern die Mitarbeiter das wirklich wollen ● Patientenkontakte abwechslungsreicher gestalten ● ungeliebte Aufgaben auf möglichst viele Schultern verteilen
Arbeitszeitgestaltung	● Arbeitszeiten einhalten lassen ● Arbeitszeitmodelle mit ausreichenden und einzuhaltenden Ruhezeiten zwischen den Arzt-Patienten-Kontakten entwickeln. Freizeitausgleich oder Bezahlung der Mehrarbeit baut die Konsequenzen von Stress nicht ausreichend ab! ● Puffertage einführen. Es muss ein ehrlicher Anruf morgens *möglich* sein mit einem Inhalt wie: „Liebe Kollegen, heute schaffe ich es nicht. Die Patientin mit der schweren Erkrankung hat mich so belastet, dass ich einen Tag Abstand brauche." Piloten und Flugbegleiter haben das Recht, sich „not fit to fly" zu melden – auch ohne Angabe von Gründen. „Not fit for patients" – das muss im Gesundheitswesen als Möglichkeit selbstverständlich werden. Es ist auch denkbar, die Mitarbeiter dann gewisse Zeit in patientenfreien Bereichen einzusetzen

Fortsetzung Tab. 15-1

Arbeitszeit-gestaltung	● Sabbaticals anbieten und ermöglichen. In den USA gibt es Kliniken, die bieten in weiten Abständen ihren Ärzten ein dreimonatiges Sabbatical an, zwar unbezahlt, aber für viele, die es machen, in der Wirkung unbezahlbar. Dafür braucht der Arzt Mut, denn mit einer solchen Auszeit stellt er sich neben die Gruppe. Untersuchungen zeigen auch, dass viele, die ein solches Programm gerne machen würden, es aus einer Angst heraus nicht tun: Sie könnten zu viel Gefallen daran finden, nicht mehr ärztlich tätig zu sein, und dann nicht mehr zurückkommen wollen [57] ● Urlaubszeiten einhalten lassen ● Zeitpools schaffen, über die jeder jahresweise verfügen kann. Die Starre in diesem Bereich in Deutschland erinnert an gesellschaftlichen Stupor. Warum sind nicht 23,5 Stunden Wochenarbeitszeit möglich oder 39,75 Stunden? Warum sind nicht – weit voraus geplant – Rhythmen möglich zwischen viel und wenig arbeiten? Warum wird nicht einkommensgeregelt mehr auf individuelle Bedürfnisse eingegangen?
Betreuung	● Arbeit nicht nach Hause mitnehmen lassen ● Mentorprogramme entwickeln
Empathie	● freistellen für wichtige Ereignisse wie Geburtstage, Geburten, Beerdigungen, schwere Krankheiten von Angehörigen; auch hier mit Kopplung an das Einkommen ● Kinderbetreuung ermöglichen
Fortbildung und Schulung	● Einführungslehrgänge: Schritt für Schritt an die neuen Arbeitsanforderungen gewöhnen ● Fortbildung von der Chefetage aus gutheißen und vehement fördern, deshalb auch: Freistellen für Fortbildungsmaßnahmen ● Management-Fortbildungen zur Steigerung der emotionalen und anderer persönlicher Kompetenzen ● Supervision, die als echte Unterstützung wirkt, als solche empfunden und angenommen wird (s. u.)
Freiheit	● Ärzte an Organisations- und Strukturentscheidungen mitwirken lassen ● Autonomie der Ärzte fördern und entsprechende konkrete Maßnahmen durchsetzen; das Ganze in Abhängigkeit von der Erfahrung der Ärzte ● Entscheidungsräume und -spielräume schaffen, die strikten Kriterien genügen ● flexible Entscheidungsprozesse

Tab. 15-1 Fortsetzung

Führungskompetenz	• adäquate Unterstützung, sodass für die direkte Beschäftigung mit dem Patienten genügend Zeit ist • Einführung einer Krankenschwestern-Managerin als direkte Führungskraft. Sie ist die Anlaufstelle für die Krankenschwester als Feedback-Einrichtung, sowohl für fachliche Entscheidungen als auch für berufliche Konfliktsituationen • kollegiale Führung (das beinhaltet Führung = Macht und Kollegiales = Anschluss; oder noch allgemeiner: die richtige Mischung aus Antipathie und Sympathie) • regelmäßiges, grundsätzlich entgegenkommendes Feedback • Spielraum für Gehaltserhöhungen und Prämien, auch für spontane • Verwaltung, die für die konkreten und grundsätzlichen Probleme offen ist und zuhören kann

Gemeinschaft/ Kollegialität/ Zusammenarbeit	• gegenseitigen Respekt fördern
	• gute Berufsbeziehungen aufbauen
	• häufige Teamarbeiten mit allen betroffenen Parteien
	• helfen statt konkurrieren:
	  – Teambesprechungen
	  – Teamtraining
	  – gemeinsame Ziele erarbeiten
	  – gemeinsam feiern
	  – Plattform zur Besprechung mit Kollegen und Zeit, diese zu nutzen
	• regelmäßige Treffen zwischen den einzelnen Ebenen wie Ärzten und Krankenschwestern oder Krankenschwestern und der Verwaltung – möglichst unter Supervision oder Mediation
	• Teamtreffen, und das nicht so steif, am besten zumindest ab und zu mit einem Supervisor von außen: „Balint intern"[1]

Integrität	• Werteorientierung: Die institutionsspezifischen Werte medizinischer Tätigkeit definieren. Diese Werte in den Ablauf integrieren und die Mitarbeiter bei der Integration tätig werden lassen

[1] Ärzte haben einen ausgeprägten Widerwillen, solche Supervisionen in Kliniken „über sich ergehen lassen zu müssen". Das ist ein Hindernis für diese sinnvolle und wirkungsvolle Methode. Vieles spricht dafür, dass Ärzte ihre Teilnahme an entsprechenden Gruppen noch immer als Beweis und Eingeständnis von persönlicher Schwäche werten. Deshalb kann ich schreiben: Supervision nutzen in Kliniken diejenigen, die sie nicht brauchen. Teams, die funktionsfähig sind, sind auch offen dafür – aber sie bräuchten es nicht wirklich; allenfalls als unterstützende Maßnahme ab und zu. Teams, die das ablehnen, ahnen um die starken Auswirkungen dieser Methode und fürchten sie (berechtigt). Stirbt ein Team den langsamen Tod der gegenseitigen Missachtung, hilft Supervision auch nicht mehr. Aber dann führt sie zu deren schnelleren Abgang, und das spart Geld.

Fortsetzung

Tab. 15-1

Klima/Stimmung	● Patienten mit allen menschlichen, fachlichen und sozialen Hilfen versorgen, die sie brauchen. Wer Kliniken und stationäre Reha-Einrichtungen kennt, die sich auf einem religiösen oder geisteswissenschaftlichen Weltbild gründen, empfindet einen Unterschied zu „normalen" Kliniken. Wenn bestimmte Werte gelebt werden, beeinflusst das die Grundeinstellung der ärztlichen und pflegerischen Seite der Krankheit und dem Kranken gegenüber positiv
Kurze Wege	● direkter Zugang zum Chef ● Problemlösungskonferenzen (Pflege, Ärzte, Verwaltung) vierteljährlich – unter Supervision oder Mediation
Rahmenbedingungen	● Eindämmen der Bürokratie ● Laboranforderungen vereinfachen ● Schreibarbeiten machen Schreibkräfte, nicht Ärzte ● Sport in Unternehmen fördern – oder Zuschüsse zu Sportaktivitäten. Solche für die Mitarbeiter initiierten Maßnahmen zahlen sich immer aus. Zum einen wird die „Mannschaft" besser zusammengehalten, zum anderen wird die Atmosphäre besser. Das rechnet sich immer, allein schon, weil die Einarbeitung eines neuen Mitarbeiters (bei Fluktuation) Geld kostet ● Textbausteine für Standardsituationen zulassen ● überzeugende Arbeitsphilosophien ● Verwaltung sinnvoll beschränken
Trainingsprogramme	● Persönlichkeitsfortbildung den Mitarbeitern dringend empfehlen und sie dafür freistellen: – Balance im Leben – Burnout-Prophylaxe – emotionale Kompetenz – Kommunikation – Konfliktbewältigung – Lebensqualität – Partnerschaftsprobleme – soziale Kompetenzen – Stressverminderung – Suchtverhinderung – Teammanagement – Zeitmanagement
Verantwortlichkeit	● Aufgabe der Idee, die Verwaltung solle die bestimmende Kraft sein. Verantwortung und tatsächliche Autorität wieder zusammenlegen ● Autonomie im Tagesgeschäft sollte, soweit es geht, zugeschrieben werden

Tab. 15-1   Fortsetzung

Verantwortlichkeit	• Mitentscheidungskompetenz, wie viele Patienten für eine Einheit noch aufnehmbar sind • Mitverantwortung tragen, auch bei Entscheidungen • Superspezialistentum vermeiden: Jede Tätigkeit müssen mindestens zwei ausüben können, um sich im Notfall vertreten zu können • Vertretungen müssen rasch verfügbar sein • volle Verantwortung für seinen Teil hat jeder einzeln zu übernehmen
Visionen	• Aufgabe des alten Bildes (Hilfe, Fürsorge, Aufopferung) hin zu: Dyade Arzt – Patient als unverrückbaren Kernpunkt in einer Klinik akzeptieren • Empathie als Säule des Berufs unter Wahrung realitätsnaher Vorstellungen • Forum für neue und innovative Ideen schaffen • Imagewerbung für die Institution und den Beruf betreiben • konzeptionelle Weiterentwicklungen
Vorhersehbarkeit	• Informationsbroschüren mit klaren Worten und Einführungs-Pflichttage: So läuft das hier • Dienstplan für alle mindestens vier Wochen, besser acht Wochen, im Voraus bekannt geben. Wer dennoch auf Abrufbereitschaft sein möchte, kann dies kundtun. Dann aber nur noch wenige Male im Jahr • Fachkräfte im Pflegebereich in wirklich genügender Zahl einstellen • Transparenz als Prinzip erfüllen • Urlaub und Freizeit sind unantastbar • Zielformulierungen klar fassen
Vorschriften	• Kündigungsfristen ändern (Aufgabe für Tarifparteien): anfangs über einen längeren Zeitraum als bisher freie Kündigung von *beiden Seiten* möglich • Anweisung, in dienstfreien Zeiten die Klinik nicht zu betreten

16 Burnout und emotionale Kompetenz

16.1 Zwei Intelligenzen braucht der Arzt

Wer das Medizinstudium mit Erfolg absolviert hat, hat ohne Zweifel Intelligenz und Durchhaltevermögen bewiesen. Heute sind sieben Intelligenzformen definiert, die im Studium ihren Platz haben, teilweise jedoch nur sehr beschränkt (Tab. 16-1).

In der Regel ist zur erfolgreichen Bewältigung des Medizinstudiums vorrangig die *logisch-mathematische Intelligenz* notwendig – und das (in der deutschen Ausbildung) von der ersten Schulklasse bis zur Approbation. Während des Studiums hat es den einen Sinn, die naturwissenschaftliche Basis der heutigen Medizin zu vermitteln. Darin liegt ein Problem: Die Behandlung eines kranken Menschen – und das zu tun, ist ja Ziel des Medizinstudiums – erfordert logisch-mathematische Intelligenz zur Diagnosestellung, Therapieentscheidung und eingeschränkt zur Verlaufskontrolle. Sie ist also bedeutsam für die fachliche oder handwerkliche Berufsausübung.

Helfen und Heilen haben aber auch mit Empathie und Mitmenschlichkeit zu tun, die für den Patienten vorrangig sind. Er will als Mensch angenommen und behandelt werden. Das bedeutet:

> ▶ Die Ausbildung zum Arzt geht an den Erfordernissen des Arztseins vorbei. Es braucht mehr als logisch-mathematische Intelligenz zur Ausübung des Arztberufs lege artis. Es braucht auch emotionale Intelligenz.

Nach Fakten folgen fühlende Wesen, eben Menschen. Emotional kompetente Ärzte werden gern von Patienten konsultiert, ihnen vertrauen sie und vertrauen sich an.

Tab. 16-1 Die menschlichen Intelligenzformen [24]

1. Intrapersonelle Intelligenz
● Zugang zu den eigenen Gefühlen
● Erkennen eigener Fähigkeiten, Schwächen, Stärken, Denkmuster
2. Verbale Intelligenz
● Sensibilität für Bedeutungen
● Humor, Witz, unterrichten und überzeugen können
3. Körperlich-kinästhetische Intelligenz
● Gefühl für Verbindungen von Körper und Geist
● damit Probleme lösen und Dinge entwickeln
4. Visuell-räumliche Intelligenz
● Fähigkeit, Objekte und Formen wahrzunehmen
● imaginatives Denken (Denken in Bildern)
5. Interpersonelle Intelligenz
● Verhandlungsgeschick und Vermittlungskompetenz
● Verständnis für die Reaktion Anderer
6. Logisch-mathematische Intelligenz
● abstrakte Beziehungen erkennen
● analytisch-wissenschaftliches Denken
● Erkennen von Zusammenhängen
7. Musikalisch-rhythmische Intelligenz
● Tonhöhe, Klangfarbe und Rhythmus wahrnehmen können und deren Sinn und Bedeutung erkennen

16.2 Emotionale Intelligenz

Ob im Umgang mit Mitarbeitern oder Kollegen oder vorrangig für den Arzt-Patienten-Kontakt: Immer sind folgende Intelligenzformen wichtiger als die logisch-mathematische Intelligenz:

- die *intrapersonelle Intelligenz*, um ein wertvolles, inneres Feedback-System zu etablieren, mit dem die eigenen Reaktionen auf Patienten verstanden und auf sie eingegangen werden kann; der wichtigste Faktor für Authentizität
- die *interpersonelle Intelligenz*, um empathisch reagieren und die eigenen Therapievorstellungen für das Wohl der Patienten durchsetzen zu können

- die *verbale Intelligenz*, um zwischen den Zeilen besser verstehen und die ärztlichen Botschaften an die Zielgruppen wirkungsvoll richten zu können

Diese drei Intelligenzformen beschreiben den korrekten Umgang mit den eigenen Emotionen und denen anderer. Mayer und Salovey [122] nannten diese Fähigkeiten *„emotionale Intelligenz"* (Abb. 16-1), die sich vorrangig aus den ersten zwei der drei Intelligenzformen zusammensetzt.
Wer emotionale Intelligenz wirkungsvoll und verantwortlich einsetzt, ist emotional kompetent. Emotionale Intelligenz beinhaltet die Fähigkeiten [83, 145],

- Emotionen korrekt wahrzunehmen (bei sich und bei anderen), sie korrekt einzuschätzen und authentisch auszudrücken,
- der Situation angemessene Gefühle zu entwickeln oder zuzulassen,
- Emotionen zu verstehen,
- Wissen um Emotionen zu haben und
- Emotionen so zu regulieren, dass sie bei sich und anderen Emotionen ermöglichen sowie inneres und äußeres Wachstum schaffen.

Nur wenige Menschen können das alles [135]. Wer sich im Raum der logisch-mathematischen Intelligenz wohlfühlt, schaut oftmals nur ungern in den hinter der Tür mit der Aufschrift „Emotionen". Wer also das Studium besonders

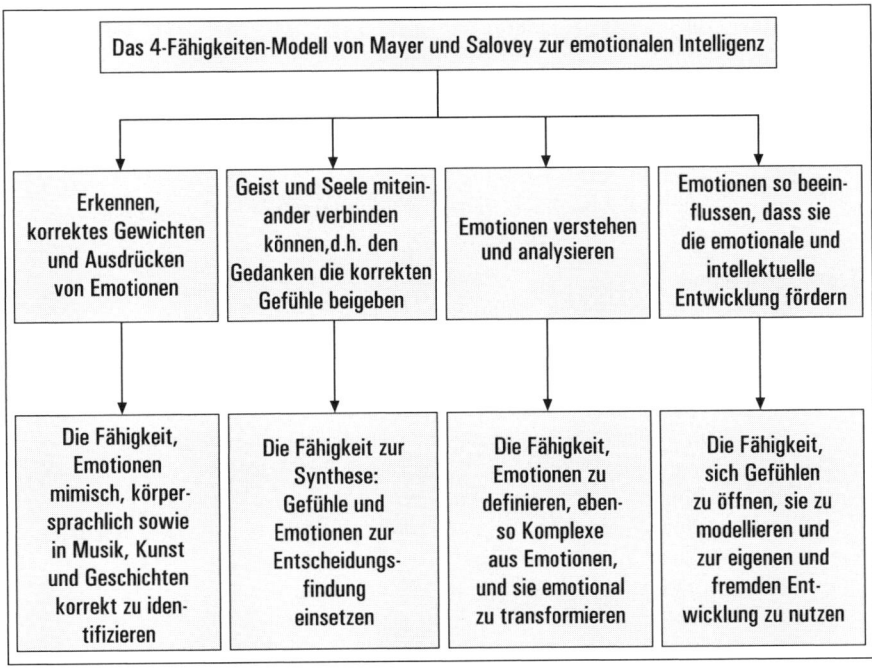

Emotionale Intelligenz [157,195]   **Abb. 16-1**

gut meistert, hat ein eher größeres Risiko, sich danach weniger wohlzufühlen als die Medizinstudenten, die sich mit all dem naturwissenschaftlichen Wissen schwerer tun.

> ▶ In der Ärzteschaft gilt das sozial-kommunikative Element im Vergleich zum wissenschaftlichen nur wenig. Solange die Einsicht der Bedeutung emotionaler Kompetenz fehlt, wird sich wenig ändern. Denn natürlich gäbe es eine Lösung. Diese wäre, entsprechende Kurse in das Studium zu integrieren. Da das Medizinstudium aber bereits seit langem an der maßlosen Zahl von Prüfungen und Fächern krankt, ginge dies nur unter Beschneidung vorhandener Studieninhalte.

Tab. 16-2 Emotionale Kompetenz [nach 72]

I. Persönliche Kompetenzen
Die Fähigkeit, sich selbst zu erkennen und zu führen

- Selbstwahrnehmung: die Selbstkenntnis
  - Wahrnehmung der eigenen Emotionen
  - Entscheidungen durch eigene Intuitionen treffen und leiten
  - zutreffende Selbsteinschätzung (Stärken, Werte, Grenzen eigener Fähigkeiten usw.)
  - Selbstvertrauen
- Selbstmanagement: das Eingreifen meines Selbst
  - Selbstkontrolle, insbesondere Kontrolle der Emotionen mit negativen Auswirkungen
  - Authentizität: Einheit der Gefühle und Gedanken mit den eigenen Taten
  - Anpassungsfähigkeit: Akzeptanz dessen, was ist
  - Wille zur Leistung
  - Impuls- und Initiationskraft: Bereitschaft, den ersten Schritt zu gehen
  - Optimismus

II. Soziale Kompetenz
Die Fähigkeit, Beziehungen gut zu führen und sich einzulassen

- soziales Bewusstsein: das Einbringen von mir
  - Einfühlungsvermögen (Empathie)
  - das Annehmen und Erkennen des Umfeldes oder von Organisationen
  - Wunsch zur Bedürfnisbefriedigung von Mitarbeitern, Patienten usw.
- Beziehungsmanagement: das Einbeziehen des anderen
  - visionäre Führung, lenkend und motivierend
  - Einfluss: Fähigkeit, verschiedene Methoden und Taktiken anzuwenden, um eigene Ziele zu erreichen
  - das Denken an andere: Entwicklung anderer fördern
  - Konfliktmanagement: Fähigkeit, Konflikte zu erkennen und zu lösen
  - Bindungsfähigkeit: Bindungen aufbauen, erhalten, initiieren und ausbauen
  - Zusammenarbeit und Teambildung

Das Konzept der emotionalen Intelligenz ist noch in der Aufbauphase und letztlich wissenschaftlich nicht abgesichert [120]. Eine allgemein akzeptierte Definition mit einheitlichem und festgelegtem Klassifikationsschema existiert für emotionale Intelligenz derzeit noch nicht. Dennoch: Wer nicht nur nach wissenschaftlichen Beweisen fahndet, sondern schlicht *sich selbst* fragt, wird an der Existenz und der Bedeutung emotionaler Intelligenz wenig Zweifel entwickeln. Eine wirklich menschliche Ausstrahlung bedeutet immer auch eine hohe emotionale Kompetenz.

Goleman et al. [72] haben das Thema weltweit vermarktet und die wichtigen, emotionale Intelligenz auszeichnenden Komponenten definiert (Tab. 16-2). Auch wenn die hier getroffene Einschränkungen gelten, sind die meisten Wissenschaftler heute mit diesem Konzept als Diskussionsbasis einverstanden, andere benutzen das von Bar-On [13] (Tab. 16-3).

Untersuchungen zeigen, dass Topmanager in mindestens sechs der 19 genannten Untergruppen kompetent sind. Dabei muss mindestens eine Fähigkeit aus jeder der vier Obergruppen stammen. Auch wenn die meisten Ärzte keine Topmanager sind, ist es sehr wahrscheinlich, dass gerade in ihrem Beruf emotionale Kompetenzen wichtig sind – sie handeln für und behandeln Menschen. So lohnt es, sich mit diesem Thema näher zu befassen.

Die Vielfalt der menschlichen Gefühle ist groß. Gefühle enthalten wichtige Informationen über unsere aktuelle Lebenssituation und über unsere Beziehungen zu anderen und anderem. Es wäre unklug, diese Informationen auszublenden oder zu ignorieren, genauso unklug, wie sich von ihnen überwältigen oder beherrschen zu lassen. Emotionen sind nicht die Gegenspieler der Vernunft. Gedanken als Ausdruck der Vernunft sind nach immer klarer werdenden Erkenntnissen die den Gefühlen *nachfolgenden* Erscheinungen [53].

> ▶ Neuere Untersuchungen weisen darauf hin, dass ein *Schwingen um die Mitte* als intelligentes Gefühlsmanagement aufgefasst werden kann: Weder zu heftige Gefühlsausbrüche noch heroische Selbstbeherrschung sind ratsam, wenn wir uns verletzt fühlen. Das heißt, emotionale Intelligenz bedeutet auch zu wissen, wann und wie welcher Gefühlsausdruck angebracht ist und wann nicht.
>
> ▶ Es gibt inzwischen eine Reihe von Untersuchungen, die belegen, dass emotionale Kompetenz den beruflichen Erfolg etwa doppelt so stark beeinflusst wie fachliche und logisch-mathematisch-intellektuelle Fähigkeiten. Hervorragende Persönlichkeiten unterscheiden sich von weniger herausragenden Persönlichkeiten zu fast 80% durch ihre Fähigkeiten im Bereich emotionaler Intelligenz – und nur zu etwa 20% durch kognitive Fähigkeiten.

Inzwischen weiß man auch, dass bereits das Gefühl, emotional kompetent zu sein, gesundheitsförderlich wirkt. Eine besondere Rolle spielt dabei die Fähigkeit, positiv empfundene Emotionen wie Freude, Zuneigung oder Zufriedenheit bewusst zu kultivieren und für alltägliche Problemlösungen einzusetzen [53].

Tab. 16-3   Emotionale Intelligenz – Konzept nach Bar-On [13]

Metaebene	Untergruppe	Beschreibung
Intrapersonal	Selbstbeachtung	● Selbstrespekt und Selbstakzeptanz ● Selbstachtung, ein gutes Gefühl zu sich haben
	Selbstkenntnis	● die eigenen Gefühle wahrnehmen ● Verständnis dafür, was ich warum fühle und was die Gefühle mit mir machen
	Selbstbehauptung	● Fähigkeit, Gefühle, Gedanken und Überzeugungen ohne Destruktivität auszudrücken
	Unabhängigkeit	● Selbstbezug und Unabhängigkeit im Denken und Handeln
	Selbsterziehung	● Fähigkeit, das eigene Potenzial zu erkennen; ein reiches und sinnvolles Leben leben
Interpersonal	Empathie	● Wahrnehmung und Würdigung der Gefühle anderer
	soziale Verantwortlichkeit	● Zusammenarbeit mit, sich einbringen in soziale/n Gruppen
	zwischenmenschliche Beziehungen	● Fähigkeit, Beziehungen zu anderen aufzubauen und aufrechtzuhalten; dabei Emotionen geben und aufnehmen
Anpassungsfähigkeit	Realitätssinn	● eine realistische, bodenständige Haltung ● korrekte Einschätzung der Situation
	Flexibilität	● die eigenen und fremden Emotionen, Gedanken und Verhaltensweisen annehmen und in korrekten Bezug zur veränderten Umwelt bringen
	Problemlösung	● Erfahrung und geschickter Umgang mit Problemen und deren Lösung
Stressmanagement	Stresstoleranz	● aktiver und positiver Umgang mit Stress ● wenig ängstlich und gelassen
	Impulskontrolle	● fähig, Impulse zu unterdrücken oder ihnen zu widerstehen
Grundstimmung	Optimismus	● die guten Seiten des Lebens sehen und würdigen
	Fröhlichkeit	● mit dem eigenen Leben zufrieden sein, sich an der Lebensfreude anderer Menschen freuen, es ihnen gönnen

Emotionale Intelligenz messen

Eine Internetrecherche ergibt nahezu vier Millionen Einträge zu den Testverfahren für emotionale Intelligenz. Jedoch sind selbst häufig zitierte Tests unter wissenschaftlichen Gesichtspunkten nicht unbedingt hieb- und stichfest. Die anderen besitzen in aller Regel weder ausreichende Validität noch Reliabilität. Folgende Testverfahren werden in der wissenschaftlichen Literatur am häufigsten zitiert [49, 185, 195]:

- Trait Meta-Mood-Scale (TMMS)
- Davis' Interpersonal Reactivity Index (DIRI)
- Emotional Quotient Inventory (EQ-i, von Bar-On)
- Emotional Intelligence Inventory (von Tapia und Burry-Stock)
- Emotional Competency Inventory (ECI, von Goleman, Boyatzis)
- Multifactor Emotional Intelligence Scale (MEIS), als Vorläufer von
- Emotional Intelligence Test (MSCEIT, von Mayer, Salovey und Caruso)

Wofür emotionale Intelligenz?

Emotionale Intelligenz ist die Metafähigkeit, die uns hilft, fremde und eigene Gefühle zu sortieren, ihre Botschaften zu entziffern, ihre positiven Kräfte zu

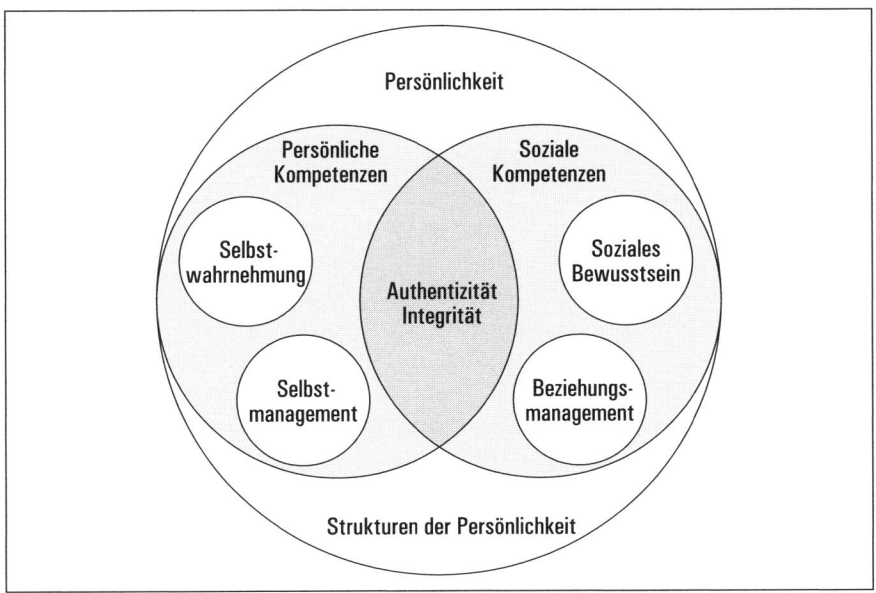

Woraus sich emotionale Intelligenz zusammensetzt   **Abb. 16-2**

nutzen und ihre irreführenden Impulse abzuwehren. Sie ist ein Stellvertretermaß für eine Mischung der Persönlichkeitseigenschaften der „Big Five" (s. Kap. 3) mit besonderer Betonung auf niedrigem Neurotizismus. Emotionale Intelligenz hat mit Gefühlsduselei nichts zu tun. Im Gegenteil, diese würde emotionale Inkompetenz darstellen.

Ob die Bedeutung emotionaler Intelligenz wirklich so hoch ist, wie es beschrieben wird, kann nicht abschließend beurteilt werden. Sicher ist, dass emotional kompetentes Verhalten rasch zu einem subjektiven Wohlgefühl und damit zu einer verbesserten Lebensstimmung beiträgt. Das, was noch immer als „soft skill" bezeichnet wird, wird auch als der Weg zum Erfolg [184] gesehen. Abbildung 16-2 fasst das Konzept zusammen.

16.3 Emotionale Intelligenz im Gesundheitswesen

If we want people to think and care with their hearts and souls, we have to create an environment that lets it happen. [77]

Emotionale Kompetenz als Arzt

> ▶ Es gibt kaum Patienten, die fachliche Qualitätsdefizite beklagen. Sich von Ärzteseite aus einseitig auf die Qualitätssicherung im medizinisch-fachlichen Bereich zu konzentrieren (was seit langem praktiziert wird), ist kurzsichtig.

Im Managementbereich ist die Aktualisierung fachlicher Qualifikationen vollkommen selbstverständlich. Genauso regelhaft werden zahlreiche Zusatzqualifikationen angestrebt, die zur Führung befähigen. Das ist es im Bereich der Medizin, was der Patient vermisst und beklagt: Ihm fehlt eine hohe menschliche Qualität seiner Begegnung mit dem Arzt oder der Krankenschwester [67]. Hier müsste wirksam angesetzt werden, um das Vertrauen neu zu formen und auf hohem Niveau zu festigen [38].

Viele Ärzte scheinen es schwer annehmen zu können, dass sie selbst Hilfe für die Ausgestaltung ihrer zwischenmenschlichen Beziehungen brauchen. Das mag zum einen daran liegen, dass sie sich in diesen Bereichen längst kompetent wähnen, was eine *Fehlwahrnehmung* sein kann, die wiederum zur Verweigerung führt, in solchen Bereichen trainiert oder unterrichtet zu werden. Andererseits kann es die *Fehleinschätzung* sein, emotionale Kompetenz als weniger wichtig zu bewerten.

Obgleich jedem klar sein müsste, dass die Fähigkeit, die Emotionen des Patienten zu erkennen und effektiv zu handhaben, bedeutsam für die Arzt-Patienten-Beziehung ist, sind valide wissenschaftliche Studien zu diesem Thema rar [48, 176]. Die *Beweise* für die Wirkungsmächtigkeit der emotionalen Intelligenz stehen also noch aus. Wirkungen von emotionaler Kompetenz sind ohnehin nicht diktierbar. Sie hängen auch mit der Compliance des Patienten zusammen. Ist diese gering, bringt eine ausgeprägte emotionale Kompetenz bei dem üblichen minutenkurzen Kontakt in der Praxis auf Seiten des Arztes weniger, als bei mehr Zeit möglich wäre.

Emotionale Kompetenz ist sowohl für die Arzt-Patienten-Beziehung als auch für das eigene Wohlbefinden des Arztes nötig [198]. Ein geschickter Umgang mit den Gefühlen hat positive Rückwirkungen auf die eigene körperliche und seelische Gesundheit und auf die Qualität von privaten Partnerschaften und beruflichen Kontakten. Diese Kompetenz führt auch dazu, mehr von und über sich zu erfahren. Eine so gesteigerte Selbstkenntnis führt zu größerem Verständnis für sich und seine Mitmenschen. Die Art, mit ihnen in Kontakt zu treten, ist von mehr Respekt erfüllt. Die Beziehungen werden effektiver ausgestaltet [54]. Vorrangig geht es trotzdem um den Arzt selbst, um ihm Wege aus dem Burnout zu zeigen. Denn der Arzt ist es, der Burnout hat, nicht der Patient!

Eine Balance zwischen Denken und Fühlen ist im Kontakt mit Kranken sehr wichtig. Einerseits sind richtigen Diagnosen zu stellen und Maßnahmen einzuleiten, andererseits sollte der Patient mitmenschlich und herzlich begleitet werden.

Grundsätzlich haben Menschen eine ausgeprägte Fähigkeit, andere (unbewusst) zu durchschauen. Patienten spüren wahrscheinlich eine mangelnde emotionale Kompetenz beim Arzt. Das ist ihnen im Moment des Arztkontaktes vielleicht nicht immer bewusst, wirkt aber dennoch. Patienten haben tendenziell Angst, wenn sie beim Arzt sind. Angst verändert und verhindert Wahrnehmungen. Gerade für diese angespannte Situation ist deshalb emotionale Kompetenz beim Arzt wichtig. Auch wenn Patienten nach außen zunächst wenig mit einer Verbesserung dieser Fähigkeit beim Arzt anfangen oder anzufangen wissen, werden sie sich auf Dauer besser aufgehoben fühlen und gern wiederkommen.

Emotionale Kompetenz bedeutet weder, die Gefühle des Patienten zu übernehmen, noch sich davor abzuschotten. Wenn z. B. sehr wenig Zeit für den einzelnen Patienten ist und er zudem lange warten musste, ist er in aller Regel ärgerlich. Eine emotional kompetente Reaktion vom Arzt wäre, diese Tatsache *von sich aus* in knapper Form zu verbalisieren und sein *ehrliches* Bedauern auszudrücken. Das bedeutet Verständnis für die Empfindungen des anderen in Verbindung damit, die reellen Anforderungen der Situation zu erfüllen. Eine asiatische Weisheit sagt: Ein vermiedener Kampf ist einer, den man nicht verloren hat. Auch das hat viel mit emotionaler Kompetenz zu tun. Auf jeder Ebene profitieren die Patienten und die Ärzte (Tab. 16-4).

Tab. 16-4   Emotionale Kompetenz des Arztes

Ebene	Inhalte	Beispiele
Selbst-wahrnehmung	<ul><li>ein tiefes Verständnis haben für die eigenen Emotionen, Stärken, Werte, Bedürfnisse, Schwächen, Wünsche, Grenzen und Möglichkeiten</li><li>Selbstvertrauen entwickeln</li></ul>	<ul><li>Trennung zwischen den Anforderungen des Gesundheitssystems und den eigenen Bedürfnissen</li><li>Erkenntnis, in welchen Bereichen bisher das Arztsein das Privatleben zu sehr beschnitten hat</li><li>Wahrnehmen der konkreten Gefühle im Arzt-Patienten-Dialog</li></ul>
Selbst-management	<ul><li>Fähigkeit der Selbstreflexion, Impuls- und Initiationskraft</li><li>Lenkung der eigenen Emotionen</li><li>Selbstkontrolle, auch als Schutz vor den eigenen Emotionen</li><li>Authentizität als integere Darstellung des Selbst nach außen</li></ul>	<ul><li>erkennen, wann der Arzt im Patientengespräch dem Patienten Recht geben sollte und es ihm auch geben</li><li>korrekte Abrechnung, sehr wohl auch in dem Sinn, alles in voller Höhe zu verlangen, was dem Arzt zusteht</li><li>Verantwortung voll übernehmen</li></ul>
Selbstmotivation	<ul><li>den Beruf mit Freude und Engagement ausüben</li><li>Herausforderungen suchen</li><li>Optimismus</li></ul>	<ul><li>positiv-erwartungsvoll in die Zukunft schauen, auch wenn die Honorierung scheinbar keinen Anlass dafür gibt</li><li>Gelegenheit erkennen und ergreifen, um aus dem normalen Trott zu kommen</li></ul>
Soziale Kompetenz	<ul><li>die Gefühle der Mitarbeiter und Patienten bei der eigenen Tätigkeit beachten, schätzen und würdigen</li><li>Empathie</li><li>Wunsch zur Bedürfnisbefriedigung der Mitarbeiter und der Patienten</li><li>Anerkennen der den Arzt privat und beruflichen umgebenden Menschen</li></ul>	<ul><li>Wissen und Fühlen, dass ein Mensch kommt, der im allgemeinen mehr Probleme hat als die pure Erkrankung, wegen der er offiziell kommt</li><li>sich auf den Patienten konzentrieren, wenn er da ist; nicht vorher und nicht nachher</li><li>empathischer Umgang mit dem fehlenden Fachwissen und der üblichen Angst der Patienten</li></ul>

16-4 Fortsetzung

Ebene	Inhalte	Beispiele
Soziale Fähigkeiten, Beziehungsmanagement	• die den Arzt umgebenden Menschen (Mitarbeiter, Kollegen, Patienten) in die gleiche Richtung motivieren wie sich selbst • visionäre Führung • Konfliktmanagement • Zusammenarbeit im Kollegenkreis • Teambildung • Denken an andere	• klare, zeitnahe und offene Besprechungen • erst hinhören, dann urteilen • gutes Beispiel geben • dem Arztberuf den individuellen, visionären Stempel geben • auf Mitarbeiter und Patienten zugehen und zugleich deren Grenzen achten

Es gibt Situationen, in denen scheinbar ein bewusstes Zurückhalten von emotionaler Kompetenz nützlich wäre:
• bei jedem invasiven Eingriff (hier muss der Arzt aktiv die Grenze des Patienten überschreiten)
• beim Durchsetzen oder Abwehren von Gehaltsforderungen
• beim Eintreiben ausstehender Rechnungen
• beim Erfüllen und Durchsetzen der Zeitplanung („Heute habe ich nur 5 Minuten Zeit für Sie")
• bei Gutachterfragen

In der Tat sind dies jedoch die Bewährungssituationen für emotionale Kompetenz. In solchen „Nein-Situationen" hilft sie besonders. Damit kann der Arzt mitmenschlich bleiben und dennoch seine Interessen eindeutig vertreten. Mit emotionaler Kompetenz sind oft die vom Arzt erwünschten, für ihn positiven Resultate zu erwarten. Ein Patient, der sich vor einem operativen Eingriff weniger verkrampft, ist ein solches Ergebnis.
Emotionale Kompetenz kann auch zur Wiederherstellung der Würde des Arztes, des Patienten und deren Beziehung zueinander beitragen, gleich, ob sich das sofort in messbarem, materiellem Gewinn widerspiegelt oder nicht [61]. Wer seine emotionalen Fähigkeiten bei sich selbst steigern will, sollte kleine Schritte gehen und mit entsprechenden Erfolgen zufrieden sein. Ärzte und Pflegepersonal sollten sich und der Öffentlichkeit klarmachen, dass „emotionale Leistungen" weder grenzenlos steigerbar noch beliebig abrufbar sind. Es handelt sich eben nicht um die Kapazität einer Festplatte, die alle Jahre um einen Faktor X vervielfachbar ist.

Emotionale Kompetenz in Institutionen

Studien über emotionale Intelligenz im institutionellen Gesundheitswesen existieren in nur sehr geringer Zahl. Es wird behauptet, den wenigsten im Gesundheitswesen Tätigen sei es angenehm, sich darüber ehrlich zu äußern. Zu groß und zu schwer wöge noch immer das Lehrbuchbild vom Arzt, der sich für alle aufopfert, oder von den Schwestern [196] bzw. Pflegern, die ausschließlich dem Kranken dienen. Wie dem auch sei: Es ist wahrscheinlich, dass Gesundheitsorganisationen davon besonders profitierten, Führungskräfte mit hoher emotionaler Intelligenz zu beschäftigen, aber es ist nicht gesichert [195].

Tab. 16-5   Fragen zur Statuserhebung von emotionaler Kompetenz

- Was sind die unaussprechbaren Dinge bei den Mitarbeitern?
- Wie schaffen es Vorgesetzte, Mitarbeiter in vollem Vertrauen anzusprechen?
- Wie werden Vorgesetzte Meister in Mitmenschlichkeit?
- Wie können Führungskräfte ihre inter- und intrapersonalen Fähigkeiten verbessern?
- Wie kann Empathie zugunsten konsequenter Zielerreichung eingesetzt werden?
- Auch wenn eine Führungskraft meint, sie hätte ihn: Wie kann man einen 360-Grad-Rundumblick auf seine Mitarbeiter und deren Situation bekommen?
- Fragen von Vorgesetzten an Mitarbeiter und Kollegen in wichtigen Positionen könnten lauten:
  - Was funktioniert Ihrer Meinung nach gut zwischen uns?
  - Und was nicht?
  - Welche Schranken gilt es zu überwinden?
  - Wie können Gründe und Lösungen für Schwierigkeiten bei jedem einzelnen gesucht und gefunden werden?
- Wie kann verhindert werden, andere in Verantwortung für etwas zu nehmen, das bei einem selbst zu suchen und zu finden ist?
- Wie können Aufgaben für die Entwicklung der Mitarbeiter so gestaltet werden, dass sie keine Überanstrengung, sondern meisterbare Herausforderungen sind?
- Wie kann die Tatsache integriert werden, dass jeder Mensch seine eigene Realität hat?
- Wie können unnötige Bewertungen wie die Unterteilung in Gewinner und Verlierer aufgegeben werden?
- Wie bleibt die Organisation mit ihren Mitarbeitern am Ball, auch wenn gerade alles zu klappen scheint?
- Wie wird ein Klima der Offenheit und der Menschenwürde geschaffen?
- Wie kommen die Vorgesetzen in wirklichen Kontakt zu ihren Mitarbeitern?
- Wie wird ein offenes Forum kreiert, damit die fachliche und menschliche Entwicklung weitergehen können?

Untersuchungen zeigen, dass emotionale Kompetenz in gewissem Maß erlernbar oder trainierbar ist, aber das braucht Zeit. Wer eine Institution *schnell* emotional kompetenter gestalten will, kann dies nur über intelligente Personalentscheidungen und passende Personaleinstellungen tun [36].

Krankenschwestern, die unter emotional kompetenter Führung arbeiten, entwickeln deutlich seltener emotionale Erschöpfung – das Hauptkriterium für Burnout – und psychosomatische Symptome. Sie arbeiten besser im Pflegeteam und mit den Ärzten zusammen. Sie sind zufriedener mit ihrer Arbeit. Auch umgekehrt ergibt das einen Sinn: Emotional kompetente Führung mildert den (negativen) Einfluss von Restrukturierungsmaßnahmen im Krankenhaus für die Pflegeberufe [43].

Steigerung der emotionalen Kompetenz in Institutionen

Auch in Institutionen wie Krankenhäusern lohnt es sich, emotionale Intelligenz einzusetzen [46] und auszubauen. Dazu gibt es zahlreiche Chancen, die sich oft über entsprechende Fragen erschließen lassen [184] (Tab. 16-5).

16.4 Emotionale Intelligenz und Burnout

Stellen wir uns einen Arzt vor, der keine der 19 Fähigkeiten besäße, die die emotionale Intelligenz bestimmen. Dafür habe ich die Einzelkompetenzen aus Tabelle 16-2 sprachlich ins Gegenteil verkehrt. In Tabelle 16-6 lesen wir damit die Beschreibung emotionaler Inkompetenz.

Die sprachliche und damit auch inhaltliche Umkehrung der Kernkompetenzen emotionaler Intelligenz führt zu einer Art Lehrbuchbeschreibung der Hauptsymptome von Burnout. Daraus kann eine einfache und vereinfachende Formel abgeleitet werden:

▷ Burnout = 1 : emotionale Kompetenz

Burnout als emotionale Inkompetenz? Sollte das so einfach sein? Sicher nicht. Dennoch, dieses Konzept hat zwei wesentliche Vorteile:
1. Es beleuchtet die persönlichen und damit die am ehesten zu ändernden Auslöse- und Begleitfaktoren von Burnout.
2. Es ermöglicht eine breite Basis von Einflussmöglichkeiten für diejenigen, die an Burnout leiden. Wenn emotionale Kompetenz ein zentraler Mechanismus ist, nicht ins Burnout zu geraten, ist sie zugleich wesentlich, um aus dem Burnout wieder herauszukommen.

Tab. 16-6 Umkehr von emotionaler Kompetenz

I. Kompetenzmangel im persönlichen Bereich
Die Fähigkeit verloren, sich selbst zu erkennen und zu führen

● die verminderte oder veränderte Selbstwahrnehmung
  – die eigenen Emotionen nicht mehr korrekt wahrnehmen können; Einschränkung der eigenen Emotionen auf ein vermindertes Spektrum wie das Fehlen des Glücksgefühls
  – Schwierigkeit, Entscheidungen zu treffen, erst recht „aus dem Bauch" heraus
  – die eigenen Stärken und Werte nicht mehr richtig einschätzen können, vorrangig aber die Grenzen eigener Fähigkeiten nicht mehr erkennen; sich mehr zutrauen als man leisten kann
  – Vertrauen in sich selbst verloren, zumindest kontinuierlich abnehmend

● das fehlende Ergreifen von sich selbst, fehlende Selbstkontrolle
  – Überhandnehmen der Emotionen mit negativen Auswirkungen: Durchhalten oder Erschöpfung
  – verzweifeltes Bemühen, die Darstellung seiner Selbst als Trugbild aufrecht zu halten
  – verminderte bis fehlende Anpassungsfähigkeit: größte Schwierigkeiten damit, das zu akzeptieren, was ist
  – zuerst Wille, durchzuhalten, dann gebrochener Leistungswille
  – Angst, einen ersten Schritt zu gehen
  – Pessimismus (Verlust der Hoffnung)

II. Soziale Inkompetenz
Die verlorene Fähigkeit, Beziehungen gut zu führen und sich einzulassen

● mangelhaftes soziales Bewusstsein: das fehlende Einbringen von sich selbst
  – mangelndes Einfühlungsvermögen (fehlende Empathie)
  – Fehlwahrnehmung des eigenen Umfeldes
  – die Bedürfnisse von Mitarbeitern, Kunden, Patienten usw. werden immer unwichtiger und immer seltener erfüllt

● mangelhaftes Beziehungsmanagement: das fehlende Einbeziehen des anderen
  – kein Hauch von Vision oder visionärer Führung; andere zu motivieren ist unmöglich
  – stupide Wiederholung derselben Taktiken mit immer mehr schwindendem Einfluss darauf, die eigenen Ziele zu erreichen
  – Desinteresse an anderen
  – Unfähigkeit oder mangelnde Kraft, Konflikte zu erkennen und zu lösen
  – Unfähigkeit, Bindungen aufzubauen, zu erhalten, zu initiieren und auszubauen
  – Isolierung und Abgrenzung

Wie es mit Ihrer emotionalen Kompetenz steht, haben Sie mit dem Test in Kapitel 1 bereits beantwortet:

Testauswertung: Das emotionale Kompetenz-Profil

Wenn Sie den Test „Das eigene Burnout-Profil" am Anfang dieses Buches mitgemacht haben, haben Sie zugleich Ihre emotionale Kompetenz bearbeitet. Die Auswertung folgt jetzt: Zählen Sie Ihre „Ja"-Antworten für folgende Fragen zusammen:

- Teil 1: 3, 6, 7, 20
- Teil 2: 18, 23, 24, 29, 32
- Teil 3: 10, 14
- Teil 4: 2, 15, 17, 25

In Teil 1 können Sie 0–4 Punkte für Ihre Fähigkeit zur Selbstwahrnehmung erhalten, Teil 2 ergibt bis zu 5 Punkte für Ihre Selbstmanagement-Fähigkeiten, Teil 3 bis zu 2 Punkte für Ihr soziales Bewusstsein und Teil 4 0–4 Punkte für Ihr Beziehungsmanagement.

Viele Menschen überschätzen ihre emotionalen Kompetenzen in dieser Übung teilweise beträchtlich. Wenn Sie hohe Werte für Burnout und zugleich gute (hohe) Werte für emotionale Kompetenz haben sollten, kann das einer der Gründe sein. Oder Ihr Burnout-Risiko hängt tatsächlich vorrangig an äußeren Faktoren. Vielleicht beantworten Sie die 15 Fragen noch einmal vor dem Hintergrund dieses Wissens.

▷ Wer fähig ist, andere zu aktivieren und mit ihnen eine gemeinsame berufliche Vision aufzubauen, ist am zufriedensten im Beruf und hat also das geringste Risiko für Burnout. Das ist eng verbunden mit hoher Produktivität.

Wer Burnout wieder loswerden will, kann sich nicht darauf verlassen, dass sich das Gesundheitssystem oder andere, ihn störende Auslöser verändern, erst recht nicht in einer von ihm gewünschten Richtung oder in einer akzeptablen Zeit. Aber sie und er können an sich selbst arbeiten – und das ermöglicht dieses Konzept.

Dafür muss eine Bedingung erfüllt sein: Emotionale Kompetenz darf keine Persönlichkeitseigenschaft sein, sondern eine erlernbare Fähigkeit. Denn Persönlichkeitsstrukturen sind kaum veränderbar, aber erlernbare Kompetenzen können ausgebaut und verbessert werden. Es gibt heute Vertreter sowohl für das Persönlichkeits- wie für das Fähigkeitenkonzept der emotionalen Intelligenz. Viele Studien belegen hinreichend, dass es sich um eine nutzbare Fähigkeit und nicht um eine festgeschriebene Persönlichkeitseigenschaft handelt [53].

Wer seine emotionalen Kompetenzen steigern will, sollte dies Schritt für Schritt tun. Der Blumenstrauß in Abbildung 16-3 ist als Anregung gedacht, sich zunächst *ein* passendes Thema herauszusuchen. Wer Burnout hat, dem hilft dieser Strauß erst einmal wenig, denn die hier aufgeführten Themen sind in aller Regel allein oder ohne sehr ausführliche Anregungen nicht zu bewältigen. Bitte missverstehen Sie diese also nicht im Sinne des unsinnigen Befehls von so manchen Therapeuten oder Coachs: Entspannen Sie sich doch! Allemal sind es keine Themen für eine Psychotherapie, sondern für eine Beratung im Sinne von Coaching.

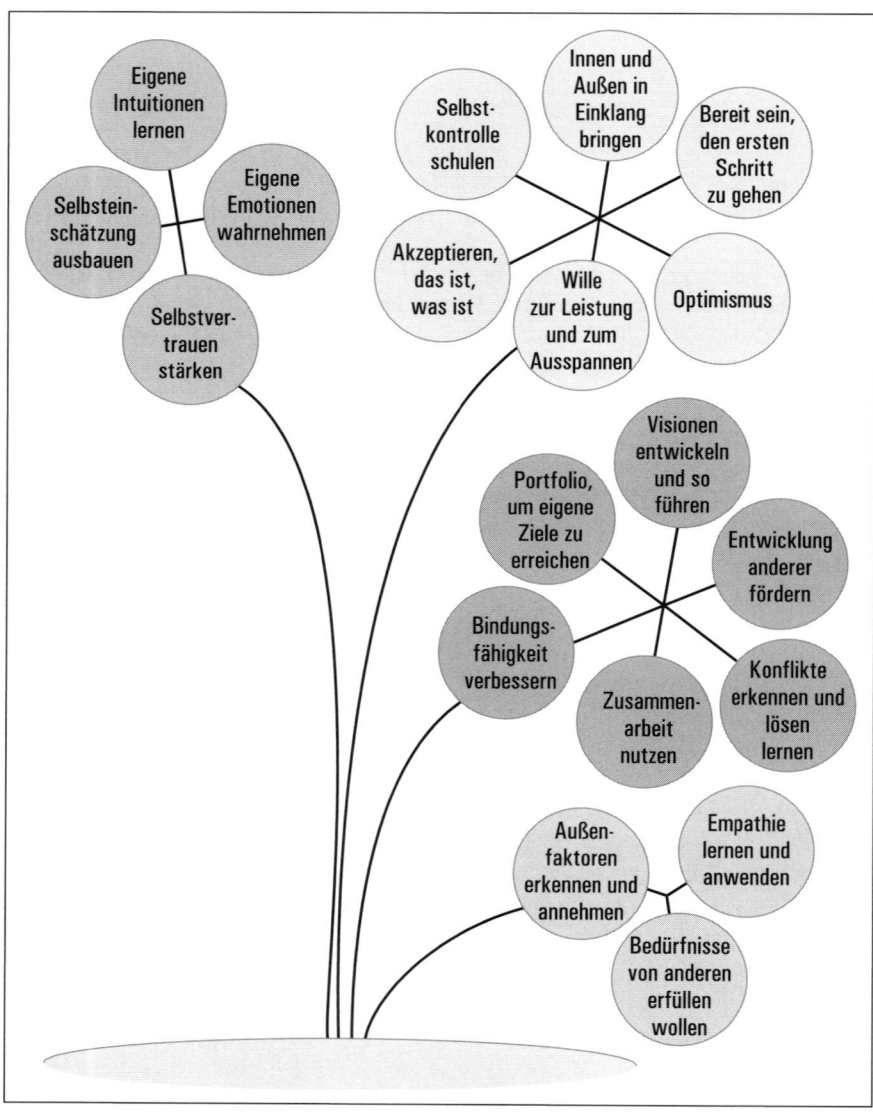

Abb. 16-3   Möglichkeiten gegen Burnout

> ▶ Bedenken Sie erneut: Emotionale Intelligenz bedeutet, etwas *für sich* zu tun. *Sie* sind es, der Burnout hat oder entwickeln kann, nicht der Patient [198].

16.5 Was Ärzte daran hindert, emotional kompetent zu handeln

Menschen mit einer besonderen logisch-mathematischen Fähigkeit erreichen überdurchschnittlich oft eine gute Abiturnote und absolvieren ihr Medizinstudium scheinbar problemlos, haben aber vermehrt Probleme mit ihrer emotionalen Kompetenz. Diese Probleme können in drei Hauptgruppen untergliedert werden [22–24]:

● Probleme auf Seiten des Arztes
● Probleme durch die Situation als solche
● Probleme auf Seiten des Patienten

Die daraus resultierenden Symptome und Gefühle sind vielfältig (Tab. 16-7); sie weisen darauf hin, eine verbesserte eigene emotionale Kompetenz anzustre-

Symptome und Gefühle bei Problemen mit der emotionalen Kompetenz **Tab. 16-7**

● Das Fachgespräch mit dem Patienten fällt schwer.
● Der Arzt entwickelt körperliche Stresszeichen wie Pulserhöhung bei Kontakt mit dem Patienten.
● Der Arzt fällt abwertende Urteile über den Patienten.
● Der Arzt fühlt, dass der Patient die Symptome nur spielt.
● Der Arzt hat das Gefühl, den Patienten retten zu müssen.
● Der Arzt hat Furcht vor dem Patienten.
● Der Arzt hat keine Lust, auf Details bei der ärztlichen Begleitung des Patienten einzugehen.
● Der Arzt macht sich aufdringliche Gedanken über den Patienten.
● Der Patient oder seine Familie erzeugen Unlustgefühle.
● Der Patient oder seine Familie machen dem Arzt Druck oder er fühlt sich belästigt.
● Die kollegiale Besprechung über den Patienten fällt schwer.
● Es besteht ein Gefühl der Verachtung für den Patienten oder seine Verhaltensweisen oder seine Familie.
● Es besteht ein häufigerer Kontakt (Ausgleichszahlung des schlechten Gewissens) oder eine vom Inhalt her unangemessene Kontaktaufnahme mit dem Patienten.
● Gefühle der Schuld, der Hoffnungslosigkeit, des fehlenden Könnens oder der Beschämung kommen auf.

ben. Das macht eine Win-win-win-Situation: Der Arzt gewinnt, seine Patienten, Mitarbeiter und Kollegen gewinnen und die Ergebnisse und damit „das System" gewinnen.

In den in Tabelle 16-8 aufgeführten Bereichen gibt es konkrete Hindernisse für verbesserte emotionale Kompetenz [22–24].

Wer Defizite im Bereich sozialer Kompetenzen hat, ist eher durch die Situation als solche, unabhängig vom konkreten Patienten, belastet. Defizite bei den persönlichen Kompetenzen bedeuten logischerweise Hindernisse seitens des Arztes.

Tab. 16-8 Hindernisse für verbesserte emotionale Kompetenz

Bereich	Inhalt/Probleme	Konkrete Ausprägung
Hindernisse auf Seiten des Arztes		
SB	Einfühlungsvermögen	mangelnde Grenzwahrung: Identifikation mit dem Patienten
SK	Emotionskontrolle	Patient erinnert an Angehörigen oder Freund
SK	Emotionskontrolle	Arzt denkt dauernd an private Probleme[1]
SW	Wahrnehmung der eigenen Emotionen	Arzt fühlt sich menschlich oder fachlich nicht gewachsen
SK	Emotionskontrolle	unkontrollierte Übernahme der Patientengefühle
SB	Annehmen des Umfeldes	Unfähigkeit, eigenes oder allgemeines Fehlwissen als zunächst gegeben hinzunehmen
SK	Anpassungsfähigkeit	Angst vor dem eigenen Tod oder eigenen Erkrankungen
SW	Selbsteinschätzung	manifeste psychische Erkrankung(en) des Arztes
Hindernisse durch die Situation als solche		
BM	Bindungsfähigkeit	lange bestehende Arzt-Patienten-Beziehung
SB	Wunsch zur Bedürfnisbefriedigung	vorherige freundschaftliche oder familiäre Beziehung zum Patienten
SB	Annehmen und Erkennen des Umfeldes	Versuch der Einflussnahme von Angehörigen der Patienten
BM	Einfluss	Unstimmigkeit über Vortherapien

Fortsetzung   **Tab. 16-8**

Bereich	Inhalt/Probleme	Konkrete Ausprägung
Hindernisse durch die Situation als solche		
BM	Einfluss	zeitgleiche Behandlung von anderen Kollegen
SB	Annehmen und Erkennen des Umfeldes	Zeitdruck
SB	Annehmen und Erkennen des Umfeldes	Finanzdruck
SB	Annehmen und Erkennen des Umfeldes	Druck von Seiten der Krankenhausverwaltung oder von vorgesetzten Ärzten
SB	Wunsch zur Bedürfnisbefriedigung	lange Behandlungsdauer
SB	Wunsch zur Bedürfnisbefriedigung	Diagnose und/oder Behandlung bleiben unklar
Hindernisse auf Seiten des Patienten		
SB	Einfühlungsvermögen	Patient und/oder Familie sind aggressiv oder depressiv
SB	Bedürfnisbefriedigung	Patient ist selbst Arzt oder im Gesundheitswesen tätig
SB	Einfühlungsvermögen	Patient ist Prominenter
SB	Einfühlungsvermögen	komplexe oder dysfunktionale Patient-Familien-Dynamik
BM	Bindungsfähigkeit	Patient ist dem Arzt zu bekannt oder zu unbekannt (fremd)

[1] Wenn diese übermächtig stark sind, hat der Arzt keine andere Möglichkeit!
BM = Beziehungsmanagement; SB = Soziales Bewusstsein; SK = Selbstkontrolle oder -management; SW = Selbstwahrnehmung

16.6 Steigerung von emotionaler Intelligenz

Drei zentrale Faktoren helfen im Alltag, emotionale Intelligenz gewinnbringend einzusetzen:
- Selbstkontrolle
- gute Beobachtungsgabe unter weitgehendem Verzicht auf Bewertungen
- das richtige Timing

Es gilt eine Grundregel: Man sollte immer mehr positive als negative Gefühle zeigen, das wirkt sich auch auf einen selbst gut aus. Grundlage dafür ist, sich Klarheit über die eigenen Gefühle zu verschaffen, z. B. indem Gedanken von Gefühlen sprachlich besser getrennt werden oder indem man sprachlich bei sich bleibt. Im Alltag gibt es viele Chancen, seine emotionale Intelligenz zu stärken [24, 45]:

- bewusst auf scheinbar inadäquate Reaktionen achten; nachfragen, ob das so richtig verstanden wurde; nachfragen, was den anderen zu dieser Reaktion gebracht hat; kurzum: Worum geht es wirklich?
- den Kollegen von den eigenen Gedanken und Gefühlen erzählen; weniger taktisch handeln
- *hin*hören, nicht *zu*hören
- die Mitarbeiter wissen lassen, wie wertvoll sie und ihre Arbeit sind
- sich klarmachen, dass bei schnell notwendigen Entscheidungen nicht alle Stimmen gehört werden können; in diesem Fall für Alleingänge eintreten
- die Regeln für die eigenen Mitarbeiter festlegen, aber nachfragen, ob Einwände bestehen; diese Regeln auch so nutzen, dass inadäquates Verhalten an diesen geahndet wird
- Meetings locker gestalten; zu Beginn sollte jeder ehrlich und frei seine Punkte vortragen können
- das Team und die Kollegen unterstützen, sooft es geht
- wenn jemand offenbar eine andere Meinung hat, konkret diese in Erfahrung bringen; vollkommen auf Vermutungen verzichten, fragen!
- wenn es eine Gruppenentscheidung braucht, muss am Ende ein *echter* Konsens erreicht werden
- menschlichen Respekt zeigen

17 Was Ärzte lernen müssen – Burnout-Prävention

Gut gemeinte Ratschläge (derer gibt es in Büchern gegen Burnout viele, auch dieses Buch ist davon nicht ganz frei), wie „Schalten Sie doch einfach mal ab", laufen ins Leere. Wer Burnout hat, hat es auch, *weil er nicht abschalten kann.* Anfangs ist die Angst vor dem befürchteten Kontrollverlust zu groß, später fehlt jede Kreativität, um das Abschalten sinnvoll auszugestalten. Auch die Technik, die berufsrelevanten Anreize zugunsten von privaten auszuschalten, funktioniert auf Dauer nicht (was, wenn die privaten Anreize z. B. durch Trennung vom Partner wegfallen?). Es muss also andere Grundübungen geben, die als Prophylaxe vor dem Pre-Burnout sinnvoll sind. Einige lesen Sie hier in Tabelle 17-1, weitere (sowie Fortgeschrittenenübungen) in Kapitel 18.

Chancen, dem Arztberuf gewachsen zu bleiben [58]   **Tab. 17-1**

- Aufmerksamkeit für Erschöpfungszeichen
- Ausgleichstätigkeiten (Hobbys und Sport)
- Beweglichkeit im Geist und in der Tat
- emotionale Kompetenz entwickeln oder ausbauen
- Erkennen eigener Motive und Motivationen sowie der damit zusammenhängenden Lebensmuster
- Ernährung optimieren
- klare Trennung von Arbeit und Freizeit (keine Arbeit aus der Praxis nach Hause mitnehmen)
- Präferenzen unter Berücksichtigung privater Interessen setzen
- Ruhephasen
- Sachbezug bei der beruflichen Tätigkeit (das schließt Empathie nicht aus)
- Sport als Pflege des Körpers
- Selbstbegrenzung: Mehr als das muss ich nicht erreichen und ich bin dennoch ein toller Arzt und Mensch
- Vermeidung von Monotonie
- Ziele kritisch überprüfen

17.1　Beobachterposition als Basis

Ärzte sind Helfer. Helfer helfen, und zwar anderen. Sich selbst zu helfen, ist erst einmal das Gegenteil davon: Diese Fähigkeit ist bei Ärzten eher unterdurchschnittlich ausgeprägt. Der Arzt kann das umgehen, indem er sich scheinbar als Arzt wie von außen selbst anschaut und sich fragt: Was würde ich diesem Patienten raten? Wer sich qualifiziert selbst helfen will, sollte sich für sich interessieren. Dies widerspricht jedoch der Selbstlosigkeit, die auch heute noch in helfenden Berufen hochgehalten wird.

Innere Achtsamkeit [93, 109] bedeutet eine Haltung, in der die eigenen körperlichen und emotionalen Reaktionen beobachtet werden, ohne Wertung oder die Absicht, sie zu verändern. Sie bedeutet so etwas wie in innere Distanz zu sich selbst zu gehen, gleichsam sich selbst von außen beobachtend. Das schafft einen innerlich ruhigen Pol.

17.2　Lernen, das Burnout-Risiko zu vermindern

Es gibt verschiedene Ebenen, unter deren Gesichtspunkten Burnout beobachtet werden kann:

- Wahrnehmungsebene
- Beziehungsebene
- Entscheidungsebene
- Verhaltensebene

Auf jeder dieser Ebenen sind Grundübungen möglich, um erst gar nicht in die Nähe von Burnout zu gelangen.

Wahrnehmungsebene

Auf der Wahrnehmungsebene gilt es, entweder das Fremde, das Außen, korrekt wahrzunehmen:

- das Führen eines Komplimente-Tagebuchs
- die Erkenntnis, dass Einkommenschancen auch außerhalb des originären ärztlichen Berufes existieren
- die Wahrnehmung des noch immer hervorragenden gesellschaftlichen Status des Arztes
- die Erkenntnis der relativen Sicherheit der eigenen Einnahmen ohne besondere Akquise-Maßnahmen
- die Erkenntnis, einen wirklich wichtigen und erfüllenden Beruf auszuüben

Es gilt aber auch, das Eigene, das Innen besser zu spüren:

- verbesserte Eigenwahrnehmung (z. B. mit den Anregungen dieses Buches)
- Gefühl zulassen, autonom zu sein
- Selbstwirksamkeitsüberzeugung: Wer sicher ist, etwas bewegen und beeinflussen zu können, tut das auch und fühlt sich dabei gut

Beziehungsebene

Auf der Beziehungsebene können das Fremde (das Außen) und das Eigene (das Innen) genutzt werden:

- korrekter Umgang mit Patienten und das Training desselben
- gekonnte Kommunikation mit den Patienten
- Bereitschaft, die Probleme innerhalb der Partnerschaft ehrlich anzuschauen und sie anzugehen
- Einholen, Erkennen und Annehmen von Unterstützung von Kollegen und Vorgesetzten
- Lernen und Nutzen von Antipathie

Antipathie zeigt sich am ehesten in zwei alltäglichen Formen: Dem anderen (also dem Patienten oder Mitarbeiter) Grenzen zu setzen und im Erlernen des Wortes „Nein". Hinsichtlich des „Grenzen setzens" besteht Angst vor wirtschaftlichen Auswirkungen, weil deshalb Patienten die Praxis nicht mehr aufsuchen könnten. Auf Dauer zahlt sich das Verhalten jedoch aus. Die Achtung dem Arzt gegenüber steigt und Rückgrat wird auf Dauer honoriert. Die korrekte Grenzsetzung ist im Arztberuf lebensnotwendig. Hier geht es auch um die Grenze der eigenen, individuell sehr verschiedenen Belastbarkeit. Die mangelnde Selbstwahrnehmung ist im Alltag des Arztes ein großes Problem: Wer seine Belastungen nicht mehr spürt, gerät erheblich schneller und leichter ins Burnout. Ein mitmenschlicher Umgang mit dem Patienten kann eine Gradwanderung sein, denn zugleich sind die Grenzen des fremden Menschen strikt zu beachten, genauso wie er liebevoll beachtet werden muss. Grenzen zu setzen und zu beachten mindert das Stressniveau. So werden Angriffe quasi in einer Pufferzone ihrer Energie beraubt. Andererseits kann sie in Depersonalisation abdriften, und schon ist eine der drei Hauptsäulen für Burnout gebaut.

Mit der Einfühlung fällt und steht der Erfolg der Behandlung: Liebe wirkt oft stärker als Medikamente. Verliert ein Arzt seine Empathie, ist das ein Alarmzeichen. Wird dies rasch beachtet, folgt daraus erst einmal der Versuch, weniger Patienten zu behandeln und damit für den einzelnen Patienten mehr Zeit zu haben; zugleich allerdings sollte sich der Arzt selbst für seine *Frei*zeit mehr Zeit geben.

Entscheidungsebene

Die Entscheidungsebene ist nützlich, um sich klarzumachen,
- wie Entscheidungen getroffen werden,
- wie konsequent sie durchgehalten werden,
- wie stark der eigene Wille ist,
- was die wirklichen, eigenen Ziele sind.

Verhaltensebene

Auf der Verhaltensebene sollte man sich damit auseinander setzen,
- wie das Verhalten sich selbst gegenüber ist,
- welches Verhalten andere stören kann,
- wie Selbstliebe erlernt oder gestärkt werden kann,
- wie mit dem eigenen Körper respektvoller umgegangen werden kann oder
- wie Situationskontrolle angewendet werden kann.

Eine wesentliche Bedeutung kommt der Anzahl der Patientenkontakte zu. Mit steigender Patientenzahl steigt die Unzufriedenheit beim Arzt und bei den Patienten und ein Teufelskreislauf kommt in Gang, der geradewegs ins Burnout führen kann (Abb. 17-1).

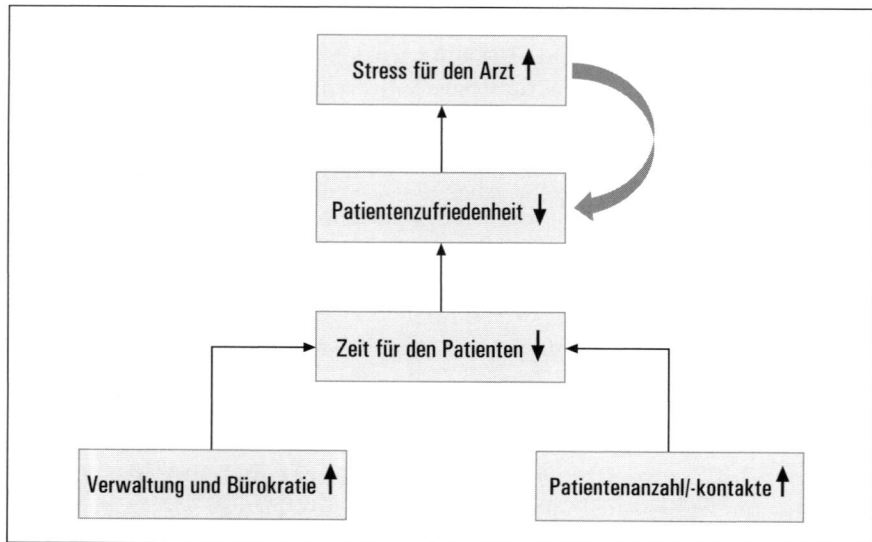

Abb. 17-1   Basispyramide für Burnout: Zu viele Patientenkontakte, zu viel Verwaltung

Viele Chefs, egal ob Chef- und Oberärzte in der Klinik oder Ärzte in eigener Praxis, meinen, wenn sie nichts sagten, könnten ihre Mitarbeiter das bereits als Lob auffassen. Das geht nicht: Was gut war, muss bewusst und verständlich gesagt werden! Dieses Lob wirkt auf den Aussprechenden positiv zurück, solange es nicht runtergespult, sondern ehrlich und spontan erfolgt.

17.3 Ziele erkennen

> ▷ Wer an ein Ziel gebunden bleibt, das er wieder und wieder nicht erreicht, brennt aus (s. Abb. 12-1). Dieses Verhalten und das Ziel selbst bleiben den meisten lange Zeit unklar.

Kein Arzt wird beispielsweise seine Praxistätigkeit mit der bewussten Einstellung „Ab jetzt helfe ich den Menschen flexibel und auf meine Weise" beginnen. Im Gegenteil, meistens ist dem Arzt mit fortgeschrittenem Burnout seine so genannte Zielbindung immer unklarer.

> ▷ Wer das Gefühl hat, seine eigenen Ziele nicht mehr zu kennen, für den ist es höchste Zeit, professionelle Hilfe zu nutzen.

Bei der Zielerreichung und -erkennung gibt es vier grundsätzliche Stolpersteine [35]:
1. Jemand ist nicht fähig (menschlich, persönlich, fachlich), das Ziel zu erreichen.
2. Das Ziel selbst war aus anderen Gründen unerreichbar.
Die Punkte 1 und 2 bedeuten, das Ziel war intrinsisch oder extrinsisch zu hoch gesteckt.
3. Das Ziel ist realistisch gewählt, aber es wird mit unrealistischen, in aller Regel zu hohen Belohnungserwartungen verbunden.
4. Die Ziele waren nicht die eigenen, sie wurden von den Eltern, dem Partner oder anderen übernommen. Dann fühlt sich die Belohnung nach Zielerreichung nicht stimmig an und der Mensch wird frustriert.

17.4 Berufliche Vielfalt

Berufliche Vielfalt kann vor Burnout schützen. Wer immer die gleichen Wege beschreitet, brennt schneller aus. Erlaubte und befriedigende Kompensationsmaßnahmen sind, sich häufiger auf Kongressen fortzubilden, Vorträge – ob an der Volkshochschule, für bestimmte Patientengruppen oder für Pharmafirmen – zu halten, Beiträge für Fachzeitschriften oder die Laienpresse zu verfassen. Vielfalt statt Monotonie kann sich der Arzt zu einem Teil auch beruflich selbst schaffen. Die Anschaffung eines neuen, teuren, geleasten oder zu finanzierenden Gerätes, um sein Spektrum in der Praxis auszudehnen, ist bei latenter Burnout-Gefahr selbstverständlich kontraindiziert. Es führt zu noch mehr Arbeit. Wahrscheinlich würde ein neues Gerät neue Umsätze ermöglichen: Aber es muss auch bezahlt werden, und die Zeit, die der Arzt mit dem neuen Gerät verbringt, fehlt ihm für andere, bisher gewinnbringende Tätigkeiten.

17.5 Wahrnehmung statt Diagnostose

Der Arzt sollte versuchen, nicht die Erkrankung zu sehen und nicht nur die Klagen zu hören, sondern den Menschen wahrzunehmen. Damit arbeitet er an seiner eigenen Gesamtheitlichkeit.

18 O.U.T. – Wege aus dem Burnout

18.1 Grundsätze für den Weg aus dem Burnout

Burnout ist der Prozess oder der Zustand nach einem Prozess des Sich-Entfremdens von den eigenen Wünschen und Bedürfnissen und dem eigenen Wollen und somit vom eigenen Leben.

> ▶ Beim Weg aus dem Burnout kann es nicht darum gehen, ein Leben ohne Stress anzustreben, ein Leben, in dem alles so geschieht, wie man sich das vorstellt. Es geht darum, die Lebensenergie zurückzuholen und einen weniger Willenskraft verbrauchenden, individuellen Weg zu finden, mit den Umständen umzugehen.

Grundsätzliches

▪ **Wo anfangen?** Die wirkungsvollsten Veränderungen sind die, die *Sie* unternehmen. Warten Sie nicht auf Standespolitiker oder höhere Instanzen. Holen Sie sich selbst die Kontrolle über Ihr Leben und Ihren Beruf zurück. Wenn Sie das allein nicht mehr schaffen, nehmen Sie sich professionelle Hilfe. Die Aktivierung der eigenen, inneren Ressourcen hat eine stärkere Burnout-prophylaktische Wirkung als die Aktivierung externer Ressourcen.
Beginnen Sie bei sich selbst und treffen Sie dann im Außen weitere Maßnahmen: Entlassung von Mitarbeitern, Scheidung oder Praxisaufgabe sind Maßnahmen im Außen! Diese Reihenfolge hat auch pragmatische Gründe: Man muss sich in der Regel auf Jahre einstellen, bis Vieles im Außen verän-

dert ist. Ein Beispiel: Für niedergelassene Ärzte ist ein Arbeitsplatzwechsel so schnell nicht möglich. Angestellte Ärzte können das schon leichter tun. Aber diese Maßnahme setzt nur an einem Faktor an, die anderen dürfen darüber nicht vernachlässigt werden. Davon abgesehen weiß der Arzt vorher nicht so genau, ob dieser Schritt wirklich eine Hilfe ist.

Wer Burnout im Außen angehen will, muss seine negativ wirkenden Arbeits- und Lebensbedingungen vermindern und die sich für ihn positiv auswirkenden äußeren Bedingungen zugleich impulsieren.

■ **Wo ansetzen?** Wer zu Recht bei sich beginnt, hat drei mögliche Betätigungsfelder, die ineinandergreifen: seine persönlichen (menschlichen) Kompetenzen, seine Persönlichkeit als solche und seine fachlichen Fähigkeiten. Das Nadelöhr dabei ist die Persönlichkeit (Abb. 18-1). Sie ist letztlich fast unveränderbar, jedenfalls innerhalb eines für einen Menschen mit Burnout sinnvollen Zeitraums. Dennoch beeinflusst sie Burnout stark. Mangelndes Fachwissen hat fast nie mit Burnout zu tun. Es ist sinnvoll, an den *menschlichen* Kompetenzen anzusetzen.

■ **Einteilung der auslösenden Faktoren:** Ob es sich um disponierende, moderierende, realisierende oder protrahierende Faktoren handelt, die angegangen werden sollen, ist nicht vorrangig wichtig. Wer beispielsweise im

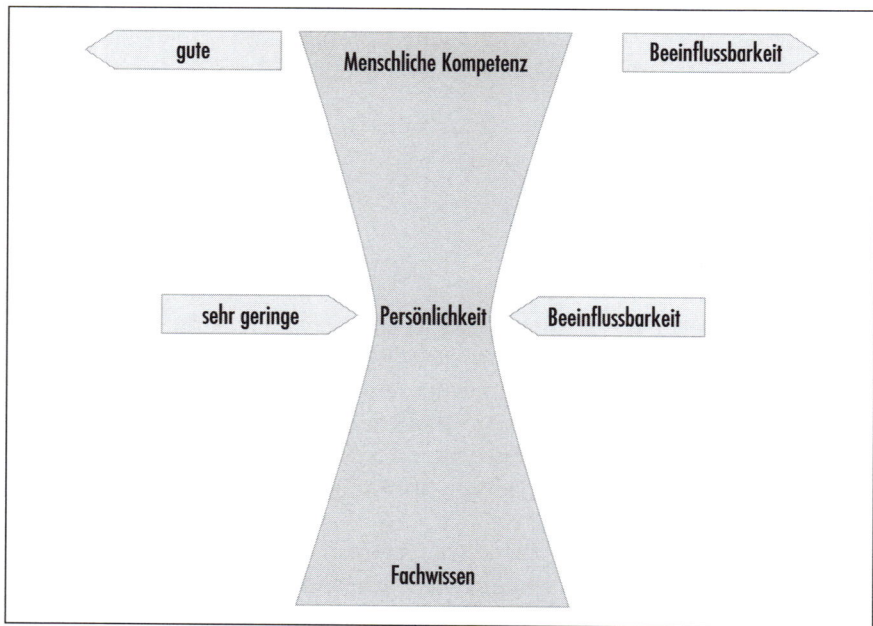

Abb. 18-1   Das Nadelöhr der Persönlichkeit

Rahmen von Burnout Probleme in seiner Partnerschaft hat, für dessen Beziehung ist erst einmal die Lösung dieser Probleme vorrangig. Dann wird man sehen, ob sie aufgrund von Burnout entstanden oder einer der Auslöser von Burnout sind.

■ **Vielfalt der Beschwerden:** Auch wenn Burnout inzwischen zu *einer* ICD-10-Nummer wurde (s. Kap. 2) und es insofern „geschafft" hat, als Erkrankung ernstgenommen zu werden, besteht Burnout immer aus vielen einzelnen Erkrankungen. Stehen z. B. die Ängste im Vordergrund, bedürfen diese einer anderen Therapie als Störungen der Persönlichkeitsstruktur. Werden diese aber im Gegensatz zu den Ängsten beispielsweise nicht ausreichend beachtet, verursachen sie später Probleme. Die Behandlung von Burnout hat manchmal etwas von dem Versuch, ein stattliches, lange vernachlässigtes und unter Denkmalschutz stehendes Gebäude definitiv zu sanieren: Es gelingt kaum. Sind Sie an einer Ecke fertig, müssen Sie an einer anderen wieder anfangen. Das bedeutet keine K.-o.-Erklärung, es ist allerdings die Aufforderung, in der Regel mehrere Hilfen zeitgleich einzusetzen, nicht so rasch aufzugeben – und das mit dem Wissen, dass es *das* Allheilmittel nicht gibt, weil Burnout ein höchst differenziertes Phänomen ist.

■ **Ärzte als Klienten oder Patienten:** Das Phänomen des Arztes als schwierigem Klienten oder Patienten erschwert anfangs den erfolgreichen Weg aus dem Burnout:

> ▷ Die von Ärzten eingeforderte gute Compliance geben sie selbst oftmals nicht. Sie *können* sich nicht ihre eigene Hilflosigkeit eingestehen. Viel zu oft wird Hilfe erst dann genutzt, wenn Burnout weit fortgeschritten ist [97], oder die Hilfe wird sofort abgesetzt, sobald sie sich auch nur etwas besser fühlen („Das geht schon wieder").

■ **Therapie allein reicht nicht:** Ich schreibe *Wege* aus dem Burnout, um den Ausdruck Therapie zu umgehen: Allein mit Psychotherapie ist es fast nie getan, weil Therapeuten bestimmte pragmatische Ansätze nicht bieten. Burnout basiert auf den drei Säulen Persönlichkeit, menschliche Kompetenzen und dem Außen. *Persönlichkeit ist!* Sie ist nicht therapierbar, aber zu erkennen und damit zu nutzen. Menschliche Kompetenzen können trainiert und gecoacht werden, das Außen entzieht sich einer Individualtherapie. Maßnahmen gegen Burnout müssen multifaktoriell sein, sonst wirken sie nicht ausreichend.

■ **Prognose:** Die Prognose bei Burnout ist – je nach Symptom- und Erkrankungskomplex – immer mit Vorsicht zu stellen. Das bedeutet aber auch, dass es sehr befriedigende Verläufe gibt.

Eigenschaften

- **Eigene, längst vorhandene Fähigkeiten:** Jeder Mensch hat ein Portfolio von humanen Kompetenzen, das er einsetzt, um Probleme zu lösen oder zu umgehen. Bei Burnout reicht entweder das Portfolio in seiner individuellen Zusammensetzung nicht aus oder es wird nicht konsequent eingesetzt. Letzteres habe ich immer wieder erlebt – wenn die Klienten daraufhin angesprochen wurden, hieß es oft: „Stimmt, so kann ich das ja auch machen. Warum bin ich nicht selbst darauf gekommen?" Burnout ist nahezu dadurch charakterisiert, dass viele Reaktionen zu gewohnheitsmäßig, gleichsam ohne Nachdenken ablaufen.

- **Erwartungen:** Wer Burnout entwickelt, erwartet etwas anderes vom Beruf als er zu bekommen meint. Was er erwartet, wird nicht erfüllt. Erst wenn sein Erwartungshorizont sich ändert, wird Heilung eintreten.

- **Kränkung:** Gerade an Burnout leidende Ärzte empfinden schon die unausgesprochene Vermutung, ihnen könnte eine gewisse Pause gut tun, als eine narzisstische Kränkung. Das macht die Behandlung von Burnout sehr schwer.

- **Macht:** Ärzte mit Burnout erfahren irgendwann die unangenehm empfundene Einsicht, dass es mit Macht nicht geht, mit ihnen selbst nicht und mit Patienten schon gar nicht. Wenn es mit Macht nicht geht, geht es mit Liebe, vorrangig mit Selbstliebe. Der Weg von der Macht zur Liebe kann mühsam und schwer sein. Erschwerend wirken die Ängste, die gerade Menschen mit Burnout haben.

- **Mut:** Wer dem Burnout entkommen will, kommt nicht um eine systematische Selbstanalyse (nicht Psychoanalyse) herum: Er muss z. B. für sich festlegen, was er wirklich will und ob er den Mut und die Möglichkeiten hat, das auch zu erreichen. Coachs oder Supervisoren und Therapeuten helfen bei der Erkenntnis, dass es immer mehr als einen Weg zum Ziel gibt.
Am Anfang des Weges aus der Burnout-Senke steht der Mut zur Selbstkenntnis.

- **Selbstliebe:** Wenn jemand seine eigenen Grenzen überschreitet, was ein übliches Phänomen bei Burnout ist, dann ist das mindestens ebenso antipathisch, als wenn er die Grenzen eines anderen überschreitet. Selbstliebe ist eine Aufgabe, die Burnout stellt.

- **Selbstvertrauen:** Immer wieder ist es eine Sehnsucht nach vermeintlicher Sicherheit wie der des Arztberufes, die Ärzte im Burnout verharren lässt.

Wer Burnout hat, muss Veränderungen riskieren. Ängstlichkeit, sich zeigend in Kontrollverhalten und Festhalten am Status quo, führt zu keiner Lösung. Heraus führt Vertrauen, konkret Selbstvertrauen. Das bedeutet, mit der Ungewissheit der eigenen Entscheidung und deren Konsequenzen positiv umzugehen, kein Klammern am Bekannten.

- **Selbstwirksamkeitserwartung:** Für den Weg aus dem Burnout ist die Haltung der Selbstwirksamkeitserwartung wesentlich: Wenn der Betroffene ehrlich davon ausgeht, eine Situation durch sein Verhalten bewältigen zu können, wird er es konsequent durchführen.

Ansätze

- **Vorsicht bei der Angebotsvielfalt:** Die Schokolade im Mund eines kleinen Kindes ist eine Köstlichkeit, aber auf der eigenen Hose nicht. Das heißt: Nichts ist gerade bei der Besprechung von Burnout schlimmer als die typischen Pauschalierungen wie „Lernen Sie XY und schon geht es Ihnen gut". Burnout ist ein spezifisches, individuelles Phänomen, daher muss es ganz differenziert angegangen werden.
  Unter dem Etikett „Hilfe bei Burnout" wird leider viel Standardisiertes und Banales und wenig Essenzielles angeboten. Das könnte sogar schaden. Ein Beispiel sind Zeitmanagement-Trainings: Grundsätzlich sind sie eine feine Sache. Aber hat jemand bereits Burnout (das muss ihm ja keineswegs klar sein) und nutzt die so gewonnene Mehrzeit nicht für den eigenen Ausgleich, sondern um noch mehr wie ein Hamster im Rad der Praxis oder Klinik zu laufen, dann *schadet* ihm nach kurzer Zeit seine neue Zeitmanagement-Kompetenz.
  In ähnlicher Weise zehrend wirken bei manifestem Burnout Effizienz- oder Motivationstrainings. Auch Entspannungsverfahren, wie das autogene Training, haben *keine zentrale* Bedeutung in der Behandlung von Burnout. Übliche Stressminderungsprogramme ohne Änderungen unter dem Label Burnout neu zu vermarkten, empfinde ich als unehrenhaft. Solche Programme sind bei Burnout zwar durchaus sinnvoll, aber nur als Additiv.

- **Märchenstunde:** Bleibende Wirkungen sind schneller zu erwarten, wenn sowohl mit dem betroffenen Arzt als auch in dessen Arbeitswelt essenzielle Änderungen geschehen (d. h. annähernd zeitgleich). Einen Samstag lang einen Kurs zu besuchen und zu hoffen, das würde alles ändern, ist häufig zu beobachten, aber naiv.

- **O.U.T.:** Das O.U.T.-Programm gegen Burnout (Abb. 18-2) bezieht sich auf Maßnahmen, die selbst ergriffen werden können („own"), für die profes-

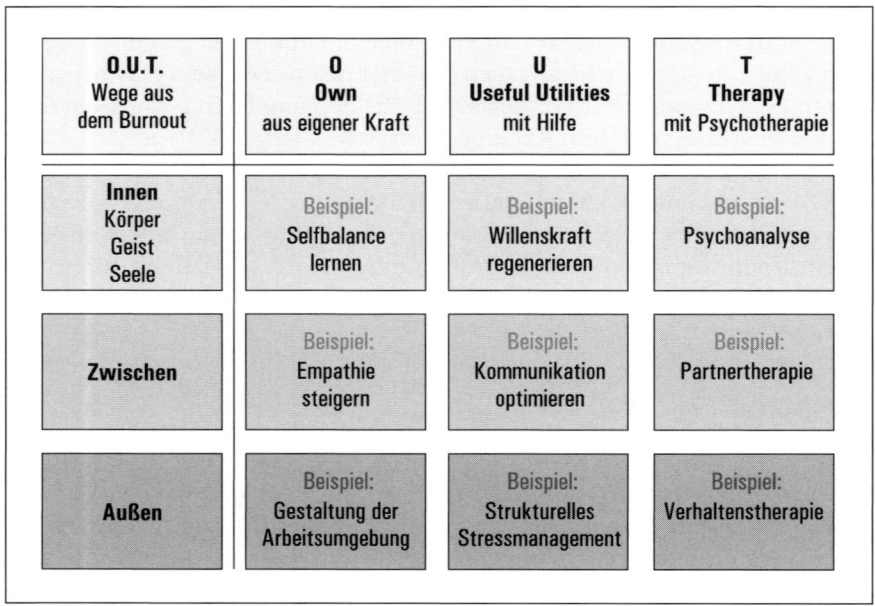

Abb. 18-2   Das O.U.T.-Programm gegen Burnout

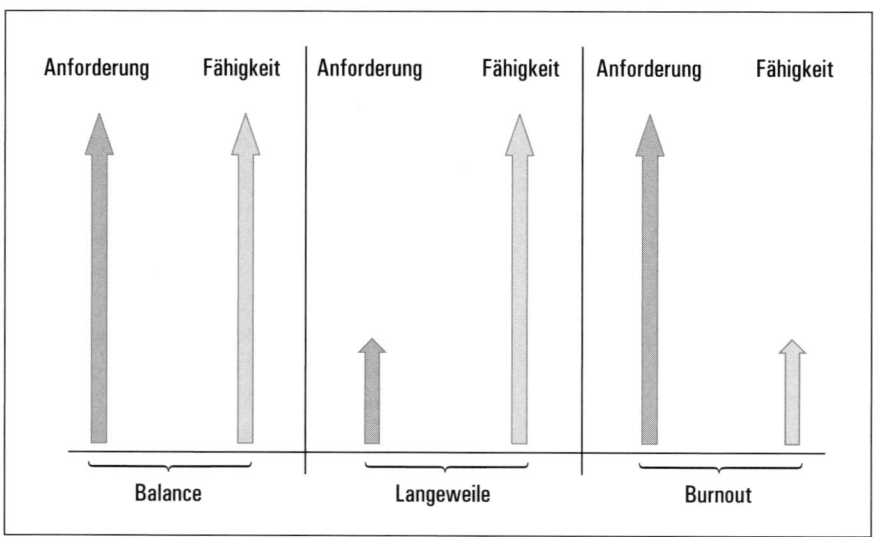

Abb. 18-3   Balance statt Dysbalance oder Burnout

sionelle Hilfe außerhalb der Psychotherapie notwendig ist („useful utilities", das sind in weiten Teilen Maßnahmen, die auch als „Coaching" oder „Supervision" bezeichnet werden können) und die im Bereich der Psychotherapie („therapy") angesiedelt sind. O.U.T. basiert darauf, eine Balance zwischen den Anforderungen und aktuell vorhandenen Fähigkeiten aufzubauen, und zwar mit dem Ziel der Selfbalance. Dadurch wird sowohl Langeweile verhindert als auch der pathologische Burnout-Zustand abgebaut (Abb. 18-3). Burnout entsteht auch daraus, dass die subjektiv empfundenen Anforderungen im krassen Gegensatz zu den aktuell aktivierbaren Fähigkeiten stehen.

■ **Vorgehensweise:** Wirkungsvoll ist es, von der Persönlichkeit auszugehen (s. Kap. 3, Helfersyndrom, Neurotizismus usw.) und zunächst zu prüfen, wie *auf dieser Basis* die menschlichen Kompetenzen wirken. In einem zweiten Schritt ist zu erkennen, *wie* der *Betroffene* sie ändern kann und in *welchen* Bereichen.

> ▷ Der Weg aus dem Burnout folgt somit auf der Basis der Persönlichkeit den möglichen Änderungen der humanen Kompetenzen. Bei der Behandlung und auch bei der Prävention für den *Einzelnen* spielen äußere Faktoren wie standespolitische Fragen erst einmal keine Rolle. Änderungen im Rahmen der Gesundheitspolitik lassen sich aufgrund ihrer Verzahntheit erst in einigen bis vielen Jahren realisieren. Dann ist es für den jetzt Betroffenen zu spät – und auch für die Gesellschaft, die einen weiteren fähigen Arzt verliert.

Der Stand der Ärzte sollte allerdings durch das massive Problem, das Burnout für viele seiner Mitglieder darstellt, aufgerüttelt sein, die anstehenden Herausforderungen endlich kraftvoll und adäquat anzugehen. Die Gesellschaft muss einen Wertewandel weg vom Materialismus schaffen. Damit entfällt langfristig der Nährboden für Burnout. Solange das nicht geschehen ist, werden viele Ärzte weiter Burnout bekommen oder darin verharren.

Diese Maßnahmen können erst dann sinnvoll genutzt werden, wenn sich der Betroffene des Problems wirklich bewusst ist. Innerhalb der drei Gruppen (O-U-T) können rein vorbeugende Maßnahmen von behandelnden und rehabilitierenden Schritten unterschieden werden. Im Alltag verwischen die Grenzen oft, sodass diese Unterscheidung in der Regel nicht möglich ist: Auf Alkohol ganz zu verzichten hat grundsätzlich präventive Bedeutung, kann aber auch therapeutisch wirksam sein. Ähnlich ist es beispielsweise mit der Verbesserung emotionaler Kompetenz, die sowohl präventiv wie unterstützend als auch therapeutisch wirken kann. Ein Gespräch kann ablenkend, entlastend oder aufputschend wirken (sollen) mit dem Ziel, eine neue Strategie gegen Burnout zu entwickeln oder einen Standpunktwechsel herbeiführen.

■ **Heilung:** Heilung tut in der Regel gut, kann aber ab und zu auch schmerzen. Burnout hinter sich zu lassen, bedeutet auch, überkommene Ideen und Selbstbilder aufzugeben. Ein zentraler Prozess ist, die eigenen Verwundungen mit Würde und in Demut anzuschauen und ohne Bedauern anzunehmen. Das ist ein sehr schwieriger Akt jenseits des Wissens. Nur etwas zu wissen – und pure Einsicht ist Wissen – ändert kein Verhalten. Das gilt uneingeschränkt auch für Ärzte und Krankenschwestern.

■ **Balance:** Ein Leben in innerer Balance (s. Abb. 18-3 bis Abb. 18-7) ist einer der Schlüssel gegen Burnout und die wohl beste Prophylaxe. Wer in Balance mit sich lebt, kann einen selbstliebenden und realistischen Blick in die eigene Zukunft und in die des Gesundheitswesens werfen [170]. Sich selbst auszubalancieren funktioniert bei demjenigen richtig, der sich seine Werte und persönlichen Prioritäten wirklich klargemacht hat. Balance wird ohne die persönliche Philosophie, welche den Beruf, die Person und weitere Ebenen, wie die der Spiritualität, einschließt, nur schwer erreicht werden. Jeder Betroffene muss in einem Bereich anfangen, aber auf Dauer führt kein Weg daran vorbei, alle tangierenden Aspekte zu berücksichtigen.

> ▶ Eine persönliche Bitte: Wenn Sie Burnout haben und dies auch in diesem Buch bestätigt sehen, sprechen Sie sich zumindest erst einmal bei Ihrer Partnerin oder Ihrem Partner aus und dann bei Ihren Verwandten und Freunden. Die wissen dann, weshalb Sie so sind, wie Sie sind. Das entlastet sofort. Nutzen Sie diese Ressource.

Umgang mit Burnout bei Ärzten außerhalb Deutschlands

Ein Blick über die Grenzen lohnt sich: Auch heute ist Deutschland weit hinter dem zurück, was Ärzteorganisationen in anderen Ländern für ihre Ärzte tun. Dort sind inzwischen vernetzte Hilfsangebote etabliert, es gibt Komitees für Ärztegesundheit oder nationale Telefon-Hotlines exklusiv für Ärzte [115] (die Etablierung einer Burnout-Hotline für Ärzte ist hierzulande ein erster, zaghafter Schritt). Die Burnout-Quote der Ärzte ist weltweit ähnlich hoch, unabhängig davon, ob sie in einem Land mit einem staatlichen Gesundheitssystem oder mit überwiegend privaten Trägern arbeiten [114]. Das zeigt die Bedeutung der Dyade Arzt-Patient für die Entstehung von Burnout.

Inzwischen bekommen Krankenhäuser in den USA nur dann eine Zulassung, wenn sie ein Hilfsprogramm für die bei ihnen beschäftigten Ärzte bereithalten, das bei physischen, psychischen und materiellen Krisen hilft. Für Ärztinnen gibt es davon unabhängig spezifische Ansprechpartner und Kurse. In den USA werden Ärzten vor ihrem Ruhestand Überbrückungskurse angeboten.

Weiterhin gibt es eine Reihe von Stiftungen und auch kommerzielle Einrichtungen, deren Ziel es ist, an Burnout leidende Ärzte zu begleiten – entweder zurück in den alten Beruf (wenngleich mit fundamentalen Korrekturen) oder auch in einen anderen Beruf, in dem die medizinische Ausbildung und entsprechende Fachkenntnisse von Nutzen sind. Es gibt effektive Präventionsmaßnahmen gegen Burnout wie das MBSR (Mindfulness-based Stress Reduction; Stressverminderung durch Achtsamkeit). Dessen Ausübung führt zu statistisch nachweisbar verminderter emotionaler Erschöpfung und zu verminderter Depersonalisation [40]. Denn die US-Amerikaner können eines ganz sicher: rechnen! Sie wissen, wie teuer es für ihre Gesellschaft wäre, das fachliche, geistige und seelische Potenzial eines Arztes nicht weiter zu nutzen. So gibt es viele Positionen in Healthcare-Organisationen und auch in den einzelnen Krankenhäusern, die von solchen Ärzten sowohl mit zu früher vergleichbarem Gehalt als auch ohne direkten Kontakt mit Patienten gut ausgefüllt werden können [138].

Und was geschieht in Deutschland? Nichts! Therapeuten teilen den von Burnout Betroffenen mit, sie hätten sich im alten Beruf wieder einzufinden oder sollten von ihrer Rente leben. Die Ärzteversorgungen und Versicherungen beobachten mit Argusaugen alle Tätigkeiten oder Funktionen der berufsunfähig gemeldeten Ärzte. Die betroffenen Ärzte fühlen sich bedrängt und als Rentenschinder missachtet. „Hilfen", die letztlich zur Einstellung der Rentenzahlungen führen, werden großzügig angeboten. Andere Hilfen existieren nicht. Was können wir in Deutschland nicht? Rechnen! Da steckt Deutschland nicht in Kinderschuhen, sondern befindet sich noch in der Steinzeit. Entweder der Arzt schafft es oder er hat Pech.

Welches inhaltliche Risiko die Gesellschaft damit eingeht, kann jeder selbst einschätzen. Allein das finanzielle Desaster ist größer, als die meisten ahnen: Hunderttausende Euro der Kosten der Ausbildung pro berufsunfähigem Arzt werden aufgegeben.

> ▷ In Deutschland ist die Angst der betroffenen Ärzte vor Rufschädigung, Bloßstellung und Indiskretion so groß, dass selbst schwer suizidgefährdete und depressive Ärzte oft so lange warten, bis es zu spät ist. Diese Angst müssen neu zu schaffende Hilfssysteme berücksichtigen, ansonsten können sie nicht angenommen werden [114].

18.2   O für Own – Was der Betroffene selbst tun kann

Self-Care is a vital piece of professional practice. [136]

Gerade Ärzte neigen zu der Meinung, mit dem Lesen eines Buches sei alles besser oder würde besser werden (s. u., Bibliotherapie). Das ist nicht immer der Fall: Wer manifestes Burnout hat, braucht die Hilfe von anderen. Der eigene Spiegel der Erkenntnis ist dann matt und undurchsichtig geworden, es braucht den Spiegel von außen. Er ist notwendig, die eigene Dysbalance zu erkennen.

> ▶ Burnout bedeutet massive Dysbalance, zunächst innerlich, dann auch äußerlich. Die Antipathie, zuerst den Patienten, dann auch sich selbst gegenüber, ist viel zu stark. Das drückt sich im Extremfall durch die stärkste antipathische Maßnahme des Menschen aus, seinen Suizid. Das Ziel bei Burnout ist deshalb, so schnell wie möglich wieder in eine innere Balance (Selfbalance) zu kommen.

Diese wird dann erreicht, wenn alles in allem die sympathischen Anteile die antipathischen deutlich überwiegen, ohne dass eine der beiden Grundformen menschlicher Emotionen völlig einseitig wirkt (Abb. 18-4).

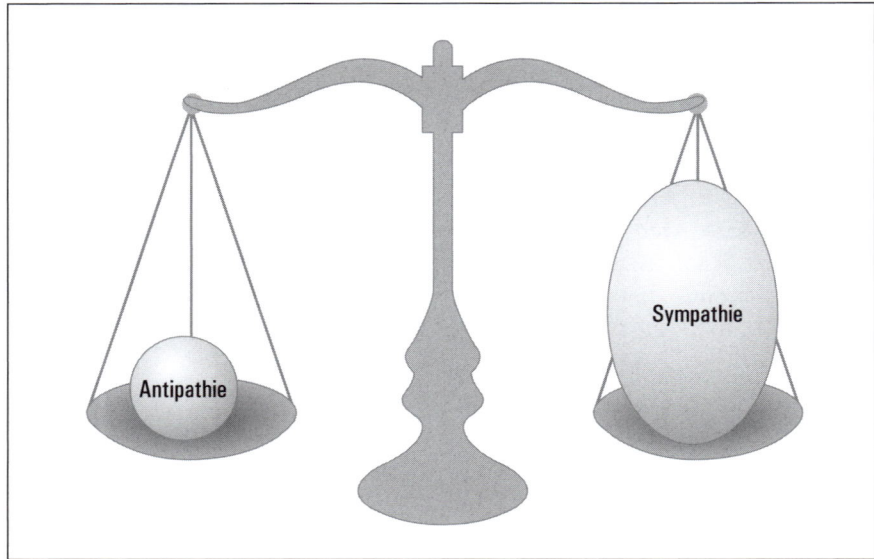

Abb. 18-4   Balance als ausgewogenes Verhältnis zwischen Antipathie und Sympathie

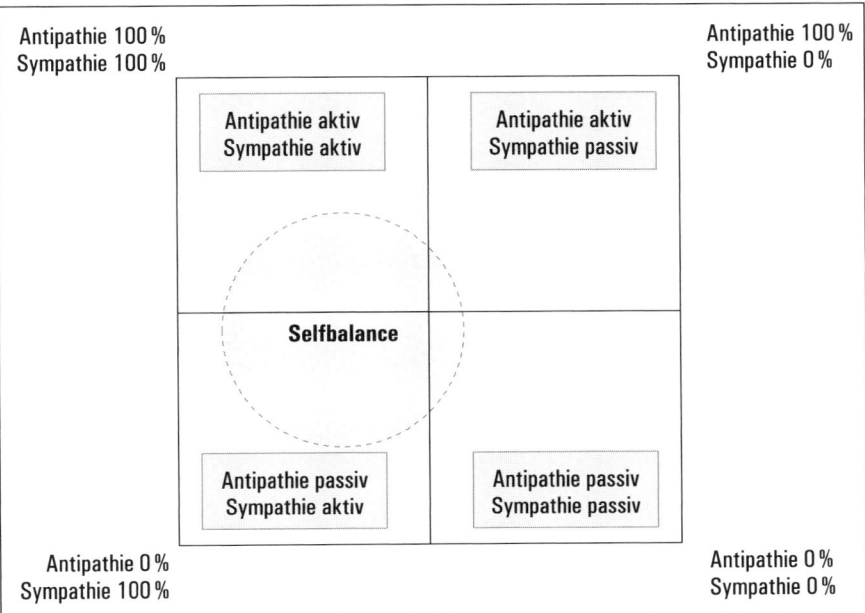

Wo Selfbalance liegt   **Abb. 18-5**

Balance hat zwei Anteile: den nach innen und den nach außen gerichteten An-teil. Antipathie und Sympathie wirken sowohl nach innen als auch nach außen. Sie werden fast immer zeitgleich eingesetzt. Das situationsabhängig stimmige Verhältnis zwischen den beiden Komponenten führt zu einem akzeptierten und als authentisch empfundenen Verhalten. Dieser Zustand eines ausgewoge-nen Verhältnisses zwischen Antipathie und Sympathie ist das Zentrum der in Kapitel 2 (Abb. 2-3) vorgestellten Vierfeldertafel: Wer sich, seine Gefühle und sein Handeln in diesem Kern hält, minimiert sein Risiko für Burnout (Abb. 18-5).

Es wirken Anforderungen auf fachlicher, zwischenmenschlicher und persönli-cher Ebene ein. Die von innen mobilisierbaren Ressourcen wirken dagegen. Wer in innerer Balance lebt, bei dem halten sich Anforderungen und Ressour-cen mehr oder minder die Waage (Abb. 18-6). Viele der Ressourcen können selbst („own") aktiviert oder besser genutzt werden.

Wenn die Anforderungen im Menschen selbst stärker wirken oder einge-schätzt werden als die verfügbaren Ressourcen, bekommt das Ganze eine Schieflage, einer Wippe gleich, auf der ein Erwachsener mit einem Kind sitzt (Abb. 18-7).

Welche Maßnahmen bei Burnout sinnvoll sind, kann nur individuell entschie-den werden. In der Anfangsphase von Burnout können die selbst durchführ-baren Maßnahmen reichen, später sicher nicht. Es ist grundsätzlich kritisch, in

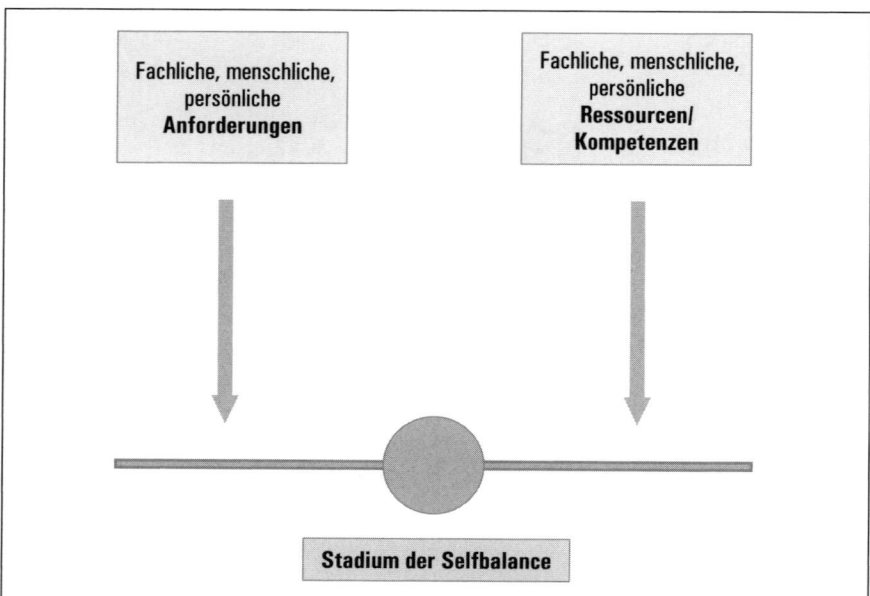

Abb. 18-6   Stadium der Balance

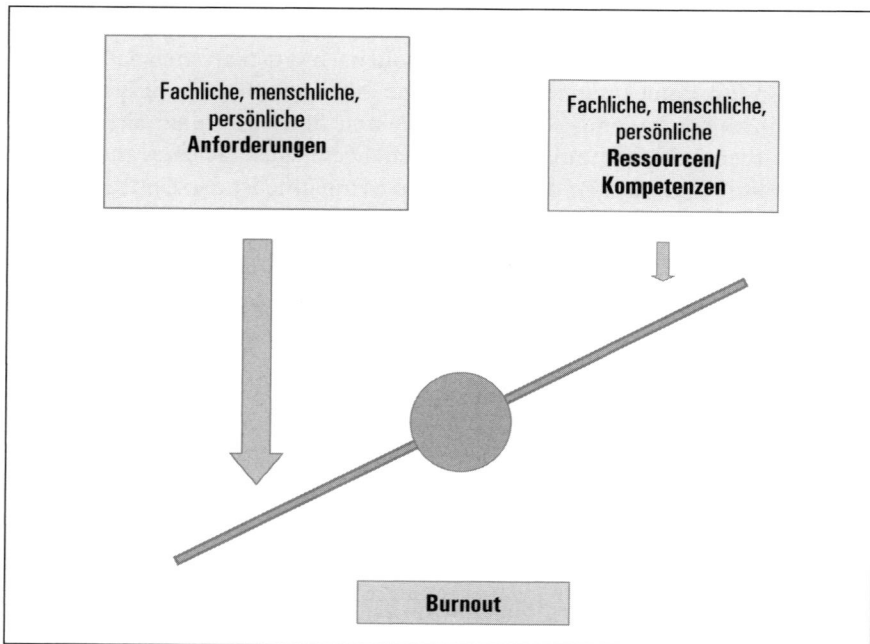

Abb. 18-7   Schieflage zwischen Anforderungen und Ressourcen bei Burnout

einem Buch, das immer ein Monolog ist, Anregungen zu fixieren, deren Um-
setzung erheblich leichter geht, wenn ein persönlicher Ansprechpartner dabei
hilft. Sie finden in diesem Teil deshalb nur Anregungen, von denen ich annehme, dass sie allein umgesetzt werden können. Wer das nicht kann, sollte nicht
zögern, sich professioneller Hilfe zu bedienen.

> ▶ Der richtige Zeitpunkt, eine Burnout-Prävention zu beginnen oder Burn-
> out zu behandeln, ist immer *jetzt*! Was Sie selbst tun können, sollten Sie
> auch angehen [85, 86], unabhängig davon, wie stark Ihr Burnout ist. Ver-
> wechseln Sie das bitte nicht mit *Eigentherapie,* dem typischen ärztlichen
> Versuch, mit den eigenen Erkrankungen umzugehen. Die Eigentherapie ist
> eindeutig ein Problem [103], das ein adäquates Herangehen an Burnout
> verhindert oder verlangsamt.

■ **Abwechslung:** Eine Strategie ist, eine möglichst vielfältige Klientel zu pflegen. Es gibt Untersuchungen, die für solche Ärzte ein vermindertes Burnout-Risiko zeigen, die ein vielfältiges Spektrum an Patienten behandeln.

■ **Achtsamkeit:** Sich selbst zu begegnen, bedeutet achtsam zu sein, in sich hineinzuspüren, Überforderung zu erkennen und zu lernen, mit ihr umzugehen, Zeichen der Erschöpfung nicht mehr zu ignorieren. Zentral dafür sind Achtsamkeitsübungen. Diese sollten zunächst an sich selbst ausprobiert und trainiert werden, bevor sie auf die Situationen und die anderen Beteiligten erweitert werden.
Achtsamkeit beschreibt ein Stadium, in dem wir das Hier und Jetzt in klarer innerer Fokussierung voll wahrnehmen, und zwar mit bedingungsloser Akzeptanz dessen, was ist, und ohne in den Gedanken über die Situation und unseren Reaktionen darauf gefangen zu sein [39]. Also: Annahme ohne Wertung und damit ohne Bedauern. Achtsamkeit setzt sich zusammen aus:
– achtsamem Zuhören
– Annahme dessen, was ist
– Fluss (flow)
– Freiheit
– Wertungslosigkeit
Achtsamkeit bedeutet in keiner Weise, negativ empfundene Emotionen oder Gedanken zu verbannen, aber sich ihnen nicht hinzugeben, sondern sie kommen und gehen zu lassen.

■ **Arztspezifische Chancen:** Der Arzt hat in der Realität oft keine Chance, den Patienten seine wirklichen Beweggründe und Gefühle mitzuteilen. In solchen Fällen bietet es sich an, Briefe an die eigenen Patienten zu schreiben. Diese sind nur für den Arzt selbst gedacht und sie bleiben bei ihm. Er schickt sie nie ab, aber er drückt mit ihnen aus, was ihn weshalb so belastet oder verletzt hat.

■ **Ausweichen auf „weiche Felder":** Es gibt manche Kollegen, die sich Burnout-bedingt auf „kosmetisch" orientierte Tätigkeiten verlegen und damit gut fahren. Sie haben erheblich weniger Patientenkontakte, die zudem marktwirtschaftlich ausgeprägter sind, und erhalten mehr Einnahmen [31]. Das kann keine generelle Lösung, mag aber im Einzelfall durchaus eine Überlegung wert sein.

■ **Bibliotherapie:** Als mein Leitartikel über Burnout im Deutschen Ärzteblatt [23] erschien, fragten hunderte Kolleginnen und Kollegen nach einem Sonderdruck und der Literaturliste an. Ärzte lesen gern – Amerikaner nennen das Bibliotherapie. Dies kann sinnvoll sein; wer versucht, allein mit dem *Lesen* von Artikeln oder Büchern sein Burnout zu beseitigen, für den wird es allerdings schwer. Die Tat ist es, die Veränderung bringt. So hoffe ich, dass die Tat, dieses Buch zu lesen, alle Betroffenen zu weiteren Taten bringt.

■ **Brief an sich selbst:** Setzen Sie sich hin und schreiben Sie einem Coach oder Therapeuten einen Brief [35], egal, ob es den gibt oder nicht. In diesem Brief gehen Sie vorrangig auf Ihre Gefühle ein, was Ihnen daran passt und was nicht und in welchem Zusammenhang Sie das mit welchen Details Ihrer Berufsausübung und Ihres Privatlebens sehen.
Wenn Sie mit dem Schreiben Ihres Briefes fertig sind, der bestenfalls viele Seiten lang ist, diktieren Sie diesen Brief (die meisten Ärzte haben ein Diktiergerät). Legen Sie die Kassette ein paar Tage beiseite und hören Sie sich den Brief dann an. Vielleicht fallen Ihnen bereits Lösungsmöglichkeiten ein oder Sie erkennen sich von außen ein wenig besser.

■ **Gestaltung der Arbeitsumgebung (Wohlfühlräume schaffen):** Zwar ist es eher unwahrscheinlich, dass die Umgestaltung der Arbeitsumgebung Burnout verhindert, meine Erfahrung ist jedoch, dass das bei bereits manifestem Burnout oder Prä-Burnout deutliche, wenngleich vorübergehende, subjektive Erleichterung bringen kann. Es ist wahrscheinlich der Effekt, dass in einer schlechten subjektiven Stimmung das meiste, was sich bessert, dankbar aufgenommen wird. Das funktioniert allerdings nur, wenn der Zustand der Hoffnungslosigkeit (Burnout-Phase 3) noch nicht erreicht ist.

> Michael ist immer unzufriedener, auch mit seinen Praxisräumen. Gewiss, er hat den Grundriss der gesamten Praxis entworfen und jedes einzelne Möbel wurde nach seinem Plan gebaut und platziert, aber der Praxisablauf mit einem Assistenzarzt verlangt nun nach Änderungen. Er plant erneut und ändert die Funktionen und Abläufe. Zusammen mit neuen Accessoires fühlt er sich wieder wohler.

- **Kompetenzen nutzen und spüren:** Niemand hindert Sie daran, Ihre Kompetenzen an anderen Orten und zu anderen Gelegenheiten unter Beweis zu stellen und zu spüren. Wie wäre es mit Ihren nichtfachlichen Kompetenzen bei einem Ärzteorchester, im Chor, beim Golfen, als Spezialist für antike Möbel oder für die Kunst des 20. Jahrhunderts? Wie wäre es mit Ihren fachlichen Kompetenzen bei Vorträgen [155], als Gutachter, als Spezialist für was auch immer, als Kongressteilnehmer oder Verfasser für Fachzeitschriften? Das alles sind Präventionsmaßnahmen für Menschen, die allenfalls im Pre-Burnout sind.

- **Meditation:** Wer sich der Aufgabe stellt, zu meditieren, stellt in aller Regel fest, dass der eigene Kopf mit einem unendlichen und ununterbrochenen Strom von Gedanken überfüllt ist. Das entsetzt manchmal und führt zur verfrühten Aufgabe des Bestrebens. Es ist sinnvoll, sich bei Menschen Rat zu holen, die schon länger meditieren. Ebenso sinnvoll ist es, sich Informationen über die gebräuchlichen Methoden einzuholen. Viele Volkshochschulen bieten fundierte, preiswerte und weitgehend neutrale Meditationskurse an.

- **Mein Patient:** Für Gemeinschaftspraxen empfiehlt sich, Patienten immer konkret einem Arzt zuzuweisen. Diese Bindung brauchen Arzt und Patient. Das hindert den Arzt nicht, Kollegen konsiliarisch zu befragen. Diese Austauschmöglichkeit ist ähnlich wie gegenseitige Mini-Supervision zu verstehen und einer der Hauptgründe, weswegen Ärzte in Gemeinschaftspraxen seltener Burnout entwickeln als in Einzelpraxen.

- **Patientenanzahl:** Burnout steht und fällt mit der Anzahl der Patienten, die gesehen und beraten oder behandelt werden. Die „Patientenmenge" macht's: Sie muss so gering wie möglich gehalten werden. Manche Ärzte glauben, das ginge formal oder wirtschaftlich nicht. Diese Ärzte sollten sich Rat bei einem Fachmann einholen.

- **Praxisabläufe und -inhalte neu greifen** [125]: So, wie sich Burnout nach Minimaltraumen bilden kann, kann es auch durch viele Einzelmaßnahmen gedämpft werden (Tab. 18-1).

- **Selbstliebe („Psychohygiene"):** Eine wichtige Maßnahme ist die so genannte Psychohygiene [26a], der persönliche seelische Gesundheitsschutz. Psychohygiene ist ein grundsätzlicher Angriff auf Burnout. (Da mich der Ausdruck Psychohygiene an „Sagrotan" für die Seele erinnert, benutze ich lieber den Ausdruck Selbstliebe oder Selbstsorge, denn darum geht es.) Selbstsorge beschreibt ein selbstinitiiertes Verhalten, das wir freiwillig wählen, um die eigene Gesundheit und das eigene Wohlgefühl zu beachten und zu verbessern. Um das zu erreichen, sind folgende Fragen nutzbringend:

■ **Tagesfragen:** Was hat mir heute am meisten Freude bereitet, wie habe ich diese erlebt und gelebt? Was hat mich heute am meisten belastet und wie bin ich mit dieser Belastung umgegangen?

■ **Wochenfragen:** Bin ich zufrieden mit der vergangenen Woche und was davon werde ich in die nächste mitnehmen? Was lief nicht so gut und wie werde ich es verändern?

Tab. 18-1   Burnout-präventive Einzelmaßnahmen

- Arbeits- und Erholungsphasen strikt einhalten
- bei starkem Belastungsgefühl Termine absagen lernen
- Besprechungen mit den Angestellten regelmäßig durchführen und diese nach den Regeln emotional kompetenter Führung ausgestalten
- die eigene Verantwortlichkeit klären und die von anderen bei anderen lassen
- die Tätigkeit als Arzt nicht mehr zur persönlichen Bestätigung missbrauchen
- divergente Meinungen gelten lassen und nicht als Angriff werten
- eigene Grenzen genau erarbeiten und dann beachten:
  - Steht der Stuhl im Sprechzimmer richtig?
  - Ist jeder Raum für mein optimales Wohlgefühl hergerichtet?
  - wenn nicht: Was ist zu ändern/umzustellen?
- eigene Meinung ausdrücken und die des Patienten genauso respektieren
- einen Raum vorhalten, in den Patienten nie kommen
- Erfahrungen, die Patienten vorweg genommen haben, als Arzt erkennen und nutzen
- für die eigenen Ziele und Vision arbeiten, nicht für die anderer (inkl. denen der Eltern)
- maximale Patientenzahl pro Tag festlegen und einhalten
- Mittagessen (warm) einplanen und in Ruhe einhalten
- Nein sagen (lernen)
- neue und bereichernde Inhalte suchen
- Patienten symbolisch, rituell in der Praxis lassen, wenn es nach Hause geht
- Pausen einlegen und festlegen, jede Stunde 5 Minuten (besser sind 10 Minuten). Pause bedeutet: Ruhe, kein Telefonat, kein Patient, keine Zeitung, keine Post, keine Krankenschwester oder Arzthelferin
- sagen, was man meint und fühlt (privat und im Beruf)
- Telefonzeiten festlegen und einhalten; sonst nicht ans Telefon gehen
- Vertretungstermine für sich selbst über das ganze Jahr festlegen und ärztliche Vertreter rechtzeitig engagieren
- Warnsignale beachten
- wer krank ist, ist krank – und arbeitet nicht
- wenn objektiv (was selten so geschieht) zu oft ein „Danke" von Seiten der Patienten ausbleibt, es sich selbst voller Ehrlichkeit sagen
- zu den Grenzen des eigenen Wissens offen stehen

Selbstdurchführbare Maßnahmen gegen Burnout, evtl. nach Beratung oder Schulung **Tab. 18-2**

- Ästhetik suchen und finden
- Bedürfnisse klären und erfüllen
- das eigene Leben in allen Facetten angenehm gestalten lernen
- Delegieren lernen
- den eigenen Körper respektieren lernen
- die eigenen Werte klarmachen [24, 132] und strikt einhalten
- Empathie ausbauen
- Ernährung ausgleichen
- Freizeit sinnvoll ausgestalten
- Genießen lernen
- Glück empfinden
- Grenzen setzen lernen
- Hilfe annehmen lernen
- Klarheit finden
- multifaktoriell [189] denken und handeln lernen
- nach anderen Inhalten für das eigene Leben suchen
- Prioritäten setzen lernen
- Regenerationsphasen planen und durchführen
- Selbstrespekt und Selbstachtung lernen
- Selbstsorge [173] lernen
- Selbstvertrauen üben
- sich Freude machen
- Umgang mit dem Vorenthalten einer Belohnung lernen
- Wohlfühlraum schaffen

■ **Monatsfragen:** Habe ich an mir Veränderungen bemerkt, die in eine unerwünschte Richtung wie Zynismus, Erschöpfung, Rastlosigkeit oder Lustlosigkeit gehen? Hat mein Partner solche Veränderungen an mir bemerkt?

Daneben gibt es viele Ratschläge für selbstdurchführbare Maßnahmen. Wie schon beschrieben, ist es hinterfragbar, sie in einem Buch in Kurzform darzustellen, um den Anschein zu vermitteln, damit sei alles klar. Ich verzichte darauf und fasse sie deshalb nur als Schlagwörter in Tabelle 18-2 zusammen. Zur wirkungsvollen Durchsetzung müssen detaillierte Hintergrundinformationen eingeholt werden.

18.3   U für Useful Utilities – Professionelle, nichttherapeutische Maßnahmen

Die Reaktionen bei Burnout sind sehr variabel, weshalb auch bei den konkreten Bewältigungsstrategien Vielfalt notwendig ist. Hier in alphabetischer Reihenfolge einige hilfreiche Maßnahmen, die in der Regel eine persönliche Einführung oder fachliche Begleitung benötigen:

- **Balint-Gruppen:** Balint-Gruppen vermindern das Burnout-Risiko [20].

- **Bewertungen sinnvoll und korrekt einsetzen:** Eine genaue Trennung zwischen Bewertung und Beobachtung erfolgt nicht immer und kann trainiert werden. Burnout wird besser überwunden, wenn Wertungen sich selbst und anderen gegenüber deutlich vermindert werden. Bewertungen führen meistens zu einer Art Verhaftetbleiben und erschweren die Lösung.

- **Coaching allgemein:** Coaching hat seine Berechtigung – es bietet ein sehr weites Spektrum der Einflussmöglichkeiten diesseits der Psychotherapie. Vielen Betroffenen, deren Burnout noch nicht zu stark ausgeprägt ist und die vielleicht trotz aller Offenheit keine Psychotherapie wollen, kann so geholfen werden.

> Michael ist gerade mal zweieinhalb Jahre niedergelassen und fühlt sich immer schlechter. Da liest er in einer süddeutschen Zeitung eine Seminarkritik über ein Persönlichkeitstraining. Er denkt nicht lange nach, weil er fühlt, das braucht er jetzt. Monate später nimmt er daran teil. Es dauert fünf Tage und die Wirkungen sind famos: Er fühlt sich freier, lockerer und insbesondere sicherer. Diese Wirkung hält letztlich neun Monate an. Ein überzeugender Effekt dieser zeitlich beschränkten, nichttherapeutischen Maßnahme.

- **Individuum-zentrierte Coaching-Maßnahmen [80]:**
  - Klärung der Motivationen für den Beruf
  - selbstkritische Analyse des sozialen Umfeldes auf Unterstützer und Krafträuber
  - Selbstmanagement-Training
  - Stärken und Ressourcen erkennen und nutzen
  - Veränderung der unmittelbaren Arbeitsumgebung

- **Inter- und Supervisionsgruppen:** Das Gefühl „Ich bin nicht allein damit" vermitteln Inter- und Supervisionsgruppen gut [35]. Diese kann ich auch allen Burnout-freien Ärzten empfehlen. Die prophylaktische Wirkung solcher Gruppen vor Burnout kann als gesichert angesehen werden. Es sind geleitete und strukturierte, rhythmisch stattfindende Einheiten (wie Balint-Gruppen). Der Besuch solcher Gruppen als *alleinige* Maßnahme hilft jedoch nicht aus dem Burnout heraus.

■ **Intrinsische Motivation:** Eine wichtige Frage ist, wofür das Herz denn wirklich schlägt: Was intrinsisch motiviert ist, macht Spaß und hat die besten Chancen auf Erfolg.

■ **Lebensmuster:** Diese inneren Persönlichkeitsanteile können zusammen mit dafür ausgebildeten Coachs bearbeitet werden, damit diese Anteile in Zukunft *für sich* und nicht mehr *für Burnout* eingesetzt werden.

■ **Loslass- und Entspannungsübungen (adjuvante Maßnahmen):**
  – Atemtechniken
  – autogenes Training
  – Biofeedback
  – Muskelrelaxation nach Jacobsen
  – Yoga
  – Massagen

■ **Rhythmen leben:** Ein Leben, das im Rhythmus geführt wird, ist stabiler als eines, das keinem Rhythmus folgt. Riten können Teil eines Rhythmus sein.

Studiert den Rhythmus, denn er gebiert das Leben. (Rudolf Steiner)

■ **Sabbatical:** Sabbatical-Programme für überlastete Ärzte mit drei oder zwölf Monaten Auszeit [57] werden in anderen Ländern angeboten und angenommen. Es ist nicht nur Zeit, um zur Ruhe zu kommen, sondern um neue (soziale) Fähigkeiten zu lernen oder sich in Ruhe nach einer zufriedenstellenderen Position umzuschauen. Vorrangig ist es Zeit, um für sich zu klären, wer man ist, wo man ist und wohin man in seinem Leben will.

■ **Strukturelles Stressmanagement:** Hierzu gehören viele verschiedene Techniken:
  – Analyse der eigenen Wünsche und Fähigkeiten
  – Arbeitsschutz
  – flexible Arbeitszeitgestaltung
  – Führungskultur
  – Kommunikationstechniken
  – Konfliktmanagement
  – Organisationsentwicklungs-Strategien
  – Rückmeldungs- und Beurteilungssysteme
  – Sabbatical
  – Selfbalance

- Simplify-your-life®
- Straffen und Organisieren von Praxisabläufen
- Teamentwicklungsmaßnahmen
- Übungen zur Selbstwahrnehmung
- Work-life-balance®
- Zeitmanagement

■ **Supervision:** Supervision ist für Psychotherapeuten gebräuchlich, im Bereich der somatisch tätigen Ärzte nicht. Hier verstreichen Chancen ungenutzt.

■ **Systemkompetenz ausbauen:** Systemkompetenz ist eine Präventionsstrategie gegen Burnout (s. Kap. 5.3, Systemkompetenz als Arzt) und beschreibt Kompetenzen im Umgang mit der Intransparenz, der Komplexität und Eigendynamik von sozialen Systemen. Das heißt konkret, das Gesundheitssystem im Großen wie auch das System eines Krankenhauses oder einer Praxis zu durchschauen, für sich zu nutzen und in diesem Sinn voll zu ergreifen.

■ **Umgang mit Zielvereitelung:** Jeder Alltag besteht auch darin, Ziele nicht zu erreichen. Wenn ein Ziel nicht erreicht wird, ist es fast immer sinnlos, es mit gleichem Verhalten noch einmal zu versuchen. Das ist die typische Burnout-Schleife, die zur „Endlosschleife" werden kann. Es gibt zwei bessere Möglichkeiten: das Ziel ganz aufzugeben oder es so zu ändern, dass das Zielniveau gesenkt wird. Das bedeutet, weniger Kraft zur Zielerreichung zu vergeuden.

■ **Ziele:** Eine professionell unterstützte Arbeit an den eigenen Zielen bringt in der Regel Klarheit über das, was der Mensch wirklich will. Ziele sind bei Burnout nur dann sinnvoll, wenn sie zur Stress- und Komplexitätsreduktion eingesetzt werden und nicht neue Herausforderungen auftürmen. Wurde Burnout überwunden, fand eine Art Neukalibrierung statt: ein Sich-Einstellen auf das Machbare und Lebbare auf dem Boden der Realität. Negative Gefühle lassen sich wohl in keinem Beruf gänzlich vermeiden – einige kommen anfangs mit einer solch irrealen Erwartung oder Forderung und es braucht einiges Coaching, damit sie ein realistisches Ziel abstecken, wie „Die positiven sollen die negativen Gefühle deutlich überwiegen". Das geschieht auf Dauer dann, wenn konkrete Ziele angestrebt und periodisch auch erreicht werden.
Am Anfang des Weges aus dem Burnout sollten die Ziele zeitlich eng gesteckt und jedes für sich klein sein, damit es wirklich erreicht werden kann.

18.4   T für Therapy – Therapeutische Hilfe

Therapie ist zu wertvoll, um nur Kranken vorbehalten zu sein. (Erving Polster)

Etwa 25 % der niedergelassenen Ärzte und ein ähnlich hoher Teil der Krankenhausärzte leiden an Burnout, das sind etwa 80 000 berufstätige Ärzte in Deutschland. Die gesamte ambulante Psychotherapie wäre vollkommen überfordert, diese neuen Patienten rasch aufzunehmen. Allein aus dieser einen Zahl heraus wäre eine Forderung nach Therapie für alle betroffenen Ärzte Phantasie. Sie ist auch nicht nötig, da vieles ohne therapeutische Hilfe gelöst werden kann.

> ▶ Wer eine Psychotherapie braucht, sollte realisieren, dass diese eine stärkende Ressource ist und keineswegs das Eingeständnis eigenen Versagens [205].

Eine professionelle Therapie bei Burnout ist in drei Situationen praktisch ausnahmslos notwendig: bei Substanzmissbrauch, Abhängigkeit oder Sucht, bei ausgeprägter Depression und bei Suizidgefahr. Auch wenn Burnout noch nicht so weit geführt hat, kann Psychotherapie viele Vorteile bringen. Sie lohnt sich fast immer, „wagen" Sie es!
Wer eine wissenschaftliche Absicherung braucht, für den wird es schwieriger: Es gibt kaum strengen wissenschaftlichen Kriterien genügende Untersuchungen zur Psychotherapie von Burnout. Bitte lesen Sie dieses Kapitel unter dieser Prämisse.

■ **Psychotherapie oder Coaching?** Manchen macht es Probleme, sich einer Psychotherapie zu unterziehen und etwas kurieren zu wollen oder zu müssen. Es klingt anders, ein Coaching (syn.: eine Beratung, ein Training, eine Persönlichkeitsentwicklung, eine Weiterbildung usw.) in Anspruch zu nehmen und damit nach kreativen Lösungen zu suchen.
Die traditionelle Psychotherapie geht Problem analysierend vor; auch Verhaltenstherapie ist davon nicht frei. Dabei ist der Therapeut dem Patienten gegenüber in einer einseitigen Expertenrolle. Das impliziert ein Vorgehen, das nicht vorrangig kooperierend ist und eher auf einem Gefälle zwischen Therapeut und Patient aufbaut. Die zentrale Frage orientiert sich danach, *woher etwas kommt.* Es besteht unter diesem Gesichtspunkt ein fundamentaler Unterschied zum Coaching. Hier konzentriert sich der Coach (der Berater) darauf, den *Klienten* als *den Lösungsexperten* für das eigene Leben aufzubauen. Denn als solcher wirkt der Klient bereits beim Überwinden multipler tagtäglicher Probleme – selbst wenn er Burnout hat. Weiter zurückliegende Probleme, beispielsweise in der Kindheit, spielen keine Rolle. Der Blick richtet sich konzentriert nach vorn, denn *von vorn kommt das*

Leben. Die zentrale Fokussierung richtet sich also danach, *wie ich etwas erreiche.*

Psychotherapie und Coaching verhalten sich zueinander in etwa so wie Selbsterkenntnis einerseits und Selbst- sowie Beziehungsmanagement andererseits.

Intensives und erfolgreiches Coaching kann nicht von intensiver und erfolgreicher Psychotherapie unterschieden werden. Die beim O.U.T.-Programm getroffene Differenzierung ist insofern eher künstlicher Art und befriedigt gewisse rechtliche Aspekte. Das Psychotherapeutengesetz schaffte 1999 Tatsachen: Psychotherapie ist das, was Psychotherapeuten machen und damit sie das tun dürfen, müssen sie festgelegte Fortbildungen nachweisen. Drei Viertel der insgesamt etwa 15 000 Psychotherapeuten in Deutschland sind Psychologen, ein Viertel sind Ärzte. Das Gesetz schloss auch über die Festlegung der notwendigen Grundausbildung eine Vielzahl von beratenden, fachlich kompetenten Dienstleistungskonzepten aus. De facto ist Psychotherapie als hoch spezialisierte Form jedoch eine Teilmenge von Beratung. Coaching und Psychotherapie sind sich überschneidende Konzepte, wobei Beratung ein weitergehender Begriff ist.

■ **Methoden:** In Deutschland wird unterschieden in Psychoanalyse, tiefenpsychologisch fundierte Psychotherapie (diese wird sonst weltweit als *psychodynamische Psychotherapie* bezeichnet) und Verhaltenstherapie. Daneben gibt es allerdings hunderte weitere Verfahren. Eine Übersicht kann ein therapeutischer Laie, und das sind die meisten Ärzte, nicht haben.

Unter Psychoanalyse haben die meisten noch eine Vorstellung aufgrund des Studiums. Aber was ist tiefenpsychologisch fundierte Psychotherapie? Hierbei handelt es sich um ein Konstrukt, das vor Jahrzehnten durch Verwaltungs- und Abrechnungsverhandlungen geschaffen wurde: Statt 300 und mehr Stunden Psychoanalyse maximal 100 Stunden in drei Staffelungen und in aller Regel im Sitzen, nicht im Liegen. Die Inhalte und insbesondere das Weltbild dahinter gleichen ansonsten der Psychoanalyse. Sie sollten damit eine tiefgehende Exploration Ihrer Persönlichkeit erreichen – und auch wollen –, die Ihre persönlichen Konflikte und emotionalen Wünsche offenlegt und die Verbindung ins Heute herstellt.

Psychoanalytische Hardliner gibt es heute immer noch. Jedoch werden Sie unter den Psychoanalytikern und unter den tiefenpsychologisch fundierten Helfern viele finden, die mehr sprechen und beraten als analysieren.

Verhaltenstherapeuten *(behaviorale, kognitive Therapie)* interessieren sich offiziell nicht so sehr für die *Ursache* Ihrer Probleme. Ob Sie beispielsweise eine frühkindliche Störung haben oder nicht, werden Sie hier kaum erkennen. Sie streben die Korrektur der Verhaltensweisen an, die Burnout bei Ihnen möglich machten oder förderten. Viele bevorzugen deshalb eine entsprechende Therapie. Aber auch die kommt in der Regel nach einigen oder einigen dutzend Stunden auf zugrunde liegende Themen.

Es gibt bei den Verhaltenstherapeuten psychoedukative Ansätze und vieles mehr, dafür empfiehlt sich das Gespräch mit einem so ausgerichteten Psychotherapeuten.

Wie findet man einen für sich persönlich passenden Helfer? Das ist schwieriger als zu vermuten ist. Es werden einige probatorische Sitzungen bezahlt, ohne dass weitere Anträge durch den Behandler notwendig sind. Sie haben also die Chance, sich gegenseitig zu „beschnuppern". Wenn Ihnen Ihr Bauch, der ja soweit wiederhergestellt ist, dass Sie sich die Notwendigkeit einer Therapie „eingestehen" können, nicht klar „Ja" sagt, suchen Sie einen anderen Behandler. Die „Chemie" muss stimmen.

Verhaltenstherapie bietet dann noch Syndrom-spezialisierte Therapien an. Sie sind zeitlich stark begrenzt, was erst einmal verlockend scheint, aber bei Burnout nicht unbedingt passend sein mag.

Für Menschen mit Suchtproblemen gibt es einige spezialisierte Einheiten in Deutschland (eine Übersicht über diese Kliniken finden Sie unter folgenden Internetadressen: www.suchthilfe.de und www.sucht.de). Eine Suchttherapie kann grundsätzlich auch ambulant begonnen werden, was letztlich aber eher Nachteile hat und viele Therapeuten mögen das nicht tun. Es empfiehlt sich, erst stationäre, dann ambulante Hilfe in Anspruch zu nehmen.

Hinweise in der Literatur und meine eigene Erfahrungen zeigen die Bedeutung einer funktionierenden Partnerschaft. Wer an diesem zentralen Fokus ansetzen will, für den empfiehlt sich eine Paartherapie (auch eine Familientherapie, die Probleme liegen zwar beim Paar, sind aber durch die Familienstruktur geprägt). Gute Paar- und Familientherapeuten sind rar gesät.

Einschätzung: Menschen mit Burnout wählen gern passive Strategieverfahren, und das mit wenig Erfolg. Die Burnout zugrunde liegenden Probleme können besser aktiv gelöst werden. Die eigene Psychotherapie sollte einen Raum schaffen, in dem sich der ärztliche Patient so sicher fühlt, dass er seine erprobten therapeutischen Waffen ruhen lassen und sich selbst ohne Wenn und Aber in den Mittelpunkt stellen kann.

Die Entscheidung über die Notwendigkeit und Ausgestaltung einer Psychotherapie ist individuell zu treffen und kann deshalb in einem Buch nicht geleistet werden. In der Literatur wird kognitive Verhaltenstherapie oft als das Maß der Dinge bezeichnet; ich bezweifle dies: Burnout hat immer starke emotionale Anteile, die dem limbischen System zuzuordnen sind, also dem vollkommen Unbewussten. Es gibt zwar anatomische Verbindungen zwischen Großhirnrinde und dem limbischen System, allerdings mehr ins als aus dem Großhirn heraus. Kurz gesagt: Mit dem Kopf allein lässt sich die Seele nicht heilen. Der Vorteil von Verhaltenstherapie ist ihr weites Spektrum von Techniken. Wer als Therapeut diese Klaviatur beherrscht, wird Menschen mit Burnout mit hoher Wahrscheinlichkeit helfen können.

> ▶ Der Weg aus Burnout ist für viele deshalb nicht leicht, weil sie sich tatsächlich an ihre eigene Gefühlswelt heranwagen müssen. Wer es tut, ist letztlich oft begeistert über das, was ihn dort erwartet. Ich möchte jedem Mut machen, sich über eine Psychotherapie selbst am eigenen Schopf aus dem Sumpf des Burnout zu ziehen.

Eine grundsätzliche Frage ist, ob die Therapie stützend oder aufdeckend sein sollte. Das hängt davon ab: Anfänglich ist der Fokus auf die Stützung zu legen, später auf die Deutung und Aufdeckung. Erst recht bei Ärzten, die eine sehr gehobene Klientel darstellen und sich mit Allgemeinplätzen auf Dauer selten zufriedengeben.

> ▶ Die Wahl der Therapieform ist wichtig, die Wahl des passenden Therapeuten sehr wichtig. Es gibt kein Therapieverfahren, das sich spezifisch mit Burnout befasst oder darauf zurechtgeschnitten ist. Es ist sinnvoll, wenn der Therapeut (genauso wie der Coach) ein Portfeuil von Methoden und Maßnahmen beherrscht.

Wer Burnout hat, ist meist kein Chaot und braucht deshalb keine therapeutisch stark strukturierenden Maßnahmen. Die meisten haben wenig Zugang zu und deshalb Angst vor ihren eigenen Gefühlen. So schwer es fallen mag: Dann führt kein Weg daran vorbei, sich so langsam wie nötig dieser menschlichen Ebene zuzuwenden. Das funktioniert gut mit solchen Therapieverfahren, die den Körper berücksichtigen oder stark imaginativ wirken, wie katathymes Bilderleben, Psychodrama, Körpertherapie wie Hakomi, Gestalttherapie. Auch ressourcenorientierte Therapieverfahren (humanistische Psychologie, systemisch orientierte Therapieverfahren) oder lösungsorientierte Therapie (de Shazer) sind erwägenswert.

Verfahren wie Reinkarnationstherapie und Familienstellen haben ihren Weg in die wissenschaftlich anerkannten Bücher nicht gefunden – was je nach Therapeutenqualifikation nicht bedeutet, sie seien wirkungslos.

Nur wenig mehr als die Hälfte der wegen Burnout krankgeschriebenen Mitarbeiter kehrten an ihren Arbeitsplatz zurück. Auch meine Erfahrung ist, wenn Burnout einmal manifest ist, fällt es vielen Ärzten schwer oder zu schwer, in den alten Beruf zurückzukehren. Die Erfolgsaussichten unter dem üblichen Auftrag, die Berufsfähigkeit im bisherigen Beruf wieder herzustellen, sind also mäßig. Zu lange und zu heftig waren dort die persönlichen Erfahrungen. Unter standespolitischen, gesellschaftlich-monetären und individuellen Gesichtspunkten ist das schade und belastend: Es ist anzuregen, systematische Berufs-Wiederaufnahme-Programme bei Burnout zu entwickeln, besonders Programme, mit denen betroffene Ärzte in anderer Position ihr Fachwissen, ihre Erfahrung und ihre Menschlichkeit einbringen können.

Wer Burnout erfolgreich hinter sich gelassen hat, hat immer noch ein gewisses Rezidivrisiko [189]. Das bedeutet: am Ball bleiben. Wenn eine Therapie oder andere Maßnahmen gut wirken, zeigt sich, dass der Weg richtig ist! Jeder Betroffene sollte ihn weitergehen und nicht mehr verlassen. Das kann genauso über Supervisionen von Zeit zu Zeit wie über einzelne Therapiestunden in großen zeitlichen Abständen geschehen.

19 Ärzte und ihre Honorierung

19.1 Geld und Burnout

Gesundheit ist ein hohes Gut, aber sie ist keine Ware. Ärzte sind keine Anbieter, und Patienten sind keine Kunden, zumindest nicht in erster Linie. (Johannes Rau)

Mangelnde betriebswirtschaftliche Kenntnisse und daraus folgende Fehlentscheidungen

Wer niedergelassene Ärzte coacht, stellt fest, wie schlecht deren betriebswirtschaftliche Kenntnisse und Fähigkeiten sein können. Das ging Jahrzehnte gut, da die Einnahmen sprudelten und sich die Ausgaben im überschaubaren Rahmen hielten. Die Situation hat sich jedoch grundlegend geändert: Wer ein kleines Wirtschaftsunternehmen – auch das ist eine Praxis – führt, das hunderttausende Euro Umsatz und Betriebsausgaben hat, muss sich heute um Betriebswirtschaft kümmern. Ein Beispiel: Es gibt Ärzte, die ihre Steuererklärung selbst machen. Das sollte dem Fachmann überlassen werden. Wenn der Steuerberater ein Fachmann ist, wird er zumindest seine eigenen Kosten immer hereinholen.

Die Art der Ausgabenpolitik ist in vielen Praxen und auch im Privatbereich laienhaft. Auf Dauer tragen grundlegende betriebswirtschaftliche Kenntnisse in gewissem Maß zur Burnout-Prävention bei. Wer heute glaubt, sich keinen freien Tag in der Woche leisten zu können, dem wird vielleicht sein Schicksal zeigen, wie viele „freie" Tage in der Woche möglich sind.

Die Regel ist, dass Maßnahmen zur Verhinderung von Burnout deutlich mehr einsparen als sie kosten. Das gilt für jeden niedergelassenen Arzt wie für Kliniken und das Gesundheitssystem im Ganzen.

Das „liebe" Geld

Geld ist ein Thema, das nach meiner 25-jährigen Beobachtung in verschiedensten Funktionen den bereits gewisse Zeit tätigen Ärzten so unter den Nägeln brennt wie kaum eines. Ihm wird bei der Berufswahl noch eine weniger wichtige Rolle zugewiesen, wenngleich Untersuchungen zeigen, dass sich dieser Aspekt innerhalb der letzten Jahrzehnte geändert hat. Erwartungen an besonders hohe Einnahmen sind also (noch?) *nicht berufsentscheidend*. Wird der Beruf erst einmal ausgeübt, steht die Enttäuschung über nicht eingetretene Einkommensvorstellungen an vorderer Stelle. Wer übrigens heute wegen der „enormen" Honorare Arzt wird, sollte vorsichtshalber vor der definitiven Entscheidung noch einmal in sich gehen: Der Stundenlohn eines Arztes hinkt massiv hinter dem vergleichbarer anderer Berufe wie Anwälte her. Bei einer durchschnittlichen Arbeitszeit von 47 bis 65 Stunden haben rund 30% der Allgemeinärzte in Deutschland im Durchschnitt nur rund 1600 € im Monat zur privaten Verfügung [143].

19.2 Weshalb Burnout zum Flächenbrand wird

Das Image von Ärzten wird seit Jahrzehnten heftig und erfolgreich beschädigt – Ärzte sind längst keine Halbgötter mehr. Diesen Status den Ärzten zu schenken war eine Art der nicht geldlichen Bezahlung oder des Dankes. Ausschließlich unter dem Aspekt der Finanzen wird heute von Ärzten nahezu verlangt, sich weiter als Halbgötter irdischem Verlangen zu enthalten.
Vieles passt nicht zusammen, weil das meiste im Gesundheitsbereich in einen Topf geworfen wird: *Gesundheit*, das *Gesundheitswesen* mit all seinen Bereichen, wie Pharmaindustrie, Gerätehersteller und Verbandmittelproduzenten, Krankenhäuser, Krankenversicherungen, Berufsgenossenschaften, die *ärztliche Tätigkeit* und das *Helfen und Heilen*. Es sind in der Tat verschiedene, ineinandergreifende Bereiche. Versuchen wir, sie zu entknoten:

- **Gesundheit** ist keine Ware, wird und kann keine sein, da sie in letzter Konsequenz ganz anderen Einflüssen unterliegt, als sie ein Arzt bieten kann. Gesundheit hat mit Schicksal zu tun – sie braucht einerseits die Natur und ihre Wirkungskräfte, um zu sein, und andererseits Gott oder nennen wir es eine höhere Instanz, um zu wirken.

- Das **Gesundheitswesen** ist ein Markt, der letztlich so brutal wie jeder andere Markt auch ist. Auf ihm bestehen Konkurrenzen, alles wird in Geld verhandelt, beurteilt und entschieden. Firmen schlucken andere Firmen, Pleiten und Erfolge liegen nah beieinander, es gibt Patente, es gibt Produktentwicklungen, Werbung und all das andere, was Märkte, die Waren anbieten, auszeichnet. Es werden Milliarden über Milliarden mit diesen Produkten umgesetzt und geschöpft.

> ▶ Das Problem dabei ist, dass die hier angebotenen hochethischen Waren zugleich kommerzielle Produkte sind und solidarisch bezahlt werden: Medikamente, Verbandsmittel, Herzschrittmacher usw. Es kommt zu einer Schnittmenge zwischen kapitalistischer und materialistischer Gewinnoptimierung einerseits und solidarischer Bezahlung andererseits.

Dieses Problem wird seit längerem auf dem Rücken der Ärzte ausgetragen. Es ist aber nicht ihr Problem, selbst wenn sie mit diesen Produkten arbeiten müssen. Zwei der drei Hauptprobleme im Gesundheitswesen entstehen hier, durch die enormen Kosten und Gewinnmargen für Medikamente und den nicht minder hohen Kosten für Medizintechnik im weitesten Sinne. Das dritte Problem ist, dass immer weniger Menschen (pseudo)solidarisch für die Krankheitskosten von allen aufkommen sollen.

Die hohen Kosten für Technik und Arznei basieren vorrangig auf den Preisen, die dafür verlangt werden. Dass ein im dermatologischen Bereich eingesetzter Laser beispielsweise 60 000 € kostet und ein baugleicher für industrielle Anwendungen noch nicht einmal ein Fünftel davon, ist ein Beispiel von unzähligen. Daneben gründen die Probleme darauf, dass Arznei zu oft verordnet oder Technik zu oft verwendet wird, ebenso nachrangig durch die mangelnde Compliance der Patienten.

Logisch wäre, die entstehenden Kostenprobleme hauptsächlich durch *diejenigen* lösen zu lassen, welche diesen Markt *beherrschen*. Unter dem konkreten Gesichtspunkt der Verordnungskosten hätten das vorrangig die Pharmaindustrie und die Krankenkassen zu managen. Stattdessen wird die Verantwortung der Ärzteschaft zugeschoben – an den Gewinnmargen der Pharmaindustrie oder der Krankenkassen, an deren Werbemaßnahmen oder Kalkulationen werden Ärzte aber nicht beteiligt.

■ **Helfen** ist etwas, das menschlich ist und immer zu einer ärztlichen Tätigkeit gehört, damit diese nicht zu einer mechanistischen Dienstleistung wird.

> ▶ *Helfen* als solches ist notwendig, damit es zur *Heilung* kommen kann. Helfen ist eine Tätigkeit und damit im weiteren Sinne eine Ware, Heilen jedoch nicht: Heilung kann niemand anbieten und niemand kaufen. Sie ist wahrlich unbezahlbar und höchst *Werte-voll*. Für das Heilen kann kein Mensch Geld verlangen oder bekommen, auch kein Arzt. Die Krux an der Sache ist, dass sich Ärzte und andere nicht klarmachen, dass ihre Hilfe machbar und bezahlbar ist, aber die dann hoffentlich geschehende

> Heilung nicht „gemacht" werden kann. Was nicht „gemacht" werden kann, also außerhalb der eigenen Verantwortung liegt, kann auch nicht bezahlt und vom Patienten nicht *verlangt* werden. Heilung ist nicht machbar, Heilung *geschieht*.

Kein Arzt hat jemals eine Chance, für das Heilen materiell bezahlt zu werden. Die wahre Ware ist die ärztliche *Tätigkeit* oder *Handlung, das Helfen*. Es basiert auf der sehr irdischen und wenig vergeistigten und überhaupt nicht spirituellen, universitären und klinischen Ausbildung und dem Einsatz des Arztes. Helfen ist käuflich, weil es als vollkommen irdische Handlung als solche eine Dienstleistung ist wie jede andere Dienstleistung auch. Hierfür sind einem Arzt vergleichbare Honorare zu zahlen wie anderen Dienstleistungsberufen mit ähnlichen Vorbildungen und Vorinvestitionen auch, beispielsweise Rechtsanwälten. Davon sind die Ärzte aber weiter entfernt denn je.

Der Unterschied zu anderen Dienstleistungen ist der, welcher nicht über Geld bezahlbar ist und der existent ist: Rund und eins wird die Tätigkeit als Arzt erst dann, wenn er zugleich mit seinem Helfen seine Menschlichkeit, seine Spiritualität und damit vielleicht auch einen Hauch seiner *Göttlichkeit* einsetzt und schenkt: Letztgenannte also mit dem Helfen und Heilen wollen verschmelzen lässt.

Für seine Tätigkeit hat ein Arzt jedes Recht, eine hohe Bezahlung zu erwarten, zu verlangen und zu bekommen; eine deutlich höhere als bisher. Davon unabhängig kann der Patient erwarten und hoffen, dass ein Arzt seine Fähigkeiten, die durchaus über seine Ausbildung hinausgehen, einsetzt und es so im Ganzen zur Heilung kommt und der Gesundheit dient.

Ärzte unterscheiden sich von anderen Berufen nicht durch ihre fachliche Tätigkeit, sondern dadurch, dass damit – menschheitsgeschichtlich begründet – noch immer (und hoffentlich noch lange) andere, nichtmaterielle Ebenen „benutzt" werden oder mitwirken sollten. Für diese Ebenen wird dem Arzt seit jeher noch eine zweite Belohnung oder ein *besonderer* Dank zuteil: Ehre, Achtung, Respekt, Ansehen und vieles mehr, das sich letztlich summiert in der Tatsache, den angesehensten Beruf auszuüben, den mit dem höchsten Status.

Die Bewusstheit der Menschen in unserem Land nimmt stetig zu. Was stärker wird, verdrängt meistens sein Gegenteil. Das Unbewusste wird auch deshalb mehr und mehr verdrängt. Symbolische Gratifikationen beruhen zu einem Gutteil auf dem Unbewussten. Mit der weitgehenden Verdrängung des Unbewussten aus unserem Alltagsleben vermindert sich die symbolische Anerkennung der Arbeit von Ärzten. Dieser Status beruht gerade *nicht* auf den fachlichen Fähigkeiten des Arztes.

Ich meine, die langsame und stetige Abnahme des gesellschaftlichen Status des Arztes hängt viel mehr mit dem zunehmenden Abstand der Gesellschaft vom

Glauben, mit deren weniger tief verwurzelten Spiritualität zusammen als mit Kunstfehlerprozessen oder Ähnlichem. Die Dyade Arzt-Patient leidet immer stärker unter dem zunehmenden Materialismus der Gesellschaft. Die immaterielle Entlohnung des Arztes durch die Gesellschaft bricht weg aufgrund deren Wegbewegung vom Glauben. Sie bricht auch weg auf der Ebene des einzelnen Patienten aufgrund des wirtschaftlichen Zwangs, viele Patienten so rasch wie möglich zu behandeln.

> ▶ Heilung braucht Zeit. Nicht ohne Grund gibt es den weisen Spruch: Zeit *heilt* Wunden. Diese Zeit hat der Arzt heute nicht, sie wird seinen Patienten und ihm nicht zugestanden und er kann sie sich für seine Patienten auch nicht mehr nehmen. Das führt beim Bemühen des Arztes, dennoch helfend *und* heilend zu wirken, zu dessen seelischer Auslaugung mit der Folge von Burnout. Das ist die Kernaussage von Burnout: Burnout wird ausgelöst durch den zunehmenden Materialismus der Gesellschaft.

Wer als Arzt einmal verstanden hat, mit Geld „nur" für seine ärztlichen Handlungen, seine Bildung und sein Helfen bezahlt werden zu können, für den spielt Geld in der Beziehung zum Patienten eine selbstverständliche Rolle. Ihm ist klar, dass Geld nicht die Ebene ist, auf der er für das entlohnt wird, was das Eigentliche des Arzt-SEINS und der Heil-KUNST ist.

> ▶ Helfen und Heilen brauchen Zeit. Der wirkliche Skandal ist, dass ein Arzt umso weniger verdient, je mehr Zeit er sich für einen Patienten nimmt, um Helfen und Heilen zu ermöglichen. Der Arzt „muss" dem Patienten das antun, was ihm selbst als Kind widerfahren ist und ihn so geschädigt hat, dass er Arzt wurde. Er gibt zu wenig Liebe. Das ist auf Dauer schwer aushaltbar.

20 Epilog

Wenn man glaubt, Kranksein verbannen zu können, versteht man den Sinn des Lebens nicht. (Friedrich Weinreb)

Bei immer mehr Ärzten kommt es früher oder später zum Zweifel am Sinn der eigenen Tätigkeit, dann zum Zweifel am Sinn des Berufes als solchem und auch zu dem am eigenen Lebens-Sinn.
Der Sinn des eigenen Lebens ist das wohl Individuellste jedes Menschen und entsprechend wichtig. Burnout rüttelt ganz heftig an einer Tür, die verschlossen ist und darauf wartet, geöffnet zu werden. An dieser Tür steht: „Eingang zum Sinn des eigenen Lebens". Wer bereit ist, öffnet sie. Und dann kann er beginnen, den Raum zu erkunden und den *Nutzen* des eigenen Burnout anzunehmen. Hierher wollte der Betroffene sich damit bringen – und er war so stark, es zu schaffen.

> Michael hat vieles während seiner Zeit auf Station 6 der Klinik erlebt. Auf dieser Station, auf der er der Stationsarzt während seiner Facharztausbildung war, arbeitete er gemeinsam mit Schwester Bonina, einer Nonne, der Stationsschwester. Gemeinsam haben sie Gutes vollbracht und viel für ihre Patienten erreicht. Die Schwester hielt ihm alles fern, was ihn hätte belasten können und er nicht unbedingt sehen oder entscheiden musste. Sie gab ihm viel fachliche Hilfe und mochte ihn. Michael hat sie sehr liebgewonnen, ihre Empathie, ihre Mitmenschlichkeit hoch geschätzt. Er ist ihr noch heute dankbar und tief verbunden. Schwester Bonina hat in besonderer Art und Weise ihren Beruf ausgefüllt – er war ihr Berufung. Damit war sie ihrem Herrn sehr nahe.

Katholische Nonnen haben Werte wie Demut, Unterwürfigkeit und Barmherzigkeit. Nonnen oder Mönche kennen kein Burnout. Auch Nonnen nicht, die als Krankenschwestern mit minimaler persönlicher (materieller) Entlohnung aufopfernde Dienste leisten. Sie spüren den Sinn ihres Lebens und leben danach. Das entschädigt für die Entbehrungen und die viele Arbeit.

> ▶ Wer seine Werte tatsächlich lebt, bekommt erheblich seltener Burnout als andere.

Es ist für viele sehr schwer zu lernen, *mit sich selbst* zu sein. Das ist eine der Herausforderungen von Burnout [63]. Es ist der Versuch, den Menschen zu heilen, ihn aus seiner Leistungs- und Machtmotivation zu einer anderen Motivation zu bringen.

Burnout ohne eine hohe Leistungsmotivation ist selten – irgendwie scheint sie in reziprokem Maß zur Sinnhaftigkeit zu stehen: Je leistungsorientierter der Mensch im materiellen Bereich ist, umso eher wird er sein Tun als sinnlos empfinden. Solches Tun verursacht innere Spannungen, die Burnout fördern können. Vielleicht liegt es daran, dass sich die Leistung eben auf Materielles bezieht und umso mehr vom Sinn ablenkt. In diesem Sinn sind auch Status oder Hierarchieebene materiell.

Burnout ist nicht nur Diagnose für den einzelnen Arzt, sondern auch Symptom für die Ärzteschaft.

- Es hat den Sinn, eine Wertediskussion neu zu entfachen: Menschliche Gesundheit – und Krankheit – sind höchste Güter: Sie sind nicht direkt ökonomisierbar.
- Die individuelle Behandlung eines Patienten mit einer Art Checkliste zwangsweise zu steuern, ist unethisch und sollte nicht weiter forciert werden. Also: Nicht alle Ideen aus noch westlicheren Ländern sollten in das alte Europa blind übertragen werden: Das Case-Management in der vorhandenen Form missachtet zwei Menschen: den Patienten und den Arzt.
- Eine Bezahlung, welche einen Drei-Minuten-Rhythmus erzwingt, ist unethisch und Aufforderung, ein vollkommen neues Honorierungssystem aufzubauen.
- Kranksein und dessen Kosten haben mit der Beschäftigung der arbeitenden Bevölkerung nichts zu tun. Diese künstliche Verbindung zwischen Arzthonoraren und Arbeitnehmerlöhnen muss verändert werden.
- Ärzte haben die verantwortungsvollste Position im Gesundheitsbereich. Sie sind es, die helfen und hoffentlich Heilung vermitteln. Sie sind es, ohne die es definitiv nicht geht. Sie gehören deshalb rechtlich auf mindestens die gleiche Stufe wie ihre Vertragspartner.
- Ärzte haben an ihrem Selbstbewusstsein zu arbeiten, indem sie ihre Macht anerkennen und nutzen statt in Opferrollen zu schlüpfen.
- Ärzte haben sich gegen ausufernde Haftungsrisiken zu wehren und auch geschützt zu werden.

Ich will mit diesem Buch nicht auf der Stufe stehenbleiben, dass, wenn beim Betroffenen die Symptome von Burnout beseitigt sind, dann auch alles vorbei sei. Die Seele und der Körper wissen nun, *wie* sie diese Erkrankung machen. Das Wissen ist beiden Instanzen, die so eng miteinander verwoben sind, immanent. Gesundheit ist erst recht bei Burnout nur als Prozess zu verstehen, der das Erfahren von Einheit beinhaltet. Wer bereit ist, seine Perspektive zu wechseln, wird in Burnout eine große Chance entdecken. Diese Chance betrifft den Einzelnen genauso wie die Ärzteschaft oder den Kreis der krankenpflegenden Berufe.

Burnout erinnert an eigene Wunden [64] und verlangt nach einer Haltung der Bescheidenheit, die auch meint, mit dem Patienten auf Augenhöhe zu gehen, ihn ernst zu nehmen und ihm Zeit zu geben.

Burnout bedeutet genauso, das negative Denken aufzugeben, ohne sich einem künstlich-positiven Denken hinzugeben [94], und Selbstvorwürfen, Versagensängsten, Selbstunsicherheit, Schuldgefühlen und Opferrollen entgegenzutreten.

Burnout weist darauf hin, emotionale Hilfe zuzulassen, Gemeinsamkeit zu erleben und Gefühle zu teilen: Gefühle wie trösten, zuwenden, einfühlen, gemeinsames Erleben, das Gefühl von Nähe, ermutigen, unterstützen und im privaten Körperkontakt Intimität und Nähe empfinden.

Burnout bedeutet, praktische Hilfe anzunehmen, ob im Alltag oder im Beruf. Es fordert auf, sich über geistige Hilfe zu freuen, Ideen auszutauschen und Vorstellungen zu teilen. Dazu gehört das Teilen von Werten, Anschauungen, Lebensvorstellungen oder Lebenskonzepten. Es ermutigt, impulsive Hilfe zu erlauben, die Hinweise gibt und Informationen teilt, um Probleme zu lösen und Rückmeldungen zu geben.

> ▶ Burnout verlangt, das Verhaften im Materiellen aufzugeben und die fehlende Tiefe, sich ausdrückend über minimierte Religiosität und Spiritualität, wiederzufinden, sich in diesem Sinne auf die Ursprünge des Arztseins zu besinnen. Burnout ist die Aufforderung, dem zunehmenden Materialismus unserer Gesellschaft Einhalt zu gebieten und bei weiter zunehmender Individualisierung der Gesellschaft dem einzelnen Patienten die volle Eigenverantwortung für seine Gesundheit und Krankheit zuzumuten.

Sie haben viel von Michael gelesen. Seine Geschichte hat Sie in vielen Sequenzen durch das Buch begleitet. Vielleicht haben Sie einiges von seinem Schicksal selbst erlebt und können es deshalb besonders gut nachvollziehen. Vielleicht konnten Sie manchmal wenig Verständnis für seine Einstellungen oder Handlungen aufbringen. Vielleicht haben Sie trotzdem mit ihm mit gelitten. Deshalb sind Sie vielleicht daran interessiert, was aus Michael wurde? Er ist heute Mitte 40 und nicht mehr als Arzt tätig. Er gehört zu der Hälfte der Ärzte, die nicht in ihren Beruf zurückgegangen sind.

Selbst an Burnout gelitten zu haben und dessen Folgen wahrscheinlich lebenslang zu erleben, ist für ihn noch immer schwer. Er hat *nach* Aufgabe seiner Praxis eineinhalb Jahre gebraucht, sich das selbst einzugestehen. Es den ihm am nächsten stehenden Menschen im Detail zu erläutern, dauerte ein weiteres Jahr. Tatsächlich war es so, dass auch Jahre danach vielen in seinem persönlichen Umfeld kein wirkliches Verstehen dieser Krankheit und seiner Reaktionen möglich war.

Noch immer sind psychische Erkrankungen so tabuisiert, dass sie selbst vor den intimen Einheiten der Familien verheimlicht werden. Dieses Tabu muss gebrochen werden. Wenn es der Einzelne nicht schafft und tut, wird es auch die Gesellschaft nicht schaffen. Es muss ihr aber gelingen, die Augen für das Phänomen von Burnout zu öffnen. Dies geschähe im Eigeninteresse, damit den Millionen Menschen innerhalb und außerhalb des Gesundheitssystems, die daran allein in unserem Land leiden, geholfen werden kann; und damit wesentliche Struktur- und Wertemaßnahmen ergriffen werden, die offenkundig in der aktuellen Gesellschaft von Nöten sind.

> ▶ Der Wert der Arbeit am Menschen, gleich in welcher Position und in welchem Bereich, muss neu bewertet werden, und zwar markant höher als bisher. Diese Bewertung sollte sich auch materiell auswirken, aber das ist nicht das vorrangige Ziel. Primär geht es um eine menschlichere Welt und nicht um eine materiellere.

Wir können weltweit Vorreiter für eine Gesellschaft werden, die sich zwar nicht aus dem globalen Geschäft herauszieht, die aber bereit ist, vorbildhafte Maßstäbe des Menschlichen zu setzen, deren Gewinn für den Einzelnen sehr hoch und für die Gesellschaft noch höher ist. Ein Gewinn, der sich mit Sicherheit schneller amortisieren wird, als es die Politiker und Wirtschaftsweisen zusammen mit ihren rein materiellen Vorschlägen fähig sind zu initiieren.

Literatur

1. Abele AE. Arztberuf – zwischen Erwartung und Realität. Dtsch Ärztebl 2001; 98: A3008–11.
2. Adelson R. Professional burnout and the operative dentist. J Dent Educ 1984; 48: 98–101.
3. Aiken LH, Clarke SP, Sloane DM, Sochalski J, Silber JH. Hospital nurse staffing and patient mortality, nurse burnout, and job dissatisfaction. JAMA 2002; 288: 1987–93.
4. Allensbacher Archiv. Ärzte vorn. Allensbacher Berufsprestige-Skala 2005 (IfD-Umfrage 7071, Mai/Juni 2005).
5. Al-Mashaan OS. Job stress and job satisfaction and their relation to neuroticism, type a behavior, and locus of control among Kuwaiti personnel. Psychol Rep 2001; 88: 1145–52.
6. Anonymus. Hypotheken gefährden die Gesundheit. Ärztezeitung 22.10.2004.
7. Antonovsky A, Franke A. Salutogenese. Zur Entmystifizierung der Gesundheit. Tübingen: dgvt 1997.
8. Armstrong J, Holland J. Surviving the stresses of clinical oncology by improving communication. Oncology 2004; 18: 363–8; discussion 373–5.
9. Arnstutz M, Neuenschwander M, Modestin J. Burnout bei psychiatrisch tätigen Ärztinnen und Ärzten. Psychiat Prax 2001; 28: 163–7.
10. Ashforth B, Humphrey R. Emotion in the workplace: a reappraisal. Human Relations 1995; 48: 97–124.
11. Bakker AB, Le Blanc PM, Schaufeli WB. Burnout contagion among intensive care nurses. J Adv Nurs 2005; 51: 276–87.
12. Baran RB. Myers Briggs type indicator, burnout, and satisfaction in Illinois dentists. Gen Dent 2005; 53: 228–34; quiz 235.
13. Bar-On R. Bar-On Emotional Quotient Inventory, facilitator's resource manual. Toronto: Multi-Health Systems Inc. 1998.
14. Bartram T, Joiner TA, Stanton P. Factors affecting the job stress and job satisfaction of Australian nurses: implications for recruitment and retention. Cont Nurs 2004; 17: 293–304.
15. Bates E. Doctors and their spouses speak: stress in medical practice. Sociology Health Illness 1982; 4: 25–39.
16. Bauer J, Häfner S, Kächele H, Dahlbender RW. Burnout und Wiedergewinnung seelischer Gesundheit am Arbeitsplatz. Psychother Psychosom Med Psychol 2003; 53: 213–22.
17. Bell RB, Davison M, Sefcik D. A first survey. Measuring burnout in emergency medicine physician assistants. JAAPA 2002; 15: 40–2, 45–8, 51–2 passim.

18. Bellack JP. Emotional intelligence: a missing ingredient? J Nurs Educ 1999; 38: 3–4.
19. Bellon JA, Fernandez-Asensio ME. Emotional profile of physicians who interview frequent attenders. Patient Educ Couns 2002; 48: 33–41.
20. Benson J, Magraith K. Compassion fatigue and burnout: the role of Balint groups. Austral Fam Phys 2005; 34: 497–8.
21. Berger P. Was ist Burnout? www.klinik-am-homberg.de/index.cfm?2026B7D47 E6E41ED84092F58769151.
22. Bergner TMH. Burnout? – Das muss nicht sein. Frauenarzt 2003; 44: 1119–23.
23. Bergner TMH. Burnout bei Ärzten. Lebensaufgabe statt Lebens-Aufgabe. Dtsch Ärztebl 2004; 101: A2232–4.
24. Bergner TMH. Lebensmuster erkennen und nutzen. Heidelberg: mvg 2005.
25. Beske F, Drabinski T, Golbach U. Leistungskatalog des Gesundheitswesens im internationalen Vergleich. Eine Analyse von 14 Ländern. Bd. I: Struktur, Finanzierung und Gesundheitsleistungen. Bd. II: Geldleistungen. Kiel: Institut für Gesundheits-System-Forschung GmbH 2005.
26. Bestmann B, Rohde V, Wellmann A, Küchler T. Zufriedenheit von Ärztinnen und Ärzten. Dtsch Ärztebl 2004; 101: A28–32.
26a. Bettschart W, Meng H, Stern E. Seelische Gesundheit. Erhaltung – Erziehung – Verantwortung. Arbeiten aus dem Aufgabenkreis der Psychohygiene. Bern: Huber 1959.
27. Biaggi P, Peter S, Ulich E. Stressors, emotional exhaustion and aversion to patients in residents and chief residents – what can be done? Swiss Med Week 2003; 133: 339–46.
28. Billeter-Koponen S, Fredén L. Long-term stress, burnout and patient-nurse relations: qualitative interview study about nurses' experiences. Scand J Caring Sci 2005; 19: 20–7.
29. Blech J. Schattenseite der Medizin. Sinnlos unterm Messer. Das Geschäft mit überflüssiger Medizin. Der Spiegel 2005; Heft 35: 132–43.
30. Böker W. Arzt-Patient-Beziehung: Der fragmentierte Patient. Dtsch Ärztebl 2003; 100: A24.
31. Brandt TP. Burnout an the Buddha. Arch Dermatol 2002; 138: 587–8.
32. Broffman G. Controlled burn! Physician executives must be ready to handle job burnout, career stress. Phys Executive 2001; 27: 42–5.
33. Bühler KE, Land T. Burnout and personality in intensive care: an empirical study. Hosp Top 2003; 81: 5–12.
34. Bühring P. Für Psychohygiene Sorge tragen. Dtsch Ärztebl 2003; 100: A2272–3.
35. Burisch M. Das Burnout-Syndrom. Heidelberg: Springer 2006.
36. Cadman C, Brewer J. Emotional intelligence: a vital prerequisite for recruitment in nursing. J Nurs Manag 2001; 9: 321–4.
37. Campbell DA Jr. The patient, burnout, and the practice of surgery. Am Surg 1999; 65: 601–5.
38. Carrothers RM, Gregory SW, Gallagher TJ. Measuring emotional intelligence of medical school applicants. Acad Med 2000; 75: 456–63.
39. Cohen-Katz J, Wiley S, Capuano T, Baker DM, Kimmel S, Shapiro S. The effects of mindfulness-based stress reduction on nurse stress and burnout: a qualitative and quantitative study. Holist Nurs Pract 2004; 18: 302–8.

40. Cohen-Katz J, Wiley S, Capuano T, Baker DM, Kimmel S, Shapiro S. The effects of mindfulness-based stress reduction on nurse stress and burnout, part II: a qualitative and quantitative study. Holist Nurs Pract 2005; 19: 26–35.

41. Cohen-Katz J, Wiley S, Capuano T, Baker DM, Deitrick L, Shapiro S. The effects of mindfulness-based stress reduction on nurse stress and burnout: a qualitative and quantitative study, part III. Holist Nurs Pract 2005; 19: 78–89.

42. Creagan ET. Bombarded by stress: healthy habits to avert burnout. Minn Med 1999; 82. http://www.mmaonline.net/publications/99toc.cfm.

43. Cummings G, Hayduk L, Estabrooks C. Mitigating the impact of hospital restructuring on nurses: the responsibility of emotionally intelligent leadership. Nurs Res 2005; 54: 2–12.

44. Dieke S, Schmidt H, Katzer R. Burnout als Gefahr in den Arztpraxen. Dtsch Ärztebl 2002; 99: A1526.

45. Druskat VU, Woldd SB. Building the emotional intelligence of groups. Harvard Business Rev 2001; 79: 80–90.

46. Durán A, Extremera B, Rey L. Self-reported emotional intelligence, burnout and engagement among staff in services for people with intellectual disabilities. Psychol Rep 2004; 95: 386–90.

47. Edwards N, Kornacki MJ, Silversin J. Unhappy doctors: what are the causes and what can be done? BMJ 2002; 324: 835–8.

48. Elam C. Use of emotional intelligence as one measure of medical school applicants noncognitive characteristics. Acad Med 2000; 75: 445–6.

49. Elam C, Stratton TD, Andrykowski MA. Measuring the emotional intelligence of medical school matriculants. Acad Med 2001; 76: 507–8.

50. Elit L, Trim K, Mand-Bains IH, Sussmann J, Grunfeld E. Job satisfaction, stress, and burnout among Canadian gynaecologic oncologists. Gyn Oncol 2004; 94: 134–9.

51. Enzmann D, Kleiber D. Helfer-Leiden. Streß und Burnout in psychosozialen Berufen. Heidelberg: Asanger 1989.

52. Erlinger R. Die Mattscheibe lügt. Süddeutsche Zeitung 08.08.2003.

53. Ernst H. Herz plus Hirn. Emotionale Intelligenz im Alltag. Psychologie heute 2005; 32: 20–7.

54. Evans D, Allen H. Emotional intelligence: its role in training. Nurs Times 2002; 98: 41–2.

55. Evers W, Tomic W, Brouwers A. Aggressive behaviour and burnout among staff of homes for the elderly. Int J Ment Health Nurs 2002; 11: 2–9.

56. Farmer JF. Return to work for junior doctors after ill-health. Med J Aust 2002; 177 Suppl: S27–9.

57. Feldman MK. Time out. Minn Med 1999; 82. http://www.mmaonline.net/publications/99toc.cfm.

58. Fengler J. Helfen macht müde. Stuttgart: Pfeiffer, Klett-Cotta 2001.

59. Fley M, Lee J, Wilson L, Young Cureton V, Canham D. A multi-factor analysis of job satisfaction among school nurses. J School Nurs 2004; 20: 94–100.

60. Franke J. Stress burnout and addiction. Tex Med 1999; 95: 42–52.

61. Freshman B, Rubino L. Emotional intelligence: a core competency for healthcare administrators. Health Care Manag 2002; 20: 1–9.

62. Freudenberger H. Staff Burnout. J Social Issues 1974; 30: 159–65.

63. Frey JJ. A piece of my mind. Time to myself. JAMA 2003; 289: 2185–6.

64. Gathmann P, Semrau-Lininger C. Der verwundete Arzt. München: Kösel 1996.

65. Gebuhr K. Die vertragsärztliche Gegenwart im Lichte des Burn-out-Syndroms. Die wirtschaftliche Entwicklung und die ärztliche Selbstverwaltung in der vertragsärztlichen Meinung. Berlin: Brendan-Schmittmann-Stiftung 2002.

66. Geisler LS. Der gute Arzt. Auf der Suche nach einem verlorenen Ideal? Vortrag auf einem Symposium in Werneck am 24.03.2004. http://www.linus-geisler.de/vortraege/0403guter_arzt.html.

67. Gerits L, Derksen JJ, Verbruggen AB. Emotional intelligence and adaptive success of nurses caring for people with mental retardation and severe behavior problems. Ment Retard 2004; 42: 106–21.

68. Glöser S. Arzthelferinnen fühlen sich „ausgebrannt". Dtsch Ärztebl 1996; 93: A519–24.

69. Goehring C, Bouvier Gallacchi M, Künzi B, Bovier P. Psychosocial and professional characteristics of burnout in Swiss primary care practitioners: a cross-sectional survey. Swiss Med Week 2005; 135: 101–8.

70. Gold MS, Frost-Pineda K, Melker RJ. Physician suicide and drug abuse. Am J Psychiatry 2005; 162: 1390.

71. Goldberg R, Boss RW, Chan L, Goldberg J, Mallon WK, Moradzadeh D, Goodman EA, McConkie ML. Burnout and its correlates in emergency physicians: four years' experience with a wellness booth. Acad Emerg Med 1996; 3: 1156–64.

72. Goleman D, Boyatzis R, McKee A. Emotionale Führung. München: Econ 2002.

73. Gorter RC, Albrecht G, Hoogstraten J, Eijkman MAJ. Professional burnout among Dutch dentists. Community Dent Oral Epidemiol 1999; 27: 109–16.

74. Graham J, Potts HW, Ramirez AJ. Stress and burnout in doctors. Lancet 2002; 360: 1975–6.

75. Grassi L, Magnani K, Ercolani M. Altitudes towards euthanasia and physician-assisted suicide among Italian primary care physicians. J Pain Symptom Manage 1999; 17: 188–96.

76. Gravlin GL. The relationships among nurse work satisfaction, burnout, and patient satisfaction with nursing care. New York: Columbia University Teachers College 1994.

77. Grossman RJ. Emotions at work. Clin Leadersh Manag Rev 2001; 15: 391–4.

78. Grüber D, Bordel G. Umgang mit Stresssituationen für Ärzte. Vortrag auf dem 37. Kongress der Ärztekammer Nordwürttemberg, Stuttgart, 01.–03.02.2002.

79. Gundersen L. Physician burnout. Ann Intern Med 2001; 135: 145–8.

80. Gussone B, Schiepek G. Die „Sorge um sich". Burnout-Prävention und Lebenskunst in helfenden Berufen. Tübingen: dgvt 2003.

80a. Hallsten L. Burning out: A framework. In: Schaufeli WB, Maslach C, Marek XT (eds). Professional Burnout. Washington DC: Taylor & Francis 1993.

81. Hassed C. Medicine. What has love got to do with it? Aust Fam Physician 2000; 29: 68–9.

82. Henry JD, Henry LS. The self-caring nurse. Strategies for avoiding compassion fatigue and burnout. Colo Nurse 2003; 103: 22, 29.

83. Herbert R, Edgar L. Emotional intelligence: a primal dimension of nursing leadership? Can J Nurs Leadersh 2004; 17: 56–63.

84. Herschbach P. Psychische Belastungen von Ärzten und Krankenpflegekräften. Weinheim: Edition Medizin 1990.

85. Herzberg J. Can doctors self-manage stress? Hosp Med 2000; 61: 272–4.
86. Heyse V, Erpenbeck J. Kompetenztraining. Stuttgart: Schäffer-Poeschel 2004.
87. Hodgkins C, Rose D, Rose J. A collaborative approach to reducing stress among staff. Nurs Times 2005; 101: 35–7.
88. Hoppe JD. Zuwendung statt kalter Betriebswirtschaft. Dtsch Ärztebl 2002; 99: A79–83.
88a. Hoppe JD. Interview: „Mit den Protesten haben wir vielleicht zu lange gewartet". Dtsch Ärztebl 2006; 103: A1337–42.
89. Humphris G, Lilley J, Kaney S, Broomfield D. Bo and stress-related factors among junior staff of three dental hospital specialities. Br Dent J 1997; 183: 15–21.
90. Jahn M. Model programs for defusing physician stress. Med Econ 1997; 74: 127–8, 130, 135.
91. Jenkins R, Elliott P. Stressors, burnout and social support: nurses in acute mental health stettings. J Adv Nurs 2004; 48: 622–31.
92. Jurkat HB, Reimer C. Lebensqualität und Gesundheitsverhalten von berufstätigen Ärztinnen im Vergleich zu Ärzten. Schweiz Ärztezeitung 2001; 82: 1739–44.
93. Kabat-Zinn J. Im Alltag Ruhe finden. Das umfassende praktische Meditationsprogramm. Freiburg: Herder 1998.
94. Kaluza G. Stressbewältigung. Heidelberg: Springer 2004.
95. Karazman R, Geißler H, Karazman-Morawetz I. Lebensqualität und Belastungen von Hausärztinnen und Hausärzten in Tirol. In: Schönberger A (Hrsg). Patient Arzt. Der kranke Stand. Wien: Carl Ueberreuter 1995.
96. Keenen KJ. Physician burnout – why it happens and what to do about it. Mo Med 2003; 100: 128–31.
97. Kennedy JS. Physicians feelings about themselves and their patients. JAMA 2002; 287: 1113–4.
98. Kienzle HF. Ärztinnen und Ärzte. Keine Dienstleister. Dtsch Ärztebl 2002; 99: A1810.
99. Klann S. Pulling the staff back from burnout. OR Manager 2001; 17: 20.
100. Kleen U. Arzt „alter Schule". Dtsch Ärztebl 2005; 102: A3328.
101. König F. Suizidalität bei Ärzten. Kein Tabuthema mehr? Dtsch Ärztebl 2001; 98: A3110–1.
102. Kolitzus H. Das Anti-Burnout Erfolgsprogramm. München: dtv 2003.
103. Korkeila JA, Tögry S, Kumpulainen K, Toivola JM, Räsänen K, Kalimo R. Burnout and self-perceived health among Finish psychoatrists and child psychiatrists: a national surey. Scand J Publ Health 2003; 31: 85–91.
104. Kunstmann W, Flenker I. Suchterkrankungen bei Ärzten. Bei Therapie gute Aussicht auf Heilung. Dtsch Ärztebl 2005; 102: A1941–4.
105. Kushnir T, Levhar C, Cohen AH. Are burnout levels increasing? The experience of Isreali primary care physicians. Isr Med Assoc J 2004; 6: 451–5.
106. Larrabee JH, Janney MA, Ostrow CL, Withrow ML, Hobbs GR Jr, Burant C. Predicting registered nurse job satisfaction and intent to leave. J Nurs Adm 2003; 33: 271–83.
107. Lefebvre D. Burn-out oder berufsbedingter Erschöpfungszustand bei praktizierenden Ärzten. Primary Care 2005; 5: 201–3.
108. Leiter MP, Harvie P, Frizzell C. The correspondence of patient satisfaction and nurse burnout. Soc Sci Med 1998; 47: 1611–7.

109. Lineham M. Trainingsmanual zur Dialektisch-Behavioralen Therapie der Borderline-Persönlichkeitsstörung. München: cip-Medien 1996.
110. Linzer M, Visser MR, Oort FJ, Smets EM. Predicting and preventing physician burnout: results form the United States. Am J Med 2001; 111: 170–5.
111. Linzer M, McMurray JE, Visser MR, Oort FJ, Smets E, de Haes HC. Sex differences in physician burnout in the United States and The Netherlands. J Am Med Womens Assoc 2002; 57: 191–3.
112. Loeser A. Hilfe – ich brenne! Burnout-Syndrom beim Pflegepersonal. Pflegezeitschrift 1998; 51: 681–3.
113. Lu H, While AE, Barriball KL. Job satisfaction among nurses: a literature review. Int J Nurs Stud 2005; 42: 211–27.
114. Mäulen B. Förderung der Ärztegesundheit. Es besteht Nachholbedarf. Dtsch Ärztebl 2002; 50: A3392–3.
115. Mäulen B. Depression und Suizid bei Ärzten. Barriere aus Scham und Schuld. Dtsch Ärztebl 2005; 102: A32.
116. Maslach C. Burned Out. Hum Behav 1976; 5: 16–22.
117. Maslach C, Leiter MP. The truth about Burnout. San Francisco: Jossey-Bass 1997 (Dt.: Die Wahrheit über Burnout. Berlin: Springer 2001).
118. Maslach C, Schaufeli WB, Leiter MP. Maslach Burnout Inventory manual. 3rd ed. Palo Alto: Consulting Psychologists Press 1996.
119. Maslach C, Schaufeli WB, Leiter MP. Job burnout. Annu Rev Psychol 2001; 52: 397–422.
120. Matthews G, Zeidner M, Roberts R. Emotional intelligence: science and myth. Cambridge: MIT Press 2002.
121. Mayer C. Verbesserung der Attraktivität des Arztberufes. Bericht der 77. Delegiertenversammlung vom 29.09.2005. Münchner Ärztliche Anzeigen 2005; 93: 14–4.
122. Mayer JD, Salovey P. The intelligence of emotional intelligence. Intelligence 1993; 17: 433–42.
123. Maytum JC, Heiman MB, Garwick AW. Compassion fatigue and burnout in nurses who work with children with chronic conditions and their families. J Pediatr Health Care 2004; 18: 171–9.
124. McQueen AC. Emotional intelligence in nursing work. J Adv Nurs 2004; 47: 101–8.
125. Meier DE, Back AL, Morrison RS. The inner life of physicians and care of the seriously ill. JAMA 2001; 286: 3007–14.
126. Merten M. Patientenzufriedenheit. Nicht genug geredet. Dtsch Ärztebl 2005; 102: A3389.
127. Mitteldeutscher Rundfunk. Süchtige Ärzte. Fernsehbericht am 05.07.2002.
128. Mondor M. When you supect the healer needs healing. Med Group Manage J 2000; 47: 42–4.
129. Moore LG. Creating a vital burn out-proof practice. Fam Pract Manag 2003; 10: 51–4.
130. Mushin IC, Matteson MT, Lynch EC. Developing a resident assisteance program. Arch Intern Med 1993; 153: 729–33.
131. Myers M. Medical marriages: A look at the problems and their solutions. New York: Plenum Medical Book Co. 1994.
132. Neuwirth ZE. Reclaiming the lost meanings of medicine. Med J Aust 2002; 176: 77–9.

133. Osborne D, Croucher R. Levels of burnout in general dental practitioners in the south-east of England. Br Dent J 1994; 177: 372–7.
134. Pabst R. Medizinstudium. Kritische Bewertung der Reform braucht Zeit. Dtsch Ärztebl 2005; 102: A3572–4.
135. Paulus J. Wie emotional intelligent war Maggie Thatcher? Psychologie heute 2005; 32: 28–31.
136. Penson RT, Dignan FL, Canellos GP, Picard CL, Lynch TJ. Burnout: caring for the caregivers. Oncologist 2000; 5: 425–34.
137. Persaud R. The drama of being doctor. Postgrad Med J 2005; 81: 276–7.
138. Pfifferling JH, Gilley K. Putting „life" back into your professional life. Fam Pract Manag 1999; http://www.aafp.org/fpm/990600fm/36.html – June 1999.
139. Pikó B. Work-related stress among nurses: a challenge for health care institutions. J R Soc Health 1999; 119: 156–62.
140. Portenoy RK, Coyle N, Kask KM, Brescia F, Scanlon C, O'Hare D, Misbin RI, Holland J, Foley KM. Determinants of the willingness to endorse assisted suicide. Psychosomatics 1997; 38: 277–87.
141. Powell SK. Job stress versus success factors for case management. Nurs Case Manag 1996; 1: 125–32.
142. Quirion R. Healing the healers. Healthc Q 2004; 7: 16.
143. Rabbata S. Den Spaß an der Arbeit verloren. Dtsch Ärztebl 2002; 99: A992–4.
144. Ramirez AJ, Graham J, Richards MA, Cull A, Gregory WM. Mental health of hospital consultants: the effects of stress and satisfaction at work. Lancet 1996; 347: 724–8.
145. Reeves A. Emotional intelligence: recognizing and regulating emotions. AAOHN J 2005; 53: 172–6.
146. Reimer C, Jurkat H, Mäulen B, Stetter F. Zur Problematik der Suchtgefährdung von berufstätigen Medizinern. Psychotherapeut 2001; 46: 376–85.
147. Richter-Kuhlmann EA. Unsicher in der Praxis. Dtsch Ärztebl 2003; 100: A2114–5.
148. Riemann F. Grundformen der Angst. München: Ernst Reinhardt 1993.
149. Riley GJ. Understanding the stresses and strains of being a doctor. Med J Aust 2004; 181: 350–3.
150. Rösing I. Ist die Burnout-Forschung ausgebrannt? Heidelberg: Asanger 2003.
151. Rogler G, Schölmerich J. „Evidence-biased medicine" – oder: Die trügerische Sicherheit der Evidenz. Dtsch Med Wochenschr 2000; 125: 1122–8.
152. Rottenfußer R. Ausgebrannte Mediziner? Arbeitsunzufriedenheit und Burnout-Gefährdung von Vertragsärzten. Regensburg: Roderer 1998.
153. Rowe MM, Sherlock H. Stress and verbal abuse in nursing: do burned nurses eat their young? J Nurs Manag 2005; 13: 242–8.
154. Ruebsam-Simon E. Arztberuf in der Krise. Veränderung beginnt im Kopf. Dtsch Ärztebl 2002; 99: A2840–4.
155. Rutter H, Herzberg J, Paice E. Stress in doctors and dentists who teach. Med Educ 2002; 36: 543–9.
156. Sadovich JM. Work excitement in nursing: an examination of the relationship between work excitement and burnout. Nurs Econ 2005; 23: 91–6, 55.
157. Salovey P, Mayer JD. Emotional intelligence. Imagination, Cognition and Personality 1990; 9: 185–211.

158. Sargent MC, Sotile W, Sotile MO, Rubash H, Barrack RL. Stress and coping among orthopaedic surgery residents and faculty. J Bone Joint Surg 2004; 84: 1579–89.
159. Sarmiento TP, Laschinger HK, Iwasiw C. Nurse educators' workplace empowerment, burnout, and job satisfaction: testing Kanter's theory. J Adv Nurs 2004; 46: 134–43.
160. Saum-Aldehoff T. Talent zum Unglücklichsein. Psychologie heute 2005; 32: 46–50.
161. Savett LA. Pursuing and preserving the joy in medicine. Creat Nurs 2002; 8: 10–2.
162. Schaufeli WB, Enzmann D. The burnout companion to study & practice. London: Taylor & Francis 1998.
163. Schernhammer ES, Colditz GA. Suicide rates among physicians: a quantitative and gender assessment (meta-analysis). Am J Psychiatry 2004; 161: 2295–302.
164. Schlesinger-Rath A, Eckel R, Engel J, Sauer H, Löhrs U, Molls M, Hölzel D. Metastasiertes Mammakarzinom: Keine Lebensverlängerung seit 20 Jahren. Dtsch Ärztebl 2005; 102: A2706–12.
165. Schmidbauer W. Hilflose Helfer. Reinbek: Rowohlt 2005.
166. Schneider-Janessen K. Anlaufstelle für ausgebrannte Ärzte – die philosophische Praxis. Ärztezeitung 15.12.2004.
167. Schönberger A. Patient Arzt. Der kranke Stand. Wien: Carl Ueberreuter 1995.
168. Schröder P. Strategien gegen „Burnout". Hausarzt 2002; 16: 36–8.
169. Schuster ND, Nelson DL, Quisling C. Burnout among physical therapists. Physical Ther 1984; 64: 299–303.
170. Setness PA. Escaping the professional pressure-cooker. Postgrad Med 1999; 106: 11–2, 14, 19.
171. Shanafelt TD, Bradley KA, Wipf JE, Back AL. Burnout and self-reported patient care in an internal medicine residency program. Ann Intern Med 2002; 136: 358–67.
172. Shanafelt TD, Sloan JA, Habermann TM. The well-being of physicians. Am J Med 2003; 114: 513–9.
173. Sherman DW. Nurses' stress and burnout. How to care for yourself when caring for patients and their families experiencing life-threatening illness. Am J Nurs 2004; 104: 48–56, 57.
174. Sheward L, Hunt J, Hagen S, Macleod M, Ball J. The relationship between UK hospital nurse staffing and emotional exhaustion and job dissatisfaction. J Nurs Manag 2005; 43: 51–60.
175. Sonneck G. Selbstmorde und Burnout von Ärzten. Psychotherapie Forum 1994; 2: 1–5.
176. Sotile WM, Sotile MO. Beyond physician burnout: keys to effective emotional management. J Med Pract Manage 2003; 18: 314–6.
177. Spickard A, Gabbe SG, Christensen JF. Mid-career burnout in generalist and specialist physicians. JAMA 2002; 288: 1447–50.
178. Spiegel BI. The frustrated physician. WMJ 2001; 100: 13, 40.
179. Spurgeon D. Medicine, the unhappy profession? CMAJ 2003; 168: 751–2.
180. Srivastava S, John O, Gosling S, Potter J. Development of personality in early and middle adulthood: set like plaster or persistent change? J Personal Soc Psychol 2003; 84: 1041–53.
181. Stern K. Ende eines Traumberufs? Lebensqualität und Belastungen bei Ärztinnen und Ärzten. Münster: Waxmann 1996.

182. Stiefelhagen P. Erschöpft – verbittert – ausgebrannt. Was tun, wenn der „Tank" leer ist? MMW Fortschr Med 2002; 144: 4–8.
183. Stoschek J. Burn-out-Syndrom. Auch Ärzte sind davon betroffen. Dtsch Ärztebl 1996; 93: A2056.
184. Strickland D. Emotional intelligence: the most potent factor in the success equation. J Nurs Adm 2000; 30: 112–7.
185. Tapia M. Measuring emotional intelligence. Psychol Rep 2001; 88: 353–64.
186. Taylor B, Barling J. Identifying sources and effects of carer fatigue and burnout for mental health nurses: a qualitative approach. Int J Ment Health Nurs 2004; 43: 117–25.
187. Te Brake H, Eijkman M, Hoogstraten J, Gorter R. Dentists' self assessment of burnout: an internet feedback tool. Int Dent J 2005; 55: 119–26.
188. Terzioglu P, Jonitz B, Schwantes U, Burger W. Kommunikative und soziale Kompetenzen. Vermittlung muss im Medizinstudium beginnen. Dtsch Ärztebl 2003; 100: A2277–9.
189. Trutmann M. Burnout in der Praxis. Schweiz Ärztezeitung 2001; 82: 1751–3.
190. Unschuld PU. Vom Höhenflug und Niedergang der Ärzteschaft. Von der Triebfeder zum Getriebenen. Leitlinien und Behandlungsprogramme in der Medizin. Bayer Ärztebl 2005; 60: 738–41.
191. Vahey DC, Aiken LH, Sloane DM, Clarke SP, Vargas D. Nurse burnout and patient satisfaction. Med Care 2004; 42: II-57–66.
192. Vaillant GE, Sobowale NC, McArthur C. Some psychologic vulnerabilities of physicians. N Engl J Med 1972; 287: 372–5.
193. Varga ED, Uudaniz AP, Canti GF. Burnout syndrome in general hospital doctors. Eur J Psych 1996; 10: 207–313.
194. Visser MR, Smets EM, Oort FJ, De Haes HC. Stress, satisfaction and burnout among Dutch medical specialists. CMAJ 2003; 168: 271–5.
195. Vitello-Cicciu JM. Exporing emotional intelligence. Implications for nursing leaders. J Nurs Adm 2002; 32: 203–10.
196. Vitello-Cicciu JM. Innovative leadership through emotional intelligence. Nurs Manage 2003; 34: 28–32; quiz 32–3.
197. Wagner PJ, Jester DM, Moseley GC. Use of the emotional quotient inventory in medical education. Acad Med 2001; 76: 506–7.
198. Wagner PJ, Moseley GC, Grant MM, Gore JR. Physicians emotional intelligence and patient satisfaction. Fam Med 2002; 34: 750–4.
199. Whitcomb ME. Helping physicians in training to care for themselves. Acad Med 2004; 79: 815–6.
200. Wiesing U. Ärztliche Arbeitszeit. Eine Frage der Ethik. Dtsch Ärztebl 2005; 102: A2612–6.
201. Wilhelm KA. The student and junior doctor in distress. Med J Aust 2002; 177 Suppl: S5–8.
202. Williams B. Physician stress and burnout. Tenn Med 2002; 95: 445–51.
203. Wilters JH. Stress, burnout and physician productivity. Med Group Manage J 1998; 45: 32–4.
204. Wright B. Compassion fatigue: how to avoid it. Palliat Med 2004; 18: 3–4.
205. Zeckhausen W. Ideas for managing stress and extinguishing burnout. Fam Pract Manag 2002; 9: 35–8.

Internistisch up to date –
mit Schattauers Innerer Medizin

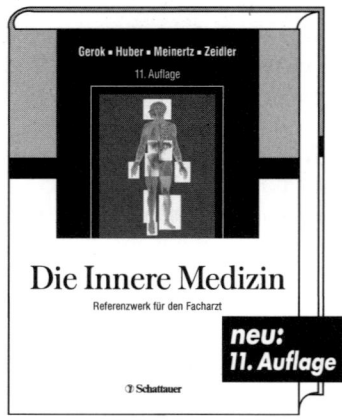

Gerok/Huber/Meinertz/Zeidler (Hrsg.)
Die Innere Medizin
Referenzwerk für den Facharzt

11., völlig neu bearbeitete und erweiterte Auflage 2007.
1600 Seiten, 1005 Einzelabbildungen,
davon 250 farbig, 700 Tabellen, geb.
€ 199,–/CHF 300,–
ISBN-13: 978-3-7945-2222-4
ISBN-10: 3-7945-2222-2

- **Hochaktuell: zugeschnitten auf die gemeinsame Facharztweiterbildung Allgemeinmedizin/Innere Medizin nach der neuen Weiterbildungsordnung**
- **Symptomorientierte Zugänge und praxisrelevanter Inhalt**
- **Novum: „Leitsymptome und Differenzialdiagnosen" mit aussagekräftigen Flussdiagrammen**
- **„Fazit für die Praxis": Merksätze zu klinisch relevanten Punkten am Kapitelende**
- **Nahezu unerschöpfliches Nachschlagewerk zu allen Fragen und Problemen der Inneren Medizin**

Schattauers Innere Medizin – mittlerweile die 11. Auflage des Klassikers „Gross/Schölmerich/Gerok" und doch eine absolute Premiere: Mit den geänderten Anforderungen der neuen Weiterbildungsordnung für Fachärzte hat sich auch das bewährte Standardwerk „Die Innere Medizin" einem strukturellen, thematischen und personellen Wandel unterzogen.

Ausgerichtet auf die gemeinsame Basisweiterbildung zum Facharzt für Innere Medizin und für Allgemeinmedizin („common trunk") sowie auf den Praxis- und Klinikalltag hat das Herausgeberteam mit hoher fachlicher und didaktischer Kompetenz ein aktuelles Handbuch geschaffen, das seinesgleichen sucht.

Die völlig neu bearbeiteten Kapitel befassen sich klinisch orientiert, detailliert und dennoch übersichtlich mit allen (u.a. auch für die Facharztprüfung relevanten) Themengebieten.

Auch die neu hinzugekommenen Kapitel „Leitsymptome und Differenzialdiagnosen" folgen der klinischen Ausrichtung des gesamten Buches und erleichtern so den Weg durch das Labyrinth der internistischen Symptome.

Die hochwertige Ausstattung und das benutzerfreundliche Layout tragen dazu bei, dass die „Innere Medizin" einen neuen Standard definiert.

Das Werk ist für Fachärzte der Inneren und Allgemeinmedizin bzw. für Internisten mit Schwerpunktbezeichnung konzipiert, die nach der neuen Weiterbildungsordnung eine gemeinsame Basisweiterbildung absolvieren. Aber auch praktizierende Internisten, Ärzte aus den Nachbardisziplinen und besonders motivierte Medizinstudenten werden die neue Auflage der „Inneren Medizin" zu schätzen wissen. Entstanden ist ein ebenso anspruchsvoller wie unentbehrlicher Wegbegleiter, der zum einen das komplexe Wissen didaktisch durchdacht vermittelt und zum anderen den optimalen Überblick über das gesamte Fachgebiet ermöglicht.